Karin Anema

Heute kauf ich alle Farben
Ein Künstler überwindet seine Psychose

Nederlands letterenfonds
dutch foundation
for literature

Die Übersetzung dieses Buches wurde von der niederländischen Stiftung für Literatur gefördert.

Die Originalausgabe erschien im Jahr 2014 unter dem Titel *Vandaag koop ik alle kleuren* im Verlag Uitgeverij Van Gennep, Amsterdam.

ISBN 978-3-8251-7969-4

Erschienen 2016 im Verlag Urachhaus
www.urachhaus.com

© 2016 Verlag Freies Geistesleben & Urachhaus GmbH, Stuttgart
© 2013 Karin Anema/Uitgeverij Van Gennep
Umschlagmotiv: © Ilona Wellmann/Trevillion Images
Layout & Satz: Janine Weikert
Gesamtherstellung: CPI books GmbH, Leck

Inhalt

Geleitwort		8
Vorwort		10
▷	Begegnung	13
▶	Panhas und Blutwurst	18
▷	Ein großer brauner Umschlag	59
▶	Schneebilder	69
▷	Mehr als ein Etikett	120
▶	Finsternis und Dämonen	133
▷	Filetieren	173
▶	Vom Rauch verschluckt	187
▷	Psychosewolke	212
▶	»Unser Twan sorgt schon für sich«	229
▶▷	Heute kauf ich alle Farben	271
Nachwort		315
Dank		317
Anmerkungen		318
Literatur		320

Geleitwort

Was wissen wir über das Leben? Wir nehmen wahr, wir fühlen, wir denken und wir merken uns Dinge. Wir konstruieren unsere persönliche Geschichte. Das geschieht nicht geplant, sondern wie von selbst. Es gibt individuelle Geschichten, die niemand versteht, an die sich niemand herangewagt. Menschen, die über einen längeren Zeitraum so sehr unter bestimmten Symptomen wie Halluzinationen, Wahnvorstellungen, verwirrtem Denken und / oder Antriebslosigkeit leiden, dass ihr gesellschaftliches Funktionieren in Frage gestellt ist, werden mit der Diagnose Schizophrenie konfrontiert. Das wird der persönlichen Geschichte nicht gerecht.

Karin Anema hat Twans Lebensgeschichte aufgezeichnet. Sie ist auch dann weitergegangen, wenn sie etwas nicht verstanden hat, etwas nicht begreifen konnte. Auf diese Weise konnte sich Twans Geschichte entfalten. Auf diese Weise ist es ihnen gelungen, die Spaltung der Geister zu überbrücken. Die Geschichte miteinander zu teilen. Dies ist nicht nur Twans persönliche Geschichte – denn ringen wir nicht alle mit der Frage, wie unser kleines Auge diese große Welt sehen kann?

Lieuwe de Haan
Professor am Fachbereich Psychotische Störungen,
Universitätsklinikum Amsterdam, AMC

Vorwort
Die Geschichte zu dieser Geschichte

Dieses Buch ist eine Bearbeitung der Lebensgeschichte von Ton Hafkamp, wie ich sie in den vergangenen Jahren nach und nach von ihm erfahren habe. Als er im Jahr 2006 begann, mir von seinem Leben zu erzählen, geschah das im Vertrauen einer persönlichen Freundschaft. Zum ersten Mal in seinem Leben hatte er ein Gegenüber gefunden, das ihm zuhören wollte. Er zeigte mir sein Rohmaterial – Kladden, Anmerkungen auf Broschüren, Zeichnungen, Ortspläne mit Notizen und Ausschnitten, Collagen, Aufsätze, Briefe, zusammenhanglose Wörter. Seine Erinnerungen, die er mit all diesen Dingen verband, habe ich damals auf seinen Wunsch hin aufgeschrieben. Seinerzeit sprach er von »Psychose 1« und »Psychose 2«. Der ursprüngliche Text umfasst acht Seiten. Das Wichtigste für ihn war, dass er mir seine Geschichte erzählt hatte, und dass sie schwarz auf weiß auf dem Papier stand. Doch der Text hatte eine solche Informationsdichte, war so überfrachtet mit Fakten, dass er im Grunde unlesbar war.

In den darauffolgenden Jahren hörte ich ihm zu, wenn er von seinen alltäglichen Frustrationen und Aktivitäten erzählte. Er hatte seine Rolle als Zuschauer perfektioniert, analysierte Menschen fast wie Studienobjekte, litt aber gleichzeitig unter dem schmerzlichen Gefühl, dass andere ihn als weltfremd betrachteten. Wie von selbst gelangte so auch seine Vergangenheit wieder ans Tageslicht. Ganz allmählich, nach und nach.

Nachdem mein Lebenspartner Anfang 2011 gestorben war, merkte Ton, dass ich mich zunehmend isolierte. Mein Reiseroman *Anders dan Africa* (»Anders als Afrika«, Amsterdam 2008) war gerade erschienen, und zum ersten Mal in meinem Leben hatte ich keine Ideen für ein neues Buch.

»Und meine Geschichte?«, fragte Ton.

Dieser Vorschlag, denn als solcher erwies sich seine Frage, erstaunte mich, schließlich hatte er seine Vergangenheit bislang systematisch vor der Außenwelt verborgen und sie nur mir im tiefsten Vertrauen erzählt.

Nachdem wir beide einige Wochen über diese Idee nachgedacht hatten, war er schließlich von der Idee überzeugt. Er selbst würde ein solches Buch niemals schreiben können. Umgekehrt brauchte auch ich ihn. Mir fehlte ein neues Ziel, und wenn ich mir seine Vergangenheit anhörte, hatte ich das Gefühl, mich auf die Reise in eine faszinierende Kultur zu begeben. Ich wusste schon, dass Ton ein phänomenales Gedächtnis hatte und ein unglaublich gut geführtes persönliches Archiv besaß. Er hatte mir in den zurückliegenden Jahren schon viel daraus gezeigt.

Also fingen wir an. Manchmal war er ein guter Erzähler, oft verstrickte er sich aber auch in umständliche Schilderungen voller Assoziationen, die ihn in die entlegensten Winkel seines Geistes abschweifen ließen. Wir sind gemeinsam einen langen Weg gegangen, um seine schwer zu rekonstruierende Geschichte in den Griff zu bekommen. Als sie im Wesentlichen stand, zog ich mich für einen Monat in das Roland-Holst-Haus in Bergen zurück. Dort vertiefte ich mich in den Wust an Informationen, überprüfte Details und Fakten und brachte meine erste Fassung zu Papier.

In den folgenden neun Monaten entwarf ich diverse andere Fassungen. Tons Lebensgeschichte schrieb sich nicht von selbst. Ich habe die Fülle an Informationen, die einzelnen Erfahrungen und die vielen psychotischen Episoden so gefiltert, dass ich sein Leben szenisch aufrufen konnte. Letztlich entschied ich mich dafür, ihn als auktorialen Erzähler auftreten zu lassen, auch wenn ich unverkennbar die Autorin blieb. Die Kapitel, die in den letzten Jahren spielen, in denen Ton seine Isolation durchbricht, habe ich in der Er-Perspektive geschrieben. Ich trete als »sie« in Erscheinung, als diejenige, die zuhört und Fragen stellt.

In dieser Zeit haben wir (zum Teil zusammen) noch fünf Personen aus seinem alten Netzwerk von vor vierzig Jahren aufgesucht: den Sänger, die damalige Nachbarin, die Nachbarn seiner Eltern, den Dichter, eine Cousine. Einmal sind wir zusammen an seinem Arbeitsplatz gewesen.

Am 4. Juli 2013 las er die letzte Fassung und sagte: »Eine traurige Geschichte, aber sehr wahr. Es ist, als wärst du mein Leben lang dabei gewesen.«

Karin Anema, *September 2016*

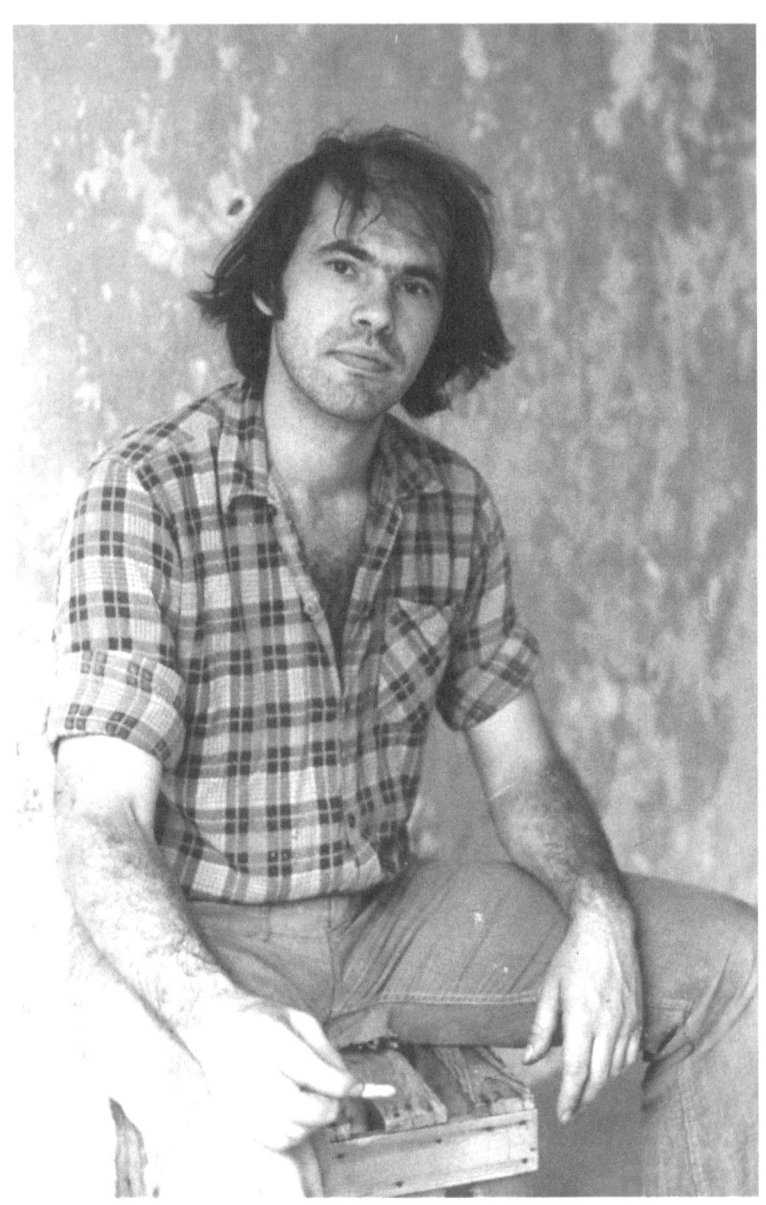
Ton Hafkamp, 1976

Begegnung
(2006)

▷ Mit angespanntem Oberkörper und leicht vornüber gebeugt, öffnet er die Tür. Warten – das hat er jahrzehntelang geübt. Da steht sein Besuch.
Er mustert sie aufmerksam. Er sucht nach Details, nach Dingen, die sein Misstrauen wecken könnten. Sie setzen sich an den kleinen Tisch, an dem all die Jahre nie ein Gast Platz genommen hat. Das Licht ist gedämpft, die Vorhänge nur einen Spaltbreit offen. Er hat so viel zu erzählen, es gibt so viele Dinge, die er ihr zeigen will, dass er plötzlich Panik in sich aufsteigen fühlt.
»Hörst du mir überhaupt zu?«, fragt er in scharfem Ton.
»Wem sonst?«, erwidert sie ruhig. Sie steht auf und tritt an die Wand, an der ein kleines Schwarzweißfoto hängt. Es zeigt einen jungen Mann, der auf dem Boden eines kahlen, leeren Raumes hockt. In die Ecke gedrängt. Die Muskeln angespannt, zum Angriff bereit.
»Was für eine Angst das ausstrahlt! Wer ist das, Twan?«
»Das bin ich.« Als er ihren aufmerksamen Blick sieht, fügt er hinzu: »Ich habe sehr lange Zeit vor Angst nicht gewusst, wohin.« Er kann die Stille hören. In seinem eigenen Haus, in den Nachbarhäusern. Kein Laut. Wie schön, dass es hier immer so still ist, denkt er.
Als sie sich wieder gesetzt hat, studiert er minutiös ihr Gesicht. Er schiebt ihr einen Teller mit zwei Apfeltaschen herüber,

nimmt einen Schluck Tee und sagt: »Als Junge bin ich mit meinen Stiefeln durch das Blut im Schlachthof gestapft.«

»Als Kind? Was hast du da gemacht?«

»Die üblichen Arbeiten, ich habe eine professionelle Beziehung zu Blut. Das Ausstechen der Augen war das Unangenehmste.«

»Was?«, fragt sie. »Und das sagst du so ganz nebenbei?«

»Danach ist es nur einmal für kurze Zeit richtig schief gegangen. Ich führe ein normales Leben. Das alles ist schon sehr lange her.«

Er lacht kurz auf. »Ich bin in einer katholischen Familie in Brabant aufgewachsen. Meine Eltern haben sieben von diesen Rotzlöffeln großgezogen.«

»Du ein Rotzlöffel? So siehst du nicht aus.«

Ein halbes Jahr zuvor hatten sie sich kennengelernt. Es war Winter, die Sonne schien, die Luft war blassblau, das Ijsselmeer menschenleer. Er lief Schlittschuh und fühlte sich gut. Die glitzernde Eisfläche erstreckte sich bis weit in die Ferne. Alles war in Bewegung, die Wolken, die Gänse in der Luft, der aufstiebende Schnee und der scharfe Wind. Er nahm das singende Geräusch der Schlittschuhe auf dem Eis bewusst auf. Fast schwebte er.

Er fuhr so weit hinaus, dass er das Ufer nicht mehr sehen konnte. Der Wind hatte den Schnee weggeweht, und die Eisdecke war so glatt und schwarz, dass er Fische darunter sehen konnte.

Es war schon spät, am Horizont hing nur noch ein dünner Lichtschleier, als er einen anderen Schlittschuhläufer gegen den Wind ankämpfen sah. Eine kleine Gestalt, ein guter Schlittschuhläufer. Vermutlich eine Frau. Plötzlich wurden ihre

Schwünge kürzer und kürzer. Er sah, wie sie anhielt, sich nach vorn beugte, und lief langsam auf sie zu.

»Ah! Kannst du mir kurz mit meinem Schlittschuh helfen?«, fragte sie, indem sie sich energisch aufrichtete. »Ich krieg das nicht hin.« Während sie ihm zeigte, worum es ging, schaute er auf ihre schmalen Handgelenke und die gestikulierenden Bewegungen. Ihr Blick war offen. Dass jemand so normal mit ihm umging, war ihm schon seit Jahren nicht mehr passiert.

»Was ich in die Hand nehme, geht oft kaputt«, warnte er sie.

Offenbar war nur etwas Kraft nötig, um das Problem zu beheben. Sie machten sich miteinander bekannt und liefen ein Stück zusammen über die spiegelglatte Eisfläche. Der aufkommende Nebel hatte den Horizont in eine rote Glut getaucht. Sie verlor ein paar Worte über die Stille auf dem Eis und die Winterlandschaft. Er selbst schwieg, hörte ihr aber aufmerksam zu. *Du magst Abgeschiedenheit? Grenzenlose Flächen? Und keine Menschenmassen?* Er hatte angefangen, ihr genaue Fragen zu stellen, kam vom Hölzchen aufs Stöckchen, in der Hoffnung, gemeinsame Interessen zu entdecken. Sie reagierte ernsthaft auf das, was er sagte.

An einer Abzweigung bremsten sie ab und blieben stehen.

»Woher kommst du, Twan?«

Es verschlug ihm den Atem, sie nannte ihn bei seinem Namen. Es war das erste Mal seit ewigen Zeiten, dass ihn jemand so ansprach. Von seinen Kollegen war er es gewohnt, mit *Alter* oder *Glatzkopf* angeredet zu werden.

»Aus dem hässlichsten Dorf in ganz Holland.«

Sie kannte das Dorf nicht, wollte aber wissen, wo es lag, sie hatte in der Gegend gerade beruflich zu tun. Lachend ließ sie ihn wissen, dass sie sich »das hässlichste Dorf in ganz Holland« irgendwann einmal anschauen werde.

»Und wann?« Er erklärte ihr ganz genau, zu welchen Zeiten er bei der Arbeit und wann er zu Hause sein würde.

»Ich komme, wenn ich zwischendurch etwas Luft habe, spontan.«

Wortlos schrieb er ihr seine Telefonnummer und seinen Namen auf. Es tat ihm gut, dass er dazu in der Lage war. Gleichzeitig erstarrte er. Spontan, dachte er. Das mochte er ganz und gar nicht. Es würde ihm niemals einfallen, mal eben bei jemandem vorbeizukommen. Prüfend musterte er sie ein weiteres Mal, aber er entdeckte nichts, was seinen Argwohn weckte, und drückte ihr den Zettel in die Hand.

»Twan? Nicht Toine? Ich dachte, dein Name käme von Anton oder Antonius.«

»Stimmt, die Nachtkerze, Lateinisch *Oenothera*, auf Niederländisch *Teunisbloem*.« Er sah, dass sie diese Assoziation nicht verstand.

Sie teilte einen Schokoladenriegel mit ihm, und als ihr das Silberpapier aus den Händen geweht wurde, nahm sie übermütig wie ein junges Fohlen die Verfolgung auf. Kurz darauf fuhr sie davon, ihm blieb das Bild einer immer kleiner werdenden Karin mit wehenden Haaren.

Zu Hause angekommen, stellte er präzise Nachforschungen zu ihrer Person an. Als er in ihrem Buch *Mexicaanse sneeuw* (»Mexikanischer Schnee«, Amsterdam 2000) etwas über die Tarahumara-Indianer las, griff er zu der Anthologie *Gestoorde teksten* (»Gestörte Texte«), eine Anthologie, die er mehrmals intensiv gelesen hatte. Sie enthielt auch Texte von Antonin Artaud, einem surrealistischen Dramatiker, der auf seiner Suche nach Urängsten und Urtrieben die Tarahumara-Indianer in Mexiko besucht hatte, fasziniert von ihrer Kultur, die so weit von seiner eigenen entfernt war. Da war sie also, die Verbindung zwischen ihr und ihm. Wenn ihr Interesse einer Welt galt, in der vertraute Sicherheiten ihre Selbstverständlichkeit verlieren, und wenn sie versuchte, sich dem Wesen der Tarahumara-Kultur ganz unvoreingenommen zu nähern, würde sie vielleicht auch seinem Wahnsinn mit Offenheit begegnen.

Es wurde Sommer, und in diesem Jahr brauchte er nicht lange zu überlegen, wo er seinen Urlaub verbringen sollte. Er würde nach Norwegen fahren, denn davon handelte ein weiteres Buch von ihr. Nach dieser Reise hätte er einen Vorwand, sich mit ihr in Verbindung zu setzen. So würde er ihr zum Beispiel sagen, dass in ihrem Buch ein Foto spiegelverkehrt abgedruckt war. Bei dem Gedanken an diesen möglichen Gesprächsstoff musste er heimlich schmunzeln.

Panhas und Blutwurst
(1949–1968)

▶ Auf dem gepflasterten Weg stehen Vaters Stiefel, übersät mit Blutspritzern von seiner Arbeit im Schlachthof. Ich zwänge meine gestiefelten Füßchen in sein großes Schuhwerk und laufe zu den beiden niedrigen Mauern am Ende des Gartens. Ich klettere auf eine von ihnen. Mit meinen Siebenmeilenstiefeln, da bin ich mir sicher, kann ich den Abstand zwischen den beiden Mauern leichter überbrücken. Ich springe hin und her.

Kurze Zeit später stehe ich im Hausflur und versuche, meine kleinen Füße aus Vaters Riesenstiefeln zu rütteln, aber ich stecke hoffnungslos fest. Ich weiß, dass es keinen Sinn hat, nach meiner Mutter zu rufen. Die liegt im Bett. Ich warte ziemlich lange.

»Was hast du gemacht?«, fragt mein Vater, als er ins Haus kommt. »Nimm die Hände weg. Ich zieh mal.«

Ich bleibe stehen und halte mich mit einer Hand am Türpfosten fest, während mein Vater mit einem kräftigen Ruck an den Stiefeln zieht – es klappt.

In diesem Augenblick klingelt es an der Tür.

»Das wird sicher wieder einer von den Bauern sein.« Vater geht zur Haustür.

»Eine Notschlachtung«, sagt er, als er zurückkommt.

»Gehst du weg?«, frage ich.

»Komm«, sagt Vater. Zusammen laufen wir zur Scheune, wo Vater mich auf die Stange seines Fahrrads setzt. In Richtung der

Bahngleise fahren wir die Straße entlang, lassen die letzten Häusern des Dorfes hinter uns, die gerade erst gebaut wurden, und setzen unseren Weg unter dem grünen Dach einer Allee fort. Dahinter fangen die Felder an, durchzogen von Wassergräben, an den Rändern Erlen und Kopfweiden.

Vater hält vor dem Schlachthof an, einem quadratischen Gebäude mit einem Flachdach. Von dem rotbraunen Backstein blättert stellenweise die weiße Farbe ab. Oben ist das Wort ABATTOIR auf die Fassade gemalt, die Buchstaben sind verblasst. Auf dem betonierten Platz vor dem Stahltor haben sich ein paar Leute eingefunden. Ich rutsche von der Stange und renne zu dem Pferdehänger, um hineinzuschauen. Als ich mich auf die Zehenspitzen stelle, sehe ich ein Pferd mit gebrochenen Vorderbeinen. Mein Vater muss das Tier begutachten, bevor es getötet wird.

»He, pass auf!«

Am Ausgang des Schlachthofs ist es laut geworden. Ich presse meinen Rücken gegen den Hänger und sehe, wie ein Stier bei seinem Fluchtversuch erschossen wird und zusammenbricht. Ich bahne mir einen Weg durch die Hosenbeine der neugierigen Zuschauer. Wie ein Cowboy setze ich meinen Stiefel auf den Bauch des Stieres, strecke mein Spielzeuggewehr in die Luft und tue so, als hätte ich geschossen.

Es ist kurz vor dem Dreikönigstag. Als Vater am späten Nachmittag von der Arbeit nach Hause kommt, laufe ich ihm nach und schaue von der geöffneten Scheunentür aus dabei zu, wie er seine großen Fahrradtaschen leert. Manchmal bringt er eine volle Milchkanne aus dem Schlachthaus mit, das letzte Geschenk der

Kühe, die am nächsten Tag geschlachtet werden sollen. Fleisch hat er auch fast immer dabei, wir stopfen kiloweise Kalbsmedaillons in uns hinein.

»Hast du die Schweinsblasen mitgebracht?«

»Hier«, antwortet Vater und reicht mir ein Paket herüber. Ich entferne das blutige Zeitungspapier. Ein beißender Uringeruch schlägt mir entgegen. Die Blasen stammen von den gerade geschlachteten Schweinen; dicke Fettschlieren sitzen darauf.

In der Scheune puste ich eine der stinkenden Blasen mit einem Strohhalm auf, spanne sie über eine alte Mehlbüchse und wickle Drachenschnur darum. Am Dreikönigstag gehe ich mit meinem Brummtopf von Tür zu Tür, während ich mit der Hand an dem Strohhalm entlangfahre – *bfrrrum, bfrrrum*. Ich bin das einzige Kind, das einen Brummtopf aus einer echten Schweinsblase hat.

Wenn ich an Karneval denke, erinnere ich mich vor allem an das Jahr, in dem Vater sich einen Kuhschwanz an die Jacke geheftet hat. Mit seinem Saxofon läuft er am Ende des Umzugs. Insgeheim finde ich den Kuhschwanz schon stark, aber gleichzeitig ist es mir peinlich. Als wir nach Hause radeln, bleibe ich absichtlich hinter ihm.

»Schämst du dich für mich?«, fragt er, während er sich über die Schulter nach mir umblickt.

Ich schweige. Zu oft habe ich schon gehört: »Oh, sein Vater arbeitet auf dem Schlachthof.« Kinder mit einem Lehrer als Vater haben es da leichter.

Als Ältester muss ich Vater zu Hause helfen, denn der hat alle Hände voll zu tun in unserer Familie mit den sieben Kindern. Mutter verbringt die meisten Nachmittage im Bett, mit einem warmen Geschirrtuch um den Kopf. Manchmal empfängt sie eine Freundin in ihrem Schlafzimmer, dann wird ein bisschen getratscht und Gebäck geknabbert. Sie ist schwach, das wissen wir alle. Sie hat lauter trübsinnige Schwestern, Brüder und Tanten. Eine ihrer Schwestern scheint jahrelang wie in Erz gegossen auf einem Stuhl gesessen zu haben.▲ Und eine ihrer Cousinen verbringt, soweit ich weiß, schon fast ihr ganzes Leben in einer psychiatrischen Einrichtung.

Viel später habe ich von Vater erfahren, dass meine Mutter vor der Geburt der Kinder depressiv war.

»Setz ihr mal ein paar Junge ins Nest«, hatte der Hausarzt zu Vater gesagt. Und so waren acht Kinder gekommen. Bei dem vierten Neugeborenen schwante Vater Schlimmes, und er wies die Hebamme darauf hin, dass das Baby schwer atmete. »Kümmere du dich um die Schweine und überlass die Menschen mir«, hatte er zur Antwort bekommen. Mein kleiner Bruder starb.

Zu meinen flüchtigen Erinnerungen gehört auch, dass ich Mutter einmal auf ihren dicken Bauch tippte und fragte: »Was ist da drin?«

▶ Welche Krankheit ihr genau zu schaffen machte, hat Mutter mir nie erzählt, wohl aber, dass sie häufig auf diesem Stuhl saß. Drei ihrer fünf Geschwister hatten psychische Probleme. Von meiner Oma ist mir in Erinnerung geblieben, dass sie oft krank im Bett lag und vor sich hin stöhnte: »Ach Herr, ach Herr.« Vater hat gelegentlich erwähnt, Mutter sei nervlich angegriffen. Ich will diese Dinge, die ich nur aus zweiter Hand weiß, am liebsten schnell beiseiteschieben.
Die Verwandtschaft meines Vaters bestand aus großen Familien, die zwischen zehn und dreizehn Kinder hatten. Von den Besuchen bei meinen Cousins erinnere ich mich, dass es dort sehr gesellig zuging.

Kurze Zeit später sagte Vater beiläufig: »Wir haben noch ein Kind.«

Eine Geburt ist für mich nichts Besonderes. Ich gebe dem neuen Baby, genau wie meinen anderen Geschwistern, die Flasche. Ich stopfe ihm rechts und links ein Kissen neben das Köpfchen und drücke ihm die Flasche in die Patschhände. Wenn ich als Säugling geweint habe, erzählte mein Vater, hatte er zu Mutter gesagt: »Stell ihn weg, lass ihn ruhig schreien, das macht ihn groß und stark.« Später kam dann heraus, dass ich völlig ausgetrocknet war. Und Mutter hatte mit ihrer metallisch klingenden Stimme hinzugefügt, ich sei kein »Schmusekind«, gewesen, nie hätte ich auf den Schoß gewollt.

Eine meiner Schwestern ist ein Sorgenkind, lange Zeit hat sie eine Zahnspange getragen und hat eine doppelte Zahnreihe.

»Du musst sie von der Schule abholen«, sagt Vater an ihrem ersten Schultag. Ihre Schule liegt genau gegenüber von meiner.

»Natürlich.«

Ich sehe mich als eine Art Betreuer meiner Schwester, sie ist ein schlichtes Mädchen, das sich auch später immer seine herzliche Art mir gegenüber bewahrt hat, aber ich schäme mich, wenn andere Kinder mich vor der Sonderschule sehen.

Wie jeder Siebenjährige muss ich zur Erstkommunion gehen. Es ist Sommer, und ich bin für diese Zeremonie entsprechend festlich gekleidet. Kurz bevor wir uns auf den Weg machen müssen, will ich mir zusammen mit einem Nachbarjungen die Teerwalze, die durch unsere Straße donnert, aus der Nähe ansehen. Der Dampf steigt von der Straße auf. Der Nachbarjunge steckt seinen

Finger in den Teer und wischt ihn an meiner weißen Hose ab. Ich renne ihm nach, verfolge ihn bis nach Hause und prügle so heftig auf ihn ein, dass ich zur Strafe für den Rest der Sommerferien das Haus nicht verlassen darf.

Als ich gegen Ende dieses Sommers am Tisch sitze – mein Vater hat Panhas und Blutwurst mit Äpfeln gemacht – kann ich mir bei dem Gedanken, dass ich mich vor kurzer Zeit zum ersten Mal gegen meinen Vater aufgelehnt habe, ein verstohlenes Grinsen nicht verkneifen. Ich war so wütend, dass ich einen Schuh nach ihm geworfen habe, dem er gerade noch ausweichen konnte. Dabei ging eine Fensterscheibe zu Bruch.

»Die soll ich jetzt wohl auch noch bezahlen!«, rief ich ihm zu. »Eigentlich hast du sie doch selber eingeschmissen!«

Zur Strafe hat er mich in der Scheune vor einen meterhohen Berg Kartoffeln gesetzt, wo ich jeder einzelnen Knolle die Keime abbrechen musste … Das ewige Gezänk meiner Geschwister um mich herum reißt mich aus meinen Gedanken.

Plötzlich schreie ich: »Ich halte es hier nicht mehr aus! Ich will hier weg.«

»Von mir aus gerne«, sagt Vater mit ruhiger Stimme, »ich mach dir die Tür auf.«

Die Anderen sind anders. Dieses Gefühl habe ich von klein auf. In der Schule setzt mich die Lehrerin neben den Sohn des Müllmanns. Zwei Jungs, die an Orte kommen, vor denen andere die Nase rümpfen. In einer anderen Klasse muss ich mich auf den Platz eines Jungen setzen, der nach Scheiße und Pisse stank – kein anderer wollte neben ihm sitzen. Als würden Kinder und ihre Eltern einander zuflüstern, sich von mir fernzuhalten.

Ein einziges Mal lädt mich eine Mutter, die meine Zeichnungen bewundert, nach der Schule spontan zum Geburtstag ihres Sohnes ein.

»Aber ich habe kein Geschenk«, stammle ich.

Ich renne nach Hause, vorbei an dem Tisch, wo Mutter mit einer Freundin schwatzt. Das Sonnenlicht fällt auf ihre Dauerwelle wie ein Heiligenschein – Mutter, von der die Freundin sagt, dass ich ihr wie aus dem Gesicht geschnitten bin.

»Bleib zu Hause«, sagt Mutter mit ihrer metallischen Stimme, aber ich greife in meine Briefmarkensammlung und sause zurück zum Fest, um dem Geburtstagskind meine Briefmarken zu schenken.

Solange ich denken kann, empfinde ich einen Ekel gegenüber meinem Heimatdorf.[*] Mit meinem verdreckten Ball unter dem

---

▶ Von jeher hat mein Geburtsort seine verkehrsgünstige Lage zu nutzen verstanden. Er liegt nicht nur am Kreuzungspunkt mehrerer Straßen, auch der im 19. Jahrhundert angelegte Kanal hat entscheidend zum späteren Wohlstand des Dorfes beigetragen. Auf dem Wasserweg wurden die menschlichen Exkremente von Den Bosch angekarrt und auf dem umliegenden Marschland ausgebracht, das zu Bau- und Weideland wurde.

Aus meiner Sicht ist das Dorf aus Scheiße entstanden. Ab 1900 hat es sich zu einem Standort für viele Gewerbebetriebe entwickelt. Auch jetzt noch gibt es genügend Arbeit für die Dorfbewohner, die Arbeitslosigkeit ist sehr gering. Mit den Jungs, die inzwischen große Direktoren sind, habe ich die Grundschule besucht. Viele dieser Unternehmen sind jetzt weltweit tätig. Während meiner Kindheit in den 60er-Jahren war das Dorf mit seinen knapp zwanzigtausend Einwohnern nur ein Bruchteil

Arm streife ich durch die Straßen. Andere Kinder haben einen richtigen Ball, aber ich spiele mit einer Schweinsblase, die ich mit der Fahrradpumpe aufgepumpt habe. Das geht prima, auch wenn sie mit der Zeit sehr schmutzig wird. Ich bin immer neugierig und beobachte oft auf dem großen Platz die Schulkinder, die mit Bussen aus den umliegenden Dörfern kommen. Ich stelle mir vor, selbst in einen der Busse zu steigen, um in den Schwarzwald zu fahren und nie mehr wiederzukommen.

Unmittelbar hinter der Dorfgrenze liegt ein großes Gewerbegebiet mit Betrieben und Fabriken. Ich hoffe, dort nie ar-

▶▶▶ dessen, was es heute ist. Zu erkennen ist das auf meiner psychotischen Version des Lageplans, auf dem ich über den Dorfkern hinweg ein magisches Dreieck gezeichnet habe, dazu mathematische Formeln, Namen von Verwandten, die Anmerkung: »Schwarzer toter Vogel in einem Glas«, »Mit Vater den Rand des Mondes auf scharf gestellt. Copyright Twan. 23 Uhr und 6 Minuten.« Es ist nicht das einzige Dreieck, das ich auf Lage- und Stadtplan gezeichnet habe. Die Ausstellung »Kreative Operationen im genetischen Dreieck« haben meine Ängste extrem getriggert, vor allem der Begriff »genetisches Dreieck.«
Abgesehen vom Unternehmertum war alles sehr römisch-katholisch. Die Nonnen aus unserem Kloster haben ab 1900 eine Anstalt geleitet, die sich »der Pflege an ansteckenden Krankheiten Leidender« widmete. Später wurde daraus das Kreiskrankenhaus. Schon sehr früh nahm das Dorf mit seinen sozialen Einrichtungen eine führende Position ein. Meine Mutter, die standesbewusst war, sagte immer: »Das Dorf hat sieben Klassen, Ränge und Stände.« Das spiegelte sich wider in den bürgerlichen Wohnungen und den Arbeiterhäuschen im Ort, den großen Villen der Fabrikanten, dem kostspieligen Pfarrhaus und der prächtigen Kirche. Auch wenn das Dorf zu den zehn reichsten Gemeinden der Region zählt, ist es für mich nach wie vor eine kulturelle Wüste.

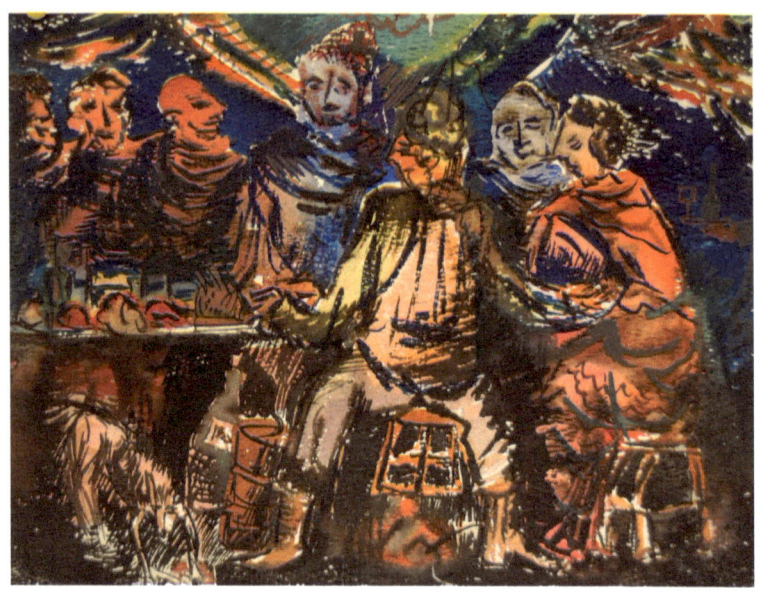

Das letzte Abendmahl, 1961

beiten zu müssen, denn jetzt schon sind die Dorfbewohner in meinen Augen Menschen, deren Leben nur aus Essen, Arbeiten und Schlafen besteht. Wenn ein Heuwagen vorbeikommt, springe ich hinten auf und fahre ein Stück mit. In der Dorfmitte springe ich wieder ab und laufe Hunderte von Metern an dem Kloster entlang, wo sich, wie Vater sagt, schon zweitausend Franziskanerinnen kaputtgearbeitet haben, als Lehrerinnen in Schulen und in der Krankenpflege. An Sonntagen fällt mein Blick vor der Kirche auf einige vielköpfige, gut gekleidete Familien. Die Kinder laufen im Gänsemarsch und aufgereiht wie die Orgelpfeifen hinter ihren Eltern her. Der angrenzende Nonnengarten ist nur im Herbst für mich interessant, dann gibt es dort Nüsse zu mopsen, und im Winter kann man auf dem schmalen Graben, der das gesamte Grundstück umrundet, Schlittschuh laufen. Der Friedhof ist ein vertrauter Spielplatz. Im Ortszentrum mache ich immer auch einen Abstecher in die Backstube meines Opas, wo Körbe voller duftender Brote stehen, noch warm aus dem Ofen. Manchmal bekomme ich von ihm eine alte Mehlbüchse, aus der ich einen Brummtopf machen kann. Ein anderes Mal darf ich Bucheckern in seinem Backofen rösten. Am liebsten schaue ich ihm dabei zu, wie er mit bloßen Füßen in der Knetmulde den Teig mit Wasser vermengt und durchknetet. Ich sehe Erwachsenen gern bei der Arbeit zu. Aber der Ort, den ich niemals auslasse, ist die Buchhandlung. Sie zieht mich unwiderstehlich an, ich sehe mich später viele Bücher kaufen.

Auf einem meiner nachmittäglichen Streifzüge spähe ich in die Auslage der Buchhandlung und entdecke, dass ein Malwettbewerb ausgeschrieben ist. Ich stürze in den Laden, kralle mir ein Bild zum Ausmalen und renne damit nach Hause. Dann hole ich die Kiste hervor, in der ich meine Zeichnungen aufbewahre. Feine Federzeichnungen, wunderschöne Weihnachtskarten und biblische Motive wie »Das Letzte Abendmahl«. Mit einem Kugelschreiber gezeichnet, ähneln sie den Illustrationen von Gustave Doré aus der Bibel, in der ich schnüffele, wenn ich bei einem meiner Onkel übernachte. Während ich am Küchentisch das neue Bild ausmale, sehe ich aus den Augenwinkeln, wie Vater im Garten kniet und kurz darauf mit einem Strauß Blumen in der Hand hereinkommt. Er nimmt eine Vase, füllt sie mit Wasser und beugt sich nach vorn, um die Blumen behutsam zu arrangieren. Dann stellt er die Vase genau in die Mitte des Tisches.

»Mach, was ich dir sage«, sagt Vater oft zu mir. Obwohl es mir widerstrebt, tue ich, was mir aufgetragen wird, auch wenn ich sehe, dass meine Geschwister sich drücken. Im Nachhinein denke ich hin und wieder, dass ich Gehorsam in meiner Seele trage, es geht weiter als nur das Erfüllen einer Pflicht.

An einem Samstagnachmittag ruft Vater wieder einmal nach mir. Ich erinnere ich mich ganz genau.

»Wir müssen in den Hühnerstall und die Ratten rausschmeißen.«

Zwischen Vaters Lippen hängt eine selbstgedrehte Zigarette, die im Takt seiner Worte wippt. Er hat seine braune Hose so hoch gezogen, dass es aussieht, als wäre sein Pimmel ganz flach. Er erinnert mich an einen Mönch und auch an meine Tante, die Nonne Magdalena. Mit ihrem Bauerngesicht und den kräftigen Händen.

»Wieso?«, frage ich.

Vater sagt, in einem Gang unter dem Betonboden des Hühnerstalls hätten sich Ratten verschanzt.

»Rattengift habe ich gestern schon ausgelegt. Jetzt werden wir die Viecher ersäufen.«

»Was soll ich dabei machen?«

»Du stellst dich dort hin. Ich hier. Wenn sie rauskommen, spießt du sie mit der Mistgabel auf.«

Auf der einen Seite spüre ich den Druck von Vater und unter meinen Füßen den der Ratten. Ich kremple meine Hosen hoch, aus Angst, die in die Enge getriebenen Tiere könnten in meine Hosenbeine flüchten und mich attackieren. Vor lauter Nervosität gelingt es mir nicht, die große Forke durch die Rattenleiber zu stechen. Die erste Ratte huscht an mir vorbei. Ich verfehle sie.

»Dann nimm die Schaufel«, sagt Vater. »Du Blödmann! Wenn das so weitergeht, habe ich hier bald wieder ein ganzes Nest!«

Ich fühle, wie sich mir der Magen umdreht, aber mit der Zeit schaffe ich es, die Ratten totzuschlagen. In der Zwischenzeit überlege ich mir, wie es wäre, mal wieder eine Weile zu schweigen, so wie neulich, als ich sechs Wochen lang kein Wort gesagt habe, weil mir das Taschengeld gestrichen wurde.

Wenn Vater von der Arbeit nach Hause kommt, sind seine großen Fahrradtaschen oft ausgebeult. Mehrmals in der Woche holt er Innereien daraus hervor, eingeschlagen in blutgetränktes Zeitungspapier. Dann füllt er einen großen Kessel mit Leber, Nieren, Euter, Lunge und Herz und zündet den Kocher an, um das Ganze stundenlang köcheln zu lassen. Ich stehe bereit, um zu helfen, denn wie an jedem freien Nachmittag muss ich den Fleischwolf bedienen. Wenn ich mit bloßen Händen die gelblich-weißen, wabbeligen Euter aus dem Kessel fische, fühlt sich das Fleisch so entsetzlich glibberig an, als würde ich in Gelee greifen. Ich drehe die Euter durch den Fleischwolf. Anschließend packe ich mir die harte, verschrumpelte Leber, die Lungen, das zähe Herz und die weichen Nieren. Die Bauchspeicheldrüse erkenne ich an ihrer netzartigen Struktur und an den Fettklumpen, die auf den Gewebeknoten sitzen. Mit geschlossenen Augen mache ich mir die Textur zu eigen. Nachdem sie durch den Fleischwolf gegangen sind, vermischen sich die Organe in ihren unterschiedlichen Farben zu einem graubraunen Brei. Stundenlang, mehrmals die Woche, muss ich Fleischabfälle durch den Wolf drehen, um sie anschließend stundenlang an die Hühner zu verfüttern.

Als ich eines Nachmittags über einen steifen Arm klage, weil ich in der Schule gerade geimpft worden bin, sagt Vater: »Dreh mal ordentlich den Fleischwolf, dann bist du den Muskelkater schnell los.« Auf seiner zu kurzen Krawatte sind Blutspritzer.

»Ja …«, sage ich zögerlich. Ich hasse es, »Vater« oder »Pa« zu sagen, ich will diese Nähe nicht.

Von dem grauenhaften Gestank der zermahlenen Fleischabfälle wird mir kotzübel, fast begräbt er mich wie eine auf mich stürzende Mauer unter sich. Ich will einfach nur weg, drehe aber weiter den Fleischwolf, während sich der Gestank in meiner Kleidung und in den Haaren festsetzt. Der Geruch und die Farbe werden mir mein Leben lang im Gedächtnis bleiben. Schon damals habe ich gedacht: Hier stimmt was nicht! Wer um alles in der Welt verfüttert Fleisch an Hühner? Das macht doch niemand! Warum füttern wir sie nicht mit Maiskörnern, frage ich mich, während ich auf Vaters große Hände blicke, die die Fleischmassen, die ich gerade durch den Wolf gedreht habe, mit Mehl vermischen und anschließend in den Futtertrog gießen. Ich schäme mich für dieses eigens erfundene Lebensmittelpaket, mit dem Vater vermutlich einiges an Geld spart.

Die Stimme meines Vaters, der im Rosengarten beschäftigt ist, reißt mich aus meinen Gedanken.

»Bring den Eimer mit Hühnerdreck mit, damit kannst du die Rosen düngen«, ruft er mir zu. Mit präzisen Handgriffen beschneidet er die Rosen und drückt die Erde um die neu gepflanzten Sträucher sorgfältig an. Ich muss aufpassen, keinen Sprössling zu zertreten, sonst setzt es was. Mit bloßen Händen hole ich den Hühnerdreck aus dem Eimer und lege ein Häufchen an jeden Strauch.

»Ich finde das eklig«, sage ich.

»Es gibt doch einen Wasserhahn. Wasch dir doch gleich die Hände. Beeil dich ein bisschen, schließlich musst du noch die Eier einsammeln.«

Kurze Zeit später wische ich die Eier mit einem nassen Tuch ab und lege sie in den Eierständer.

»Siehst du? Sie legen gut. Jeden Tag ein Ei!«, sagt Vater, als er die Ausbeute in Augenschein nimmt. »Die Kiste für den Händler ist schon wieder voll.« Ein paar Mal die Woche holt der Aufkäufer die Eier ab. »Die Hühner sind die Sparbüchse für deine arme Schwester. Wenn wir sterben, dürfen wir sie nicht mittellos zurücklassen«, sagt er in einem Ton, als spräche er mit einem Erwachsenen.

Ich bin etwa elf. Ich stehe mit meinem Vater vor dem großen Tor des Schlachthofs, blicke auf die Buchstaben ABATTOIR und frage mich, was dieses Wort wohl bedeuten könnte. Wir gehen hinein und betreten das Labor, wo Vater mir Dinge zeigt, die ich für mein Referat über Haarballen in Kuhmägen brauche. Ohne unnötig Worte zu verschwenden, gibt er mir Erläuterungen zu den großen ovalen Ballen in den verschiedenen Brauntönen. Ich greife in sie hinein, sie sind so groß wie eine Männerfaust und fühlen sich eigenartig glatt an. Ich finde sie ausgesprochen schön.

Außer Haarballen sehe ich in dem Labor auch in Spiritus eingelegte Föten. Von einem Ferkel mit zwei Köpfen und einer Sau mit drei Leibern. Föten sind mir vertraut. Vater sammelt mumifizierte Föten, die manchmal nach der Schlachtung zum Vorschein kommen. Einen der kleinsten, den allerschönsten, pechschwarz und nur wenige Zentimeter groß, trägt meine kleine Schwester als Anhänger an ihrer Halskette. Die kleinen sind bildhübsch, sie sehen aus, als wären sie aus Ebenholz geschnitzt. Aber der große, der an dem Balken über unserer Haustür hängt, ist fast so groß wie ein Kälbchen und hat schon eine Haut ausgebildet. Das ist denn doch des Guten zu viel, finde ich.

Heute ist Vaters Geburtstag, da kommen seine Brüder zu Besuch. Am Morgen hat er Mutter daran erinnert, damit sie ihnen abends zum Kaffee etwas anbieten kann. Aber als Vater von der Arbeit nach Hause kommt, ist noch nicht einmal der Frühstückstisch abgeräumt. Da stehen Vaters Brüder schon vor der Tür. Sie hängen ihre Mäntel an die Garderobe, die Vater aus Kuhhörnern gemacht hat. Sie winden sich an all dem Krimskrams, Nippes und sonstigem Inventar vorbei, um ihre Plätze einzunehmen. Auf dem Tisch liegen schwere geknüpfte Läufer, die Wände sind cremefarben tapeziert. Mein Blick fällt auf die kahlen und zerschlissenen Stellen in der Kokosmatte – die sind entstanden, als ich als kleines Kind mit meinem Laufstall unablässig hin und her gerutscht bin. Insgeheim finde ich das richtig stark. Während ich alles genau in Augenschein nehme, höre ich die Stimme meines Vaters im Flur, wo er sich leise mit einem seiner Brüder und dessen Frau unterhält. Ich versuche, jedes Wort aufzufangen und meine, ihn sagen zu hören: »Sie hat keinen Überblick ... Es wird ihr zu viel ... Ja, alles.« Und die Stimme seines Bruders: »Ja, ja, ich weiß. Aber ...«

Den Rest höre ich nicht.

Zurückgelehnt in Ledersesseln mit verschnörkelten Füßen, in Anzug und Weste mit Uhrkette, unterhalten sie sich. Mein erster Onkel, Vertreter eines Zigarrenhandels; mein zweiter Onkel, der in einem großen Schlachthaus arbeitet; mein dritter Onkel, der Müller; dann ein Anstreicher und einer, der sein Geld in einer Wurstfabrik verdient und laut Vater nicht der Schlauste ist. Alle haben große Familien mit rund dreizehn Kindern.

Aus der Ecke, in die ich mich gekauert habe, beobachte ich die dickbäuchigen Männer, die Genever trinken und das dunkel möblierte Zimmer mit dem Qualm ihrer schweren Zigarren einnebeln und in meiner Fantasie aussehen wie Mafiabosse. Meine Tante unterhält sich mit meiner Mutter, die auch kurz dazu gekommen ist und sich in ihrem grünen Kostüm sichtlich unwohl fühlt. Geduldig warte ich, bis sie aufstehen. Gemächlich schlendern sie in Richtung Scheune, und ich laufe hinter ihnen her. Ich höre, wie eine meiner Tanten mit ihrem Mann spricht.

»Tante Claartje ist heute überhaupt nicht auf der Höhe. Sie redet oft so dummes Zeug, als würde sie mir überhaupt nicht zuhören. Sie sollte sich mal ein bisschen zusammenreißen.« Von der Antwort meines Onkels fange ich nur ein Bruchstück auf: »… chaotisch im Kopf …«

Vater zeigt seinen Brüdern stolz die neue Kartoffelschälmaschine. Das Gerät schält in fünf Minuten mehrere Kilo Kartoffeln. Die hätten die anderen mit ihren großen Familien auch gern. Die Brüder laufen auf dem knirschenden Kiesweg zu Vaters traumhaft schönem Blumengarten.

»Fliegt hier nie mal ein Ball rein?«, fragt einer der Onkel.

»Nein, der Garten ist heilig«, antwortet Vater streng. »Der Garten gehört mir.«

Die Namen der einzelnen Gewächse kommen ihm mühelos über die Lippen. Wenn es um Dahlien und Pfaffenköpfchen geht, ist er in seinem Element. Wie Pflanzengutachter reden sie über besondere Arten. Ich weiß nicht, warum ich Gartenpflanzen faszinierend finden sollte.

Meine Aufmerksamkeit wird abgelenkt, als Vater zum Kaninchenstall geht. Erschreckt sehe ich aus kurzer Entfernung, wie seine großen Hände ein Kaninchen packen und es an den Ohren festhalten. Mit einem Klauenhammer schlägt er ein Loch in den Schädel. Geht schlachten so?

»Das wird ein leckerer Braten«, sagt Vater, als er mich bemerkt.

Bei uns in der Gegend gibt es einen etwas älteren Jungen, der sich für ein Eis von Nachbarkindern und mir wichsen lässt. Wir haben damit keine Probleme, bis eine der Mütter Wind davon kriegt. In einem der Roggen- oder Maisfelder wichsen Nachbarjungen, Cousins und ich uns gegenseitig. In meinem Schlafzimmer hole ich mir selbst einen runter. Mutter versteht nicht, warum die gelben Übergardinen so steif und weiß geworden sind und meckert, dass sie die Flecken in der Wäsche nicht rauskriegt.

Sie achtet darauf, dass wir jeden Tag pünktlich vor der Halbachtmesse in der Kirche sind und genügend viele Vaterunser beten. Ich beichte oft bei dem Kaplan, dass ich gegen das sechste und neunte Gebot: »Du sollst nicht unkeusch sein, in Gedanken, Worten und Taten« verstoßen habe.

»Ich hab einem Mädchen den Rock hochgehoben, um zu sehen, was darunter ist.«

»Hast du ihr den Schlüpfer runtergezogen?«

»Das hab ich mich nicht getraut.«
»Hast du an ihr herumgefummelt?«
»Nein.«
»Kannst du mir mehr darüber erzählen?«
Warum sollte ich?
»Kannst du ein bisschen lauter sprechen?«, fragt der Kaplan. »Ich höre nicht so gut.«
»Ich hab auch noch einen Apfel von dem Gemüsekarren geklaut.«

In Zukunft sorge ich dafür, dass ich schnell wieder weg bin. Aber es gab auch andere Zeiten. Bis ich etwa neun war, habe ich die Rituale brav mitgemacht. Jeden Abend habe vor meinem Bett gekniet und gebetet. Ich habe mit den Händen über der Bettdecke geschlafen, meine Ave-Maria und Vaterunser aufgesagt und meine kleinen Vergehen gebeichtet. An Sommerabenden stand ich am Straßenrand, um mir die Prozessionen anzuschauen. Ich sah, wie die Kirchentüren aufschwangen und eine Heiligenfigur unter einem Baldachin durch die Straßen getragen wurde, während die Priester ihre Weihwasserwedel schwenkten und die Messdiener vorbeizogen. Der Prozessionsweg war mit Kreuzen und Kerzen geschmückt.

Ich schloss mich mit anderen Kindern hinten an, in der Hand eine Kerze in einer Manschette aus Pappe. In der Kirche war ich der Vorsänger, weil ich die lauteste Stimme hatte. Bei einer Theateraufführung zu Ostern rief ich in der Rolle des Judas voller Hingabe: »Kreuziget ihn!«

Wenn ich von Weitem den Kaplan mit seiner weißen Stola auf seinem Rad unterwegs zu einem Kranken sah, um ihm die letzte Ölung zu geben, kniete ich mich auf dem Fußweg hin.

Aber irgendwann fing ich an, mich mit den anderen Kindern auf der Straße zu balgen, sobald wir den Kaplan kommen sahen, und die Rituale wurden für mich zu Theateraufführungen. Ich gewöhnte mir an, während der Messe dauernd den Platz zu wechseln und herumzulärmen. Ich wurde immer wieder nach draußen geschickt.

Als Jugendlicher sagte ich mich öffentlich von dem ganzen Kirchenkram los und besiegelte diesen Entschluss dadurch, dass ich mir, als ultimatives Sakrileg, am Ostermontag einen runterholte.

Um zur Oberschule zugelassen zu werden, muss ich mit Vater zu einem Aufnahmegespräch mit dem Schulleiter. Ich trage einen Matrosenanzug mit dem Abzeichen eines Tiefseetauchers auf dem Revers.

»Gehst du gern zur Schule?«, fragt der Schulleiter. Mit seinem tiefschwarzen Brillengestell und den fettigen schwarzen Haaren sieht er aus wie ein aufgeblasener Frosch, finde ich. Ich schweige.

»Nun? Wo bleibt die Antwort?«, sagt er.

»Geht so.«

»Wenn du nicht lernen willst, ist das nicht schlimm.«

»Ich will auf die Kunstakademie. Jetzt«, sage ich plötzlich ganz laut.

»In deinem Alter geht das noch nicht. Warum die Eile?«

Ich schweige.

»Du willst also eigentlich gar nicht auf unsere Oberschule?«

»Nein. Aber ich brauche die, damit ich auf die Kunstakademie gehen kann.«

Der Schulleiter antwortet nicht sofort, sagt aber dann: »Ach so, darum geht es also.«

»Seine Noten reichen doch aus«, sagt Vater.

Es wundert mich, dass ich aufgenommen werde.

Ich denke, Mutter hat Platzangst. Die Einkäufe überlässt sie uns. Am liebsten kauft sie bei dem Straßenhändler, der mit seinem großen Sortiment an Unterwäsche, Schnürsenkeln, Pflastern und Gummibändern von Tür zu Tür geht. Ansonsten liegt sie viel im Bett, in ihrem Morgenmantel, den Kopf voller Lockenwickler, und klagt über Schmerzen. Manchmal ertappe ich sie bei langen Weinkrämpfen.

Einmal stecke ich meinen Kopf bei ihr um die Ecke.

»Deine Familie macht doch nichts her«, sage ich brüsk, wobei ich an ihre schwächliche Schwester und an ihre Cousinen denke. Obwohl ich weit von ihr entfernt stehe, rieche ich ihr Eau de Cologne.

»Ist dir eigentlich klar, dass wir von Adel sind?«, fragt sie mich stolz, mit dem verhaltenen Lächeln einer Königin. Mit langsamen Bewegungen richtet sie sich auf. »Dass durch meine Adern das Blut edler Geschlechter fließt? Unser Neffe hat das selbst herausgefunden.«

»Kann schon sein.«

Sie wendet sich ab.

Stur bleibe ich in der Türöffnung stehen und blicke sie weiterhin an, aber als sie apathisch liegen bleibt, drehe ich mich wortlos um.

Meine Schwester lernt, den Haushalt zu führen – in meinen Augen ein Witz, sich von meiner Mutter anlernen zu lassen. Wir hatten schon diverse Hilfen. Zurzeit geht uns eine Tante aus Vaters Verwandtschaft zur Hand. Sie macht eine Schranktür auf, meckert über die vollgestopften Regale und sagt zu mir: »Dein Vater hat es, weiß Gott, nicht leicht. Hier klappt wohl gar nichts, oder? Ich muss ihr mal den Marsch blasen.«

Mutter hat für mich nichts Weibliches. Ihre Kleider scheinen einen starren Körper zu verhüllen. Gesehen habe ich davon nicht mehr als einmal ein Stückchen kreideweißes Bein, als sie sich in einem strengen Winter unten am Ofen umzog. Für ihre Dauerwelle kommt eine Frisörin ins Haus. Wenn sie unter der Trockenhaube sitzt und in der *Libelle* blättert, steigt mir der eklige Geruch der Haarmittel in die Nase. Soweit ich sie im Haus überhaupt etwas tun sehe, schlägt sie sich mit Korsetts und Stützstrümpfen herum und wäscht ihre Monatsbinden aus. Waschen, aufhängen, bügeln, mir kommt dieser ganze Zirkus wie eine kultische Handlung vor.

»Da ist ja wieder die Blutwurst«, sage ich im Vorbeigehen.

Sie seufzt gelassen. Mir wird bewusst, dass sie die Erziehung der Schule und der Kirche überlässt. Und wenn sie überhaupt mal ein Verbot ausspricht, wird das in den Wind geschlagen.

Mutter betritt keinen Laden, sie lässt sich nicht auf dem Fahrrad den Wind um die Nase wehen, sie hat Angst, hinzufallen, ist schreckhaft. Sie ist ein Treibhauspflänzchen. Nur wenige im Dorf bekommen sie zu Gesicht. Manchmal sitzt sie draußen im Garten, in der Sonne, mit einem karierten Geschirrtuch über dem Kopf. Oder sie unterhält sich über die Hecke mit den Nachbarn.

Oft sitzt sie vor einem Stapel Andachtsbildchen und murmelt leise Gebete. Oder sie schaut sich im Fernsehen die Übertragung einer Heiligen Messe an. Wenn ich heute zurückschaue, verstehe ich, dass sie im Glauben Trost gesucht hat.

Es ist ein Montagmorgen während der Weihnachtsferien, ich werde wach und fühle mich vollkommen entspannt. Ich muss mir nicht mehr mit einem meiner Brüder ein Bett teilen und habe unser geliebtes Füßeln durch Masturbieren ersetzt. Ich bin schon vierzehn. Es ist der letzte Augenblick meiner Kindheit. Vater kommt herein.

»Uns fehlen Leute. Du musst mir helfen«, sagt er, der Herr und Meister des Schlachthofs. Er zieht mich am Arm: »Na los, du kannst dabei was verdienen.« Auch wenn ich nicht wirklich weiß, was ich genau machen soll, das Geld ist verlockend.

Im Schlachthof▲ arbeite ich, klein, wie ich bin, Seite an Seite mit stämmigen Kerlen, Kraftprotzen, die in teuren Autos und

▶ In den 60er-Jahren lieferten Schlachthöfe Frischfleisch an den Großhandel und die damals aufkommenden Filialen. Gerade die letzten Jahre, als die Tiere noch von Hand geschlachtet wurden, habe ich erlebt. 1979 habe ich in unserem Dorf eine alte Akte aus dem Gemeindearchiv erworben – ich war schon immer auf Archivstücke versessen. Wie hier zu lesen war, schrieb das Gesetz über die Fleischbeschau aus dem Jahr 1929 vor, dass in dem Dorf zum Schutz der Volksgesundheit örtliche Prüfstellen für Schlachtvieh und Fleisch eingerichtet werden mussten. Seinerzeit kam es zu Skandalen mit verdorbenem oder beanstandetem Fleisch, das dennoch weiterverkauft wurde. Die Prüfstelle nahm 1928 ihre Arbeit auf. Im selben Jahr wurde auch das öffentliche Schlachthaus, in dem Vater angestellt war, freigegeben. Das sicherte eine bessere Kontrolle und mehr Hygiene, als es zuvor bei den einzelnen Schlachtern möglich gewesen war. Mein Vater war auch im Außendienst tätig. Um Kontrollen und die Fleischbeschau durchzuführen, fuhr er auf seinem Motorrad zu den Bauern, in die chinesischen Restaurants und auch zu den Nonnen.

auf schweren Motorrädern angefahren kommen. Genau wie die anderen trage ich eine lange weiße Gummischürze über einem Overall. Sie werfen mir spöttische Blicke zu und machen gehässige Bemerkungen. Ich weiche keinen Zoll, ich mache nicht schlapp und befolge die Anweisungen. Ich arbeite dort, wo die Schweine zusammengetrieben, Stück für Stück in einen V-förmigen Trog gejagt und an den Beinen gefesselt werden. In dem fensterlosen Raum, im grellen Licht der Neonröhren, sehe ich zu, wie einer der Arbeiter dem Tier ein Betäubungsgerät auf den Kopf setzt und der Bolzen den Schädel durchbohrt. Der Trog wird gekippt, sodass der bewusstlose Körper herausrollt. Der Schlachter kehlt das Tier, und während ich dem Messer in der Bewegung des Tötens folge, fühle ich stellvertretend die primitive Aggression in mir aufkommen, die man für den präzisen Schnitt durch die Hauptschlagader braucht, will man nicht durch die wilden Tritte des zuckenden Schweins umgeworfen werden. Das nachträgliche Zittern des Tieres erschüttert mich viel mehr als der Strom von Blut und der tödliche Schuss.

▶▶▶ Letztere hatte er dabei erwischt, wie sie heimlich ein Schwein schlachteten – und sie mit einem Verweis davonkommen lassen. Zu mir sagte er, als wir bei der Arbeit waren: »Da im Kloster laufen fünfhundert bildschöne Frauen herum. Die Kirche hat auf allen Bauernhöfen in der ganzen Provinz abgesahnt, es scheint so, als hätte sie die schönsten Töchter abgeworben. Die sind fast eine Todsünde wert.« Wir lachten, aber das blieb unter uns. Auch wenn ich fand, dass das so genannte reiche römische Leben traurige Folgen hatte.
Mittlerweile werden nicht mehr hundert Schweine am Tag von Hand geschlachtet, die großen industriellen Schlachthöfe verarbeiten täglich an die tausend bis zehntausend Tiere.

Ich muss die toten Schweine über den gefliesten Boden schleifen, während ich mit meinen Stiefeln in einer Lache aus Blut, Scheiße, Pisse und Wasser stehe. Es ist eine Riesenschmiererei in dem vom Boden bis zur Decke weiß gefliesten Raum, der mehrmals am Tag abgespritzt wird.

Nachdem ich mich über meine Angst hinweggesetzt habe, spüre ich auch die Erregung. Ich bin der Jüngste in dieser Erwachsenenwelt und trotzdem tüchtig genug, um diese Arbeit zu machen, ich bekomme genauso viel bezahlt wie die anderen. Es ist mein erster Kontakt mit der so genannten großen Welt.

Ich laufe weiter bis zu der Stelle hinter dem Schlachtplatz, wo eine große Wanne mit kochendem Wasser steht. Dort werden die geschlachteten Schweine eins nach dem anderen eingetaucht, um sie ein paar Minuten abzubrühen. Ich muss ihnen ein Schrappeisen über Nase und Ohren ziehen, um zu kontrollieren, ob sich die Borsten schon ablösen. Danach kommt eine echte Plackerei: Ich muss einen Fleischerhaken durch die Schnauze schlagen und das schwere, nasse Tier ins Trockene ziehen. Auch wenn sie gerade abgestochen worden sind, können ein mächtiger Eber oder eine große Sau sich reflexartig heftig zur Wehr setzen. Am Boden liegend, setze ich mein ganzes Körpergewicht ein, um die Tiere über den Rand des Trogs zu ziehen. Trotzdem ist dieses Gefecht immer noch besser als die Aufgabe, die dann kommt: Mit einem Messer muss ich in die Augen stechen und sie herausschälen. Das Ausstechen eines Auges, das direkt am Gehirn festsitzt, eine komplizierte Konstruktion beim Menschen wie beim Tier, empfinde ich als schaurig und elementar. Ich, der ich so gern male, muss das Licht in den Augen ausknipsen. Für einen kurzen Augenblick denke ich an das Malen, das so eng mit dem Sehen zusammenhängt. Aber ich stecke jetzt in einem Produktionsprozess und muss weitermachen. Nach den Augen kommen die Ohren dran. Mit meinem Messer hole ich die Ohren zu mir heran und drehe den Gehörgang mit einer komplizierten Bewegung heraus. Dann ziehe ich mit dem Haken des Schrappeisens die vier Zehennägel heraus.

Zum Schluss muss ich das Tier mit einem Gasbrenner enthaaren, die Haut erneut absprühen und ein weiteres Mal abschaben. Der brenzlige Geruch schlägt mir ins Gesicht. Eine widerwärtige und stinkende Schufterei. Wie das Aufhängen der Kuhköpfe – eine Arbeit, die auf uns wartet, wenn wir mit den Schweinen fertig sind. Zwischen sieben Uhr morgens und zwei Uhr nachmittags haben wir rund hundert Schweine geschlachtet.

Wir ziehen die Sehnen aus den Beinen, um jedes Tier an zwei Haken aufhängen zu können. Nachdem alles sauber abgespritzt worden ist, kommt der Schlachter. Beim Entbeinen zielt er genau auf die Wirbel. Mit dem letzten Schlag spaltet er den ganzen Körper. Der zuvor ungeöffnete Körper ist jetzt geöffnet, wie bei einem Uhrwerk, ich kann genau sehen, was drinnen ist. Mir entgeht nicht, dass einige die Hypophyse mitgehen lassen, um sie für vierhundert Gulden an den Mann zu bringen. Dass es dabei um das Morphium geht, wird mir erst Jahre später klar.

Während einer der Schlachter mit einem Stück Fleisch beschäftigt ist, sagt er. »Ich will später Physiotherapeut werden. Dann kann ich schön in die Pobacken junger Mädels kneifen, statt in diese Schweineärsche.« Die anderen lachen, und für einen Moment lasse ich die Idee, Künstler zu werden, fallen – vielleicht wäre Physiotherapie auch nicht schlecht. Aber kurz darauf gehe ich in meiner Fantasie zur Fremdenlegion, um Auftragskiller zu werden. Wie ein James Bond werde ich viel Sex haben und gegen Bezahlung Menschen umbringen. Geld, das genauso schnell verdient ist wie jetzt im Schlachthof.

»Zur Seite!«, ruft der Schlachter. Weg mit dem Gedanken. Der Kollege treibt ein krankes Schwein, das wegen eines großen Abszesses kaum noch laufen kann, mit Schlägen zur Schlachtung.

Neugierige Dorfkinder spähen hinein. Sie werden weggejagt – das Schlachthaus ist für Kinder verbotenes Gelände.

Ich sehe wie Vater – in einem weißen Laborkittel und mit einer weißen Mütze auf dem Kopf – den ganzen Tag lang das aufgehängte Fleisch stempelt, von oben nach unten, von oben nach unten. Sein Körper bewegt sich wie ein Taschenmesser, das auf- und zuklappt, während er in dem zähflüssigen, fast schwarzen Blut auf den kalten Fliesen steht. Viele Jahre später wird der Pfarrer in seiner Rede auf Vaters Beerdigung sagen: »Er hat viel ins Innere geblickt ...«

Als Vater im Erfrischungsraum verschwindet, um sich eine Zigarette zu drehen, sehe ich, wie einer der Arbeiter bedeutungsvolle Gebärden macht und flüstert: »Hühnerfutter!« Und noch einmal: »Hühnerfutter!«

Siehst du wohl, denke ich, niemand anders füttert seine Hühner mit Fleisch.

Meine Arbeit ist beendet, ich verlasse den Raum und komme an der Abteilung vorbei, in der die Därme gereinigt werden. Meine Blicke folgen den grobschlächtigen Kerlen mit einem elastischen Gewissen und den fingerfertigen jungen Frauen, die ellenlange Därme durchspülen und sie in kleinen Fässern einpökeln.

Statt die gepflasterte Straße zu nehmen, radle ich einen parallel verlaufenden Weg an dem von Erlen gesäumten Graben entlang. Ich schaue nach rechts, wo die Kühe grasen, und nach links, wo kein Mensch in seinem Garten herumläuft oder auf dem Hof arbeitet. Erleichtert stelle ich fest, dass mich niemand beachtet und kein Bekannter auftaucht. Mein weißer Overall ist blutbespritzt. Von dort zieht der Geruch weiter bis in die Poren meiner Haut.

In der Schule verbreiten Klassenkameraden Horrorgeschichten über mich. Jemand hat mich gesehen, als ich mit einem Schwein über der Schulter aus dem Fleischtransporter stieg, um es bei einem Schlachter abzuliefern. Ich fühle mich von ihnen in die Ecke gedrängt. Auf den Prüfstand gestellt. Die Stigmatisierung von Schlachtern wurmt mich, weil sie scheinheilig ist. Nach wie vor. Menschen, die zwar Fleisch essen, aber die Tiere nicht schlachten, sehen auf mich und die anderen Schlachter herab, sie tun sich gütlich an ihrem Eintopf und ihren Fleischpasteten, ein schmieriges Zeug, das ich widerwärtig finde, weil man seinen Ursprung nicht mehr erkennen kann. Die verpackten Fleischprodukte in den Supermärkten wecken keine Assoziationen zu lebenden Schweinen und Kühen und keine Erinnerungen an ihr verzweifeltes Grunzen, an ausgestochene Augen, an Pfoten, Nägel, Ohren und an Rücken, die sich verschreckt aufbäumen. Während ich den Schlachtraum vor mir sehe, voller Augen und trappelnder Hufe. Meine Schulkameraden haben leicht reden. Ich finde, das Stigma sagt mehr über sie als über den Schlachthof aus.

Ich bin vierzehn und lerne, auf Distanz zu gehen. Mit einem untrüglichen Blick beobachte ich Menschen. Es kommt mir vor, als würde ich sie unter das Filetiermesser legen. Wie sie essen, wie sie trinken und was sie tun. Nicht das leichteste Zittern eines Muskels entgeht mir, nicht die geringste Nuance in einer Stimme.

In den Schulferien mache ich jahraus, jahrein, wie selbstverständlich meine Arbeit. Auf meinen Händen haben die stumpfen Messer, mit denen ich ausgerutscht bin, zahllose Narben hinterlassen und ich habe dicke Schwielen am Daumen. Ich arbeite ausdauernd und präzise. Damit nötige ich den anderen einen gewissen Respekt ab. Viele Leute meinen, dass in einem Schlachthof nur brutale Menschen arbeiten, aber so ist es nicht. Unter den Kraftprotzen gibt es auch Bauernsöhne, die ihre eigenen Pferde über alles lieben, einen Kneipenwirt und Fabrikarbeiter. Und ja, ein paar Grobiane gibt es dort auch, aber die findet man auch außerhalb des Schlachthofs.

Schweigend und mechanisch erledigen wir unsere Arbeit, alle arbeiten hart. Zwei, drei Männer sind gleichzeitig mit einem Schwein beschäftigt, der eine macht die Ohren, der andere die Pfoten und der Dritte schrappt. Unsere Arbeitszeit geht von sieben Uhr morgens bis drei Uhr nachmittags, und am Ende des Tages bekomme ich ebenso wie die anderen eine braune Lohntüte in die Hand gedrückt, auf der mein Name steht und in der etwas mehr als hundert Gulden stecken.

Ich erinnere mich sehr gut, wie ich fast süchtig werde nach dem warmen Blut, das über meine bloßen Hände strömt. Den widerlich süßlichen Geruch, der mir anfangs so zugesetzt hatte, erlebe ich mit der Zeit als spannend und anregend. Die Erregung des Tötens sehe ich auch in den Augen der anderen Schlachter. Aber es gibt auch verstörende Bilder, die ich viele Jahre mit mir

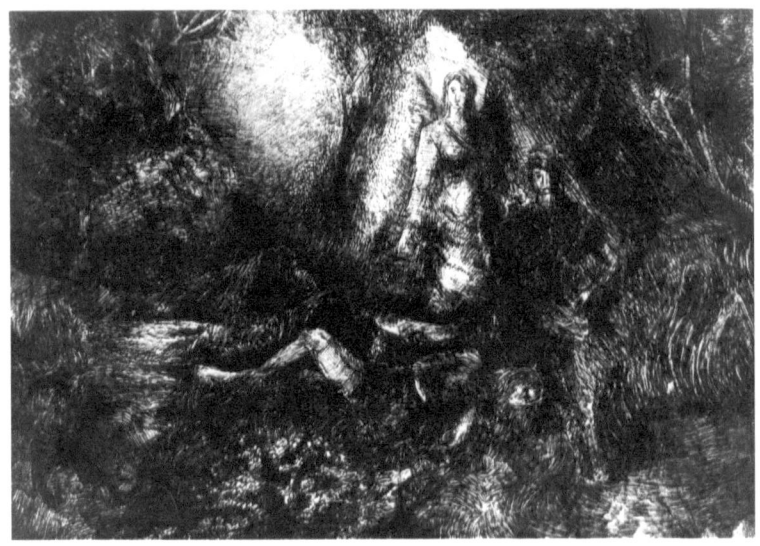

Die Opferung Isaaks, 1963

herumtrage. Die rebellische Sau, die während der Schlachtung einen Wurf Ferkel ausgeschissen hat, ist wie ein Kratzer auf einer Schallplatte unauslöschlich in meine Erinnerung eingebrannt.

Als mein Vater mir vorschlug, neben dem üblichen Pensum auch nachts als Notschlachter zu arbeiten, wobei er das Fleisch prüfen und ich schlachten sollte, habe ich mich zum ersten Mal geweigert, auch wenn der zusätzliche Verdienst verlockend war. Ich fand, das war zu viel verlangt und ich würde später nichts davon haben.

Oben in meinem Zimmer bin ich der Herr über ein Blatt weißes Papier. Mit vierzehn zeichne ich die biblische Szene *Die Opferung Isaaks*, auf der ein Vater seinen Sohn schlachtet, während ein rettender Engel über ihnen schwebt. Ich mache einen Linolschnitt von dem mumifizierten Fötus einer Kuh. Und eine Radierung mit dem Titel *Totenkult,* auf der Menschen um eine Art Höllenfeuer sitzen. Die wohlgestalteten Körper in ihrer Nacktheit gefallen mir. Die Radierung beklebe ich rundum mit rotem Papier, um sie dann in einer plötzlichen Anwandlung so zu verbrennen, wie man auch ein Schwein sengt. Danach mache ich von der verbrannten Platte einen Abdruck. Ich greife zur Schere und verarbeite ein Teil nach dem anderen zu einer Collage. Mein Zeichenlehrer in der Schule, dessen Liebling ich bin, hat mich überredet, in seinen Zeichenkurs außerhalb der Unterrichtszeiten zu kommen. Er findet meine Arbeiten so ungewöhnlich, dass er eigens für mich eine Ausstellung organisiert. Bei einigen Federzeichnungen kratze ich Teile der schwarzen Linien mit einer Rasierklinge weg, ich raue das Papier auf und zeichne erneut darüber, was bewirkt, dass die Tinte wie Blut zerfließt.

In dem strengen Winter 1963 gleite ich auf meinen Eishockeyschlittschuhen mit einem Haufen anderer Jungen über die Eisfläche einer überfluteten Weide. Abend für Abend zieht es mich dorthin, ich schaue nach den Mädchen, habe Spaß – und plötzlich mache ich nicht mehr mit. Ich meide die Gruppe und bin allein unterwegs. Später wusste ich nicht mehr, wieso es dazu gekommen war. War ich ausgeschlossen worden oder hatte ich mich selbst abgesondert? Hier, so wird mir viele Jahre später bewusst, lag der Beginn eines Verhaltensmusters, das sich durch mein ganzes Leben ziehen sollte.

Nie treten wir übrigens als komplette Familie außerhalb des Hauses auf. Einer von Vaters Sprüchen lautet: »Ihr müsst Individualisten werden. Später müsst ihr auch allein zurechtkommen.«

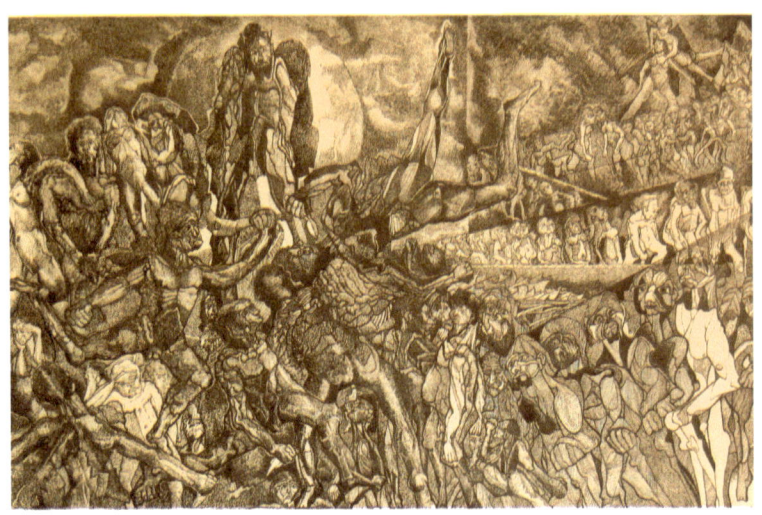
Apokalypse, 1967

Eines Tages beginnt sich die Haut auf meinen Händen abzulösen, die Hände werden rot und dick. Auch um den Mund herum wird die Haut schuppig. Vater ist nicht der Typ, den solche Lappalien in Aufregung versetzen könnten. Er dreht sich eine Zigarette, nimmt einen Schmierzettel, schreibt »*Aphtae epizooticae*« darauf und schickt mich damit zum Hausarzt. Der versucht sich an einer Diagnose, aber versteht das Krankheitsbild nicht.

»Das ist es«, sage ich und reiche ihm Vaters Zettel.

»Maul- und Klauenseuche?«, fragt der Hausarzt bestürzt. »Was treibst du denn?« Er schaut in seine Unterlagen und fügt hinzu: »Du bist doch noch so jung. Du bist doch erst fünfzehn!«

Ich habe keine Ahnung, warum er so erstaunt ist. Für mich ist die Sache völlig klar.

»Ich arbeite im Schlachthof.«

Nach den schwermütigen Zeichnungen, Radierungen und Selbstportraits, auf denen ich wie eine Vogelscheuche aussehe, male ich einen Blütenzweig mit dem Titel *Fritzis Sommer*. Fritzi, ein Mädchen aus Österreich, verbringt ihre Sommerferien in unserem Dorf. Auf Tanzabenden sehe ich sie an, als würde ich ein Gemälde mit einer Lupe betrachten. Sie trägt einen kurzen Faltenrock und Slipper. Ihre scharfe Nase, ihre schnellen Bewegungen. Die herzliche Stimme, das freimütige Lachen. Sie strahlt eine ungekünstelte Freundlichkeit aus. Viele Abende stehe ich wie ein Mauerblümchen am Rand der Tanzfläche, in der Hoffnung auf Blickkontakt. Schließlich begegnen sich unsere Augen. Ich knöpfe mein Hemd ein wenig auf, sodass meine behaarte Brust entblößt wird, ich nehme ihren Duft auf und schaue. Dieses Anschauen ist so stark wie eine Berührung. Ich spüre, dass ihr Interesse geweckt ist. Ich ziehe sie zu mir heran und halte sie in meinen Armen. Ein paar Wochen lang sind wir zusammen. Das Bild, wie sie im vollen Lauf, mit ihren Slippern in der Hand, lachend auf mich zukommt, wird mir immer in Erinnerung bleiben.

Ich sitze in meinem Zimmer, in den Händen ein Foto von Fritzi. Ich habe das Fenster weit geöffnet und ich lausche den gurrenden Tauben im Garten. Mein kleiner Bruder kommt herein und betrachtet mit mir das Mädchen im Badeanzug mit einem T-Shirt darüber.

»Meine Freundin«, sage ich.

»Und wie heißt die?«

»Sophia Loren.«

Mein Bruder zieht die Tür wieder hinter sich zu. Während ich eine Zeichnung für Fritzi entwerfe, höre ich die Schritte meines

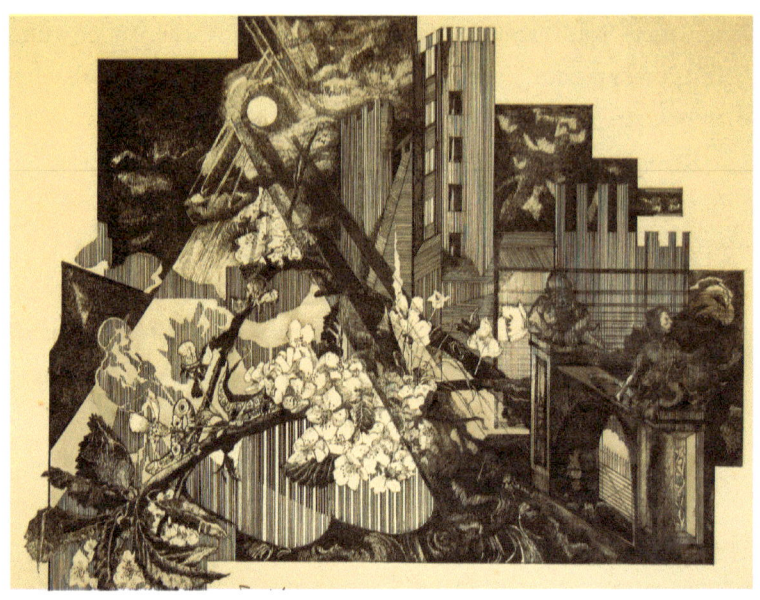

Fritzis Sommer, 1966

Bruders auf dem Kiesweg und kurz darauf seine hohe Stimme beim Nachbarjungen. Sein Tonfall verrät mir, dass er ziemlich aufschneidet. Sie reden kurz miteinander, dann höre ich die laute Stimme der Nachbarin: »Sophia Loren!«

Die ersten Zeichnungen, die ich für mein Mädchen mache, sind eine Ehrerweisung an sie. Aber dann überwiegen meine pessimistischen und makabren Gedanken, obwohl ich verliebt bin. Geschichten aus dem Vietnamkrieg, die ich in der Kneipe von sturzbetrunkenen amerikanischen Soldaten vom Luftstützpunkt Volkel höre, beziehe ich auf mich im Sinne einer Prophezeiung. Ich lese *Warum wir desertiert sind* von Mark Lane.[1] Mein Drang, zu wissen, was Schriftsteller über das Leben zu sagen haben, wird immer stärker. Immer wieder lese ich Mar-

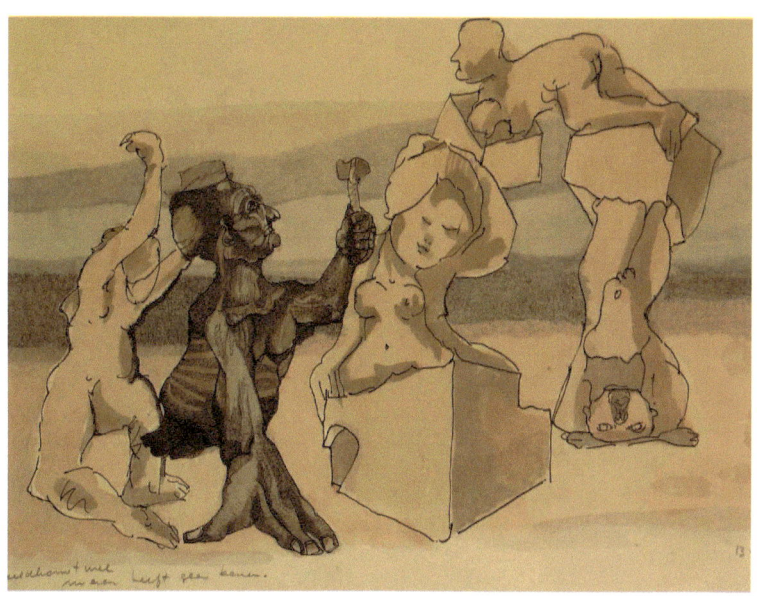

Er bildhauert, hat aber keine Beine, 1967

quis de Sade. Auch beim Abendessen stecke ich die Nase in ein Buch. Bis mein Vater sagt: »Wir sind am Essen, leg das Buch weg.«

Eine der Zeichnungen, die ich meiner Freundin schicke, heißt: *Wir leben noch*, und eine andere: *Er bildhauert, hat aber keine Beine*. Die Beine sind amputiert, ein Arm ist abgehackt, eine Krähe lauert begierig auf das Fleisch. Es sind angefressene Körper und Gesichter. Fritzi schreibt zurück:

Wien, 6.11.1967

Lieber Ton!
Vielen Dank für den netten, lieben Brief.
Es hat mich sehr gefreut, dass Du nicht vergessen hast, den Abdruck

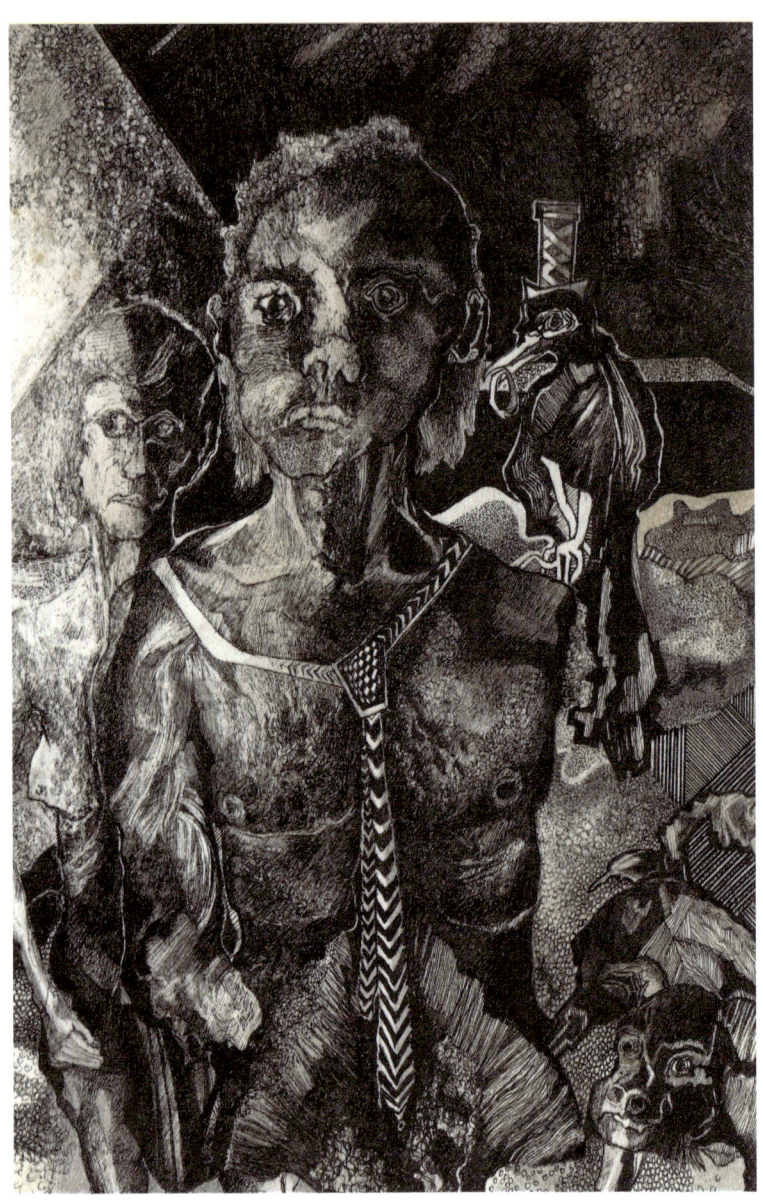

Wir leben noch, 1966

der Zeichnung zu schicken. *Es ist nur schade, dass das Foto ein wenig verschwommen ist. Die Negerfrau ist nicht so gut zu erkennen. Man sieht den Ausdruck ihres Gesichtes nicht deutlich genug. Bei dem Neger ist die gespannte Halsmuskulatur zu bewundern und das erschrockene, verzerrte Gesicht.*

Ich finde es überaus großmütig von dir, dass ich Deine Zeichnungen behalten darf, anstatt sie zu Dir zurückschicken zu müssen […]

Herr Schellenberg war gerade bei uns und hat das Foto gesehen. Er behauptet, dass Du das in nicht normalem Zustand gezeichnet hast. Er sagt, dass es das nicht gibt und Du seist dazu noch zu jung, so etwas zu zeichnen. Seiner Meinung nach gebrauchst Du Narkotikum. Ich finde, dass der gute alte Herr Schellenberg ein großer Affe ist. Das findest Du doch auch!

Der arme Schelli kommt öfters auf so dumme Gedanken.

Grüße Fritzi.

Besessen male ich weiter. Meine Wahrnehmung ist so intensiv, dass Striche, Bögen und Linien eine besondere Glut und einen ungewöhnlichen Glanz bekommen. Wenn ich mit Kreide zeichne, fühlt es sich an, als würde ich eine Haut so streicheln, dass sie Funken sprüht. Der Kontakt zwischen dem Conté-Stift und dem Papier ist fast elektrisierend und so stark, dass ich an Sex denken muss, ich bin wie verzaubert. Auf einer meiner Federzeichnungen ist ein Paar zu sehen, dass sich gegenseitig befriedigt. Aber auf einem anderen Bild kämpfen zwei Menschen miteinander, eine dritte Person liegt enthauptet daneben. Krieg und Kampf. Isolation. Rot und blutig. Gezeichnet mit einer Stahlfeder auf Ölfarbe. Linie für Linie, sehr detailliert. Vater und Mutter finden eine der Zeichnungen schön und hängen die blutige Szene im Wohnzimmer auf. Kurze Zeit später höre ich Mutter und die Frisörin im Wohnzimmer kichern. Machen sie sich über mich lustig? Lachen sie mich aus? Oder lachen sie über etwas anderes? Ich schaue mich im Wohnzimmer um, kann aber keinen anderen Anlass entdecken. Abrupt laufe ich zur Wand, reiße mein Bild herunter und werfe es auf den Boden.

Inzwischen unternehme ich in der Schule vergebliche Versuche, Dinge zu verstehen, Formeln, deren Bedeutung ich nicht erfassen kann. Eine Englischübersetzung hab ich noch deutlich vor Augen. Als ich einen Begriff im Wörterbuch suche, entscheide ich mich für eine Bedeutung, die nicht in den Kontext passt. Mir kommen Assoziationen, und bei dem nächsten Wort wähle ich wieder eine falsche Bedeutung. Nach drei Sätzen habe ich eine völlig andere Geschichte. Der Lehrer sieht mich misstrauisch an, mit einem fragenden Gesichtsausdruck, ohne laut zu sagen: »Bist du wirklich so dumm?«

In dem einzigen Café am Ort gebe ich mir an einem warmen Sommerabend die Kante. Ich habe gerade in der Hitze Kadaververschläge ausgeräumt, an den Anblick der toten Tiere bin ich inzwischen gewöhnt, aber den Geruch werde ich nicht los.

»Was machst du?«, fragt ein etwas älterer Typ neben mir an der Bar.

»Höhere Bürgerschule. Aber ich wäre lieber auf der Kunstakademie.«

»Du? Du bist doch überhaupt kein Künstler.«

Das trifft mich. In unserem Dorf gibt es kaum Künstler, ich habe nur eine vage Vorstellung von Kunst. Vielleicht bin ich gar kein Künstler. Bin ich nur eine graue Maus?

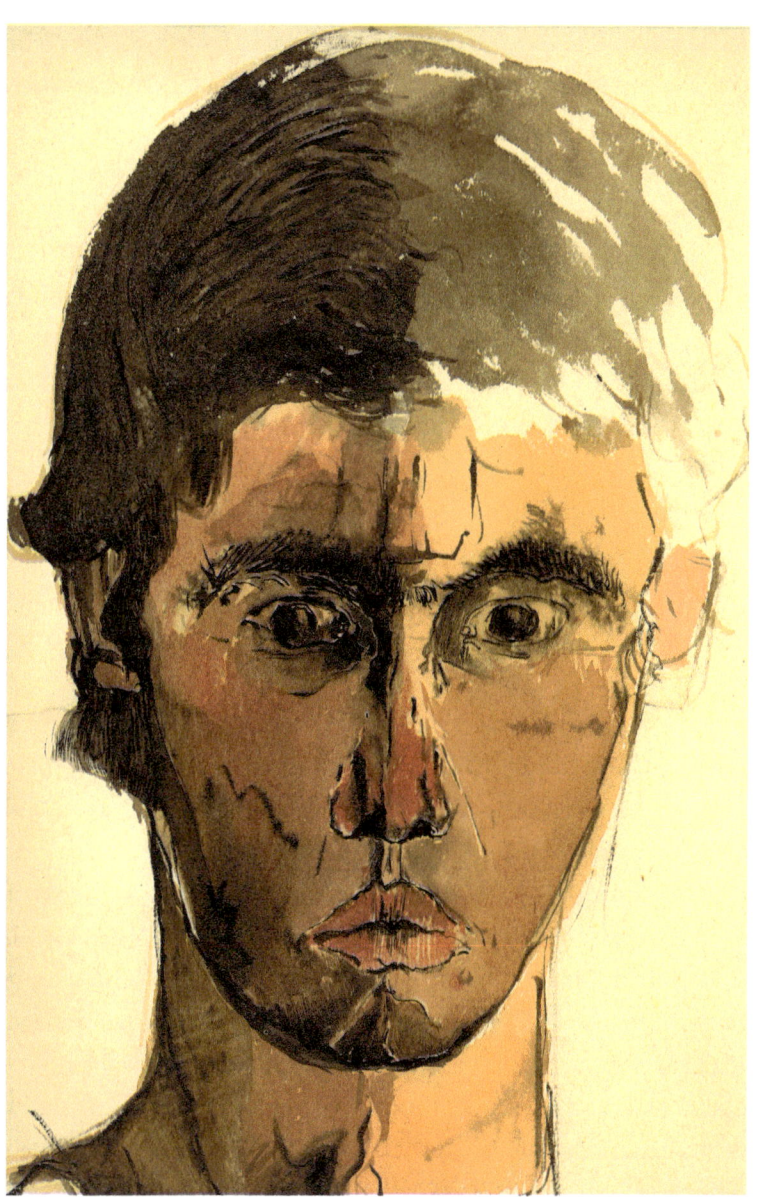

Selbstportrait, 1966

Meine braunen Haare und den Bart lasse ich wachsen. Ich sehe aus wie ein Märtyrer. Im Schlachthof trotze ich dem Tabu, das sich dort gegen lange Haare hält.

»Du siehst aus wie ein Mädchen«, sagt einer der Arbeiter. »Unmöglich. Sollen wir dir eine Glatze scheren?«

»Vergiss es«, antworte ich.

Mein Vater-mit-dem-ewigen-Messer-in-der-Hand macht den Mund auf, als wolle er etwas sagen, schluckt es aber herunter.

Ein anderer Fleischbeschauer mischt sich ein: »Wenn du mein Sohn wärst, hätte ich mich bestimmt anders durchgesetzt.«

»Ich weiß nicht, ob du das überlebt hättest«, sage ich.

»Geh mal zum Frisör«, sagt jetzt auch Vater.

Warum soll ich mir die Mühe machen? Gleichgültig schaue ich auf das gebieterische Objekt in seiner Hand und fahre ihn an: »Du hast mir gar nichts mehr zu sagen. Wenn du mir die Haare schneiden lässt, schneide ich bei all deinen Anzügen die Hosenbeine ab.« Sollen sie mit ihren Hygienevorschriften mal warten, bis ich weggehe.

Nach der Arbeit ist Vater im Garten mit Beschneiden und Düngen beschäftigt. Ich habe mich zum Malen in mein Zimmer zurückgezogen. Das Fenster habe ich geöffnet, um das Licht des Sommerabends besser nutzen zu können. Der beißende Geruch des Hühnerkots, den Vater unter den Rosen ausstreut, steigt mir in die Nase. Ich greife zu einem Pinsel und streiche mit der glatten, weichen Spitze der Marderhaare über meine Handfläche. Fritzi ist nur noch eine Erinnerung, wenn auch eine sehr lebendige. Besessen beginne ich, ein Selbstporträt zu malen. Ich nehme einen Rasierspiegel in die linke Hand und fange mit den Augen an. Als ich beim Mund bin, höre ich Vaters Schritte.

»Ich will auf die Kunstakademie«, sage ich kurz und knapp, ohne mich umzudrehen. Vater bleibt schweigend in der Tür stehen. »Nach Den Bosch.«

»Schlag dir das mal aus dem Kopf«, sagt er schließlich. »Du kennst doch die traurige Geschichte aus der Zeit kurz nach dem Krieg. Da haben viele arme Künstler vor dem Tor des Schlachthofs gestanden und um Fleisch gebettelt.«

»Ja und?«

»Viel zu unsicher.« Er dreht sich um und kehrt in seinen Kräutergarten zurück.

Ich arbeite weiter an meinem Selbstportrait. Als ich die groben Umrisse skizziert habe, gehe ich nach draußen, auf der Suche nach Vater. Ich finde ihn vornüber gebeugt am Pflaumenbaum, wo er eine Wunde am Stamm, die durch einen abgebrochenen Ast entstanden ist, mit Teer behandelt. Das macht er so behutsam, als wäre es die Haut eines Babys.

»Ich muss mich also für ein Studium entscheiden.«

»Ja. Diese Oberschule schließt du sowieso nicht ab. Du musst was anderes machen«, sagt Vater, ohne mich anzusehen.

Ich weiß, dass Vater kein Freund langer Reden ist. Ein Gespräch mit ihm endet, bevor es richtig begonnen hat.

Es scheint ziemlich egal zu sein, wofür ich mich entscheide, solange es nur nicht die Kunstakademie ist.

»Dann Architektur?«, frage ich. Mit diesem Studium könnte ich auf eine gesellschaftlich akzeptierte Weise auch weiterhin zeichnen.

»Dann also die Höhere Technische Schule«, entscheidet Vater. Ich drehe mich um und laufe weg.

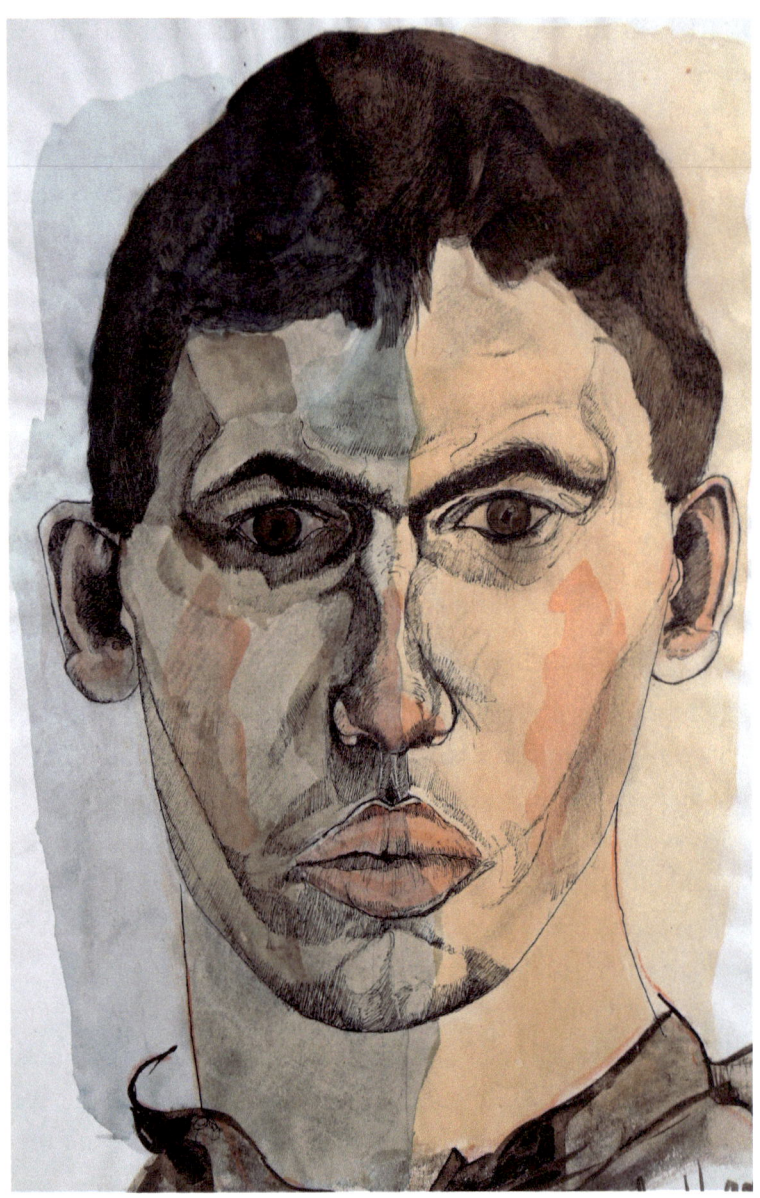

Selbstportrait, 1966

Ein großer brauner Umschlag
(2011)

▷   Mittags um halb eins gehen einige der Mitarbeiter wie immer den Korridor entlang, um Dart zu spielen. Zu den beiden Schränken, hinter deren Klappen sich die Dartscheiben verbergen. Wie eine Kapelle mit einer Nische, in der ein Marienbild steht, denkt er, während er vor seinem Computer sitzen bleibt. In seinen Augen unternehmen die Männer eine Art Wallfahrt zu den Dartscheiben.

Eine halbe Stunde schaut er ihnen verstohlen zu. Die Vorstellung, dass er noch Jahre in dieser Gesellschaft verbringen muss, bedrückt ihn. Mit Verwunderung nimmt er wahr, wie schnell sich auch junge Newcomer anpassen. Er sieht, wie sie sich auf die Brust klopfen, hört ihr Affengebrüll, registriert, wie sie sich gegenseitig übertrumpfen, wie sie prahlen.

»Hundertachtzig!«, brüllt einer. »I'm the winner!« Die Jungs nehmen an Turnieren teil. Einer von ihnen scheint der beste Dartspieler in der Region zu sein.

Er steht auf, um zur Toilette zu gehen. Dazu muss er durch den Flur, an den Spielern vorbei.

»He, pass auf! Wir haben hier zu tun!«, ruft einer von ihnen.

Wut steigt in ihm hoch, die Bemerkung wirkt auf ihn wie der Terror einer Gruppe Jugendlicher, die auf der Straße herumhängen. Aber er schafft es, sein undurchdringliches Gesicht aufzusetzen. Hinter der Toilettentür hört er, wie die Jungs aus der Fabrikhalle die Treppe hochkommen, um sich an den Waschbecken die Hände zu waschen. Er lauscht der Kakophonie aus türkischen, portugiesischen, russischen, spanischen, marokkanischen und polnischen Worten und muss leise kichern. Als er ein wenig später am Kaffeeautomaten steht, nimmt er überdeutlich das schneidende Geräusch von Stühlen wahr, die über den gefliesten Boden verschoben werden, ebenso das Stimmengewirr, das von den Glasfronten und Resopalverkleidungen widerhallt.

Auf dem Weg zurück zu seinem Computer wartet er, bis ein Spieler fertig ist, und drängt sich wieder vorbei. Er spürt genau, wie viel Spaß sie miteinander haben. Es gibt kein schlimmeres Gefühl, als daneben zu stehen, wenn andere sich amüsieren. Außerdem sind glückliche Sklaven die größten Feinde der Freiheit.

Er zählt die Tage. Noch 600 Tage, 4800 Stunden.

»Wir sind hier nichts anderes als Lohnsklaven«, sagt er mit eiskalter Ruhe, als die Pause vorbei ist und jeder wieder an seinem Arbeitsplatz im Konstruktionsbüro sitzt. »Das kriegt die Fabrik gut hin. Ich werde meine Zeit hier absitzen müssen.« Die anderen technischen Zeichner sitzen ganz in seiner Nähe und sind doch weit von ihm entfernt.

»Der Alte ist ein Krebsgeschwür, das herausgeschnitten werden muss«, spottet ein Kollege.

Was soll er darauf antworten? Er beherrscht sich, sein Gesicht bleibt ausdruckslos. Wortlos arbeitet er weiter. Er hört das Klirren der Kaffeetassen aus der Küche, Gekicher aus der Ecke. Hört, wie der Druckerschacht auf- und zugeht, um Papier nachzufüllen, ein Geräusch, das ihn völlig verrückt macht.

Er arbeitet hart, um das Warten totzuschlagen. Stolz zeigt jemand ein gestochen scharfes Foto herum, das er auf Posterformat vergrößert hat. Faszinierend, ein Bild von einem Traktor.

Um fünf Uhr steht er auf, dafür braucht er nicht auf die Uhr zu schauen, er weiß ganz genau, wie spät es ist. Er läuft die Treppe hinunter, bedient die Stechuhr und tritt ins Freie. Nachdem er sein Fahrrad genommen hat, lässt er seinen Blick über das Firmengelände schweifen. Inmitten der vielen Lkws bemerkt er ein Fahrzeug mit Anhänger, das Betonplatten geladen hat. Er fängt den Blick des Fahrers auf, erkennt ihn und umklammert die Lenkstange seines Fahrrads. Es ist ein grobschlächtiger Kerl mit roten Haaren. Der Sohn des Leiters der Einrichtung, in der er so viele Jahre zugebracht hat. Der Fahrer kurbelt die Scheibe herunter und ruft ihm zu: »Ach herrje, sieh mal an! Ich hab ja gar nicht gewusst, dass du was gelernt hast.«

Er erstarrt, die Tatsache, dass seine Intelligenz beleidigt wird, erbittert ihn. Mit allen Sinnen vergewissert er sich, ob keine ungebetenen Zuschauer in der Nähe sind, sein Fahrrad hält er wie einen Schild vor sich. Die Tür fällt mit einem metallischen Geräusch ins Schloss, und da steht der Abteilungsleiter.

»He, Kumpel, sehen wir uns gleich?«, fragt er den Rothaarigen. Dann entdeckt er Twan. »Kennt ihr euch?«

»Wir haben mal im selben Haus gewohnt. Und du, woher kennst du ihn?«, fragt er schnell.

»Aus dem Fitnesscenter.«

»Bis morgen«, sagt Twan und sieht zu, dass er wegkommt.

Auf dem Nachhauseweg denkt er über das nach, was gerade vorgefallen ist. Wer weiß, vielleicht gehen noch mehr Mitarbeiter in das Fitnesscenter. Wer weiß, vielleicht quatschen die mit dem Rothaarigen. Als er das riesige Betriebsgelände hinter sich gelassen hat, wählt er nicht die kürzeste Strecke, weil die neben der belebten Hauptstraße verläuft, wo ihm Horden von Schulkindern simsend und telefonierend in die Speichen fahren würden. Der längere Weg führt ihn zunächst durch das Kirchdorf Wijbosch, wo er kurz wartet, bis eine Schafherde den Radweg überquert hat. Dann fährt er weiter an Wasser und Wald entlang, er mag die Übergangsgebiete zwischen horizontalen und vertikalen Landschaftsformen. Das Geweih eines Rehbocks schießt durch das hohe Gras in den Wald. Während des Fahrens lässt er die Ärgernisse des Tages Revue passieren – schon komisch, wie alles wieder hochkommt. Er erinnert sich, dass seine Mutter einmal zum Hausarzt gesagt hatte, dass »unser Twan zur Zeit arbeitet.« Worauf der geantwortet hatte: »Das geht doch gar nicht.« Er denkt auch daran zurück, wie sein Schwager laut gelacht hat, als er ihn mit einer Aktentasche unterm Arm sah. Auch er hatte gerufen: »Ha, ha, das geht doch gar nicht!«

Er lässt den Wald hinter sich, kommt an einem Eiscafé vorbei, lässt das angrenzende Naturschutzgebiet links liegen, überquert die Brücke über den Kanal, macht noch einen größeren Umweg, parallel zur Aa, durch die Wälder und an einem Schlösschen vorbei. Er erfreut sich an den Bäumen, die den Weg säumen, und den schönen alten Bauernhöfen, und nimmt zum Schluss eine kleine Abkürzung durch das hohe Gras des Deichs, auf dessen Krone ein Shetlandpony steht und meditiert. Es hat sich ziemlich abgekühlt, spürt er, als er nach über einer Stunde Fahrt seinen Garten betritt und sein Missmut verflogen ist.

Er holt den Hausschlüssel heraus, öffnet langsam die Tür und sieht einen braunen Umschlag auf der Fußmatte liegen. Jetzt schon? Er dreht den Umschlag um und schaut auf den Absender: »Sozialpsychiatrischer Dienst Ost-Brabant.« Nur gut, dass die Post richtig zugestellt wurde und nicht irrtümlich beim Nachbarn gelandet ist.

Das Zimmer liegt im Halbdunkel und die Atmosphäre ist friedlich. Er legt den dicken Brief auf den Tisch und schlüpft in seine ausgebeulte Jogginghose, bevor er sich etwas zu essen macht. Im Hintergrund läuft leise das Radio. Bei einem Lied aus den 60er-Jahren von Napoleon XVI spitzt er die Ohren: »*I've gone completely out of my mind. They're coming to take me away, hahaaa ... to the funny farm ...*«

Ein Teller, ein Löffel, in seinem Haus muss er niemanden ertragen, muss nicht kommunikativ sein, er kann das Essen in sich hineinschaufeln, ohne dass jemand etwas dazu sagt. Eines schönen Tages wird er tot daliegen, ohne dass jemand es merkt. Er schaltet das Radio aus und geht mit dem Teller zu seinem Stuhl. Während er sich die Nachrichten anschaut, isst er gedankenlos, so wie jeden Abend. Nichts, auch nicht die Post vom Sozialpsychiatrischen Dienst, bringt ihn aus seiner festgefügten Ordnung. Er wischt sich mit dem Ärmel den Mund ab.

Nach den Nachrichten bleibt er noch eine Weile sitzen und starrt vor sich hin, er stellt sich vor, was in dem Brief stehen könnte. Dann öffnet er den Umschlag. Er zieht einen Stapel A3-Kopien heraus und kontrolliert die Daten. 1976 und 1977. Bevor die einzelnen Blätter durcheinandergeraten könnten, sortiert er: die linierten Seiten mit Schülerschrift, die anderen schwungvoll beschriebenen Seiten und die mit Schreibmaschine getippten Texte. Er legt sie ordentlich auf einzelne Stapel und heftet sie zusammen. Automatisch fällt sein Blick auf Tabellen und Listen. Hinter den Zahlen verbergen sich Messergebnisse und Befunde, die die Informationen verständlich und übersichtlich machen. Danach liest er ein paar Seiten Text, auch wenn er es schade findet, dass Buchstaben weniger eindeutig sind als Zahlen.

»… Twan möchte, dass sein Wunsch nach Privatsphäre angemessen respektiert wird und dass diese Papiere in Zukunft sicher aufbewahrt werden …« Darüber muss er jetzt doch grinsen.

Sein Blick bleibt auch an einer Tabelle mit dem pH-Wert seines Blutes hängen: 5,8. Das entspricht in etwa dem von saurem Regen. Er sieht das Bild seines Vaters vor sich, wie er im Schlachthoflabor das Fleisch auf einen zu hohen pH-Wert kontrollierte, der die Qualität des Fleisches beeinträchtigen würde. Schon bevor er den Säuregrad gemessen hat, fühlte er ihn bereits an der Klebrigkeit. Saures Fleisch ist wässrig, weich und blass. Bei Tieren, die vom Transport und dem panischen Quieken der Schweine im anderen Raum gestresst sind, steigt der Säuregehalt drastisch.

Auch sein Blut wird wohl durch den Stress der Aufnahme in die Psychiatrie zu sauer gewesen sein. Er mailt Karin, dass »hier ein großer brauner Umschlag liegt.«

Er wartet ihren Anruf ab, um zu vermeiden, sich zum falschen Zeitpunkt bei ihr zu melden. Er hält es für sehr gut möglich, dass sie ihn zwischen 23.00 und 24.00 Uhr anrufen wird. Gleich nach ihrer ersten Begegnung vor sechs Jahren war es ihm wichtig, ihren Tagesablauf kennenzulernen, trotz ihres Einwands, dass bei ihr kein Tag wie der andere sei. Sie hat viel am Hals, zu Hause und anderweitig, muss sich um mehrere Generationen kümmern, pendelt zwischen Nord und Süd, Ost und West, mal läuft alles glatt, mal tun sich Probleme auf. Dennoch hat er einen roten Faden in ihrer Arbeitswelt und ihrem Privatleben entdeckt. Wenn sie sich auf Reisen befindet, ist seine Ohnmacht am größten. Ehe sie sich auf den Weg macht, will er vor allem die Koordinaten der Orte wissen, an denen sie sich aufhalten wird. Sie kann ihm nicht mehr als ein paar Ortsnamen nennen, weil sie ihre Reisen nie genau plant und oft keine Ahnung hat, wohin es sie verschlagen wird. Das kann er kaum nachvollziehen. Wenn er in Urlaub fährt, versucht er im Vorfeld genau auszutüfteln, was ihn an jedem einzelnen Tag erwarten könnte. Gefahren, äußere Einflüsse, Disharmonie, Stillstand, schöpferische Kraft …

Er denkt daran zurück, wie haarklein er seine Reise nach China geplant hatte. Er saß am Tisch in seinem Wohnzimmer, vor sich den aufblasbaren Globus. Während er ihn drehte, kam ihm die Idee, seine frühere Amerika-Reise im wahrsten Sinne des Wortes zu spiegeln. Er drehte den Globus nochmals um seine Achse und landete in China. Die ihm bekannte Route in Amerika verglich er mit einer unbekannten Route in China. Er verfasste lange Listen von Orten und spiegelverkehrten Koordinaten, verglich die Größe beider Länder und ihrer Städte, rechnete prozentuale Größenunterschiede und Entfernungen aus. Ein hübsches Spiel, bei dem er sich auch einen Atlas der Erlebniswelt ausdachte. Um seine Reisevorbereitungen zu vervollständigen, kaufte er sich den Comic *Tim und Struppi. Der blaue Lotos.*

Er musste heimlich schmunzeln, als er auf seiner Reise beinahe mit einem Chinesen auf dem Fahrrad zusammenstieß, der ein zusammengerolltes Exemplar von *Tim und Struppi. Der blaue Lotos* unter dem Arm hatte. Zeitpunkt 15.16 Uhr

Trotz ihrer so unterschiedlichen Art zu reisen, kann er es nicht lassen, Karin zu Anfang jedes neuen Jahres zu fragen, wann sie nicht im Land sein wird, damit er ihre Angaben auf eine Zeitleiste übertragen kann. Verwundert stand sie vor dieser Grafik.

»Ich habe immer schon gern vor mich hin gekritzelt und Dinge vermessen, ich will Ordnung schaffen. Ich mag die Übergänge von hell zu dunkel. Auf dieser Skizze sehe ich die Skyline einer Stadt unter dem Himmel«, hatte er gesagt, während er auf eine Schraffur mit dem Titel »Sami-Norwegen« wies.

»Es fehlt nicht viel, und du nimmst da oben auf der Weltkugel bei minus vierzig Grad ein eiskaltes Bad.«

Nach jeder ihrer Reisen ist er gespannt, ob er in ihr immer noch dieselbe sehen wird. Von all den Wahrnehmungen und Erlebnissen an fremden Orten muss doch etwas in ihrem Gesicht oder in ihren Bewegungen zurückgeblieben sein. Er hofft, dass er diese Veränderungen bemerken wird.

Heute Abend vertreibt er sich die Zeit damit, alle Plätze und Zeiten aufzulisten, an denen er in diesem Winter mit ihr auf Natureis Schlittschuh gelaufen ist. Im Telegrammstil fügt er hinzu, was ihm dabei durch den Kopf geht.

Als das Telefon klingelt, meldet er sich sofort.

»Bei dem Geräusch fährt mir der Schreck in alle Glieder, obwohl ich weiß, dass du es bist. Wann kommst du?«

»Irgendwann am Wochenende. Hast du schon irgendetwas vor?«

»Ich verabrede mich nie.«

»Du hast die Akte schnell gekriegt.«

»Das Wort ›Akte‹ mag ich überhaupt nicht. Als würde es um einen Kriminellen gehen.« Er merkt selbst, wie kurz angebunden er klingt. Eine Weile herrscht Schweigen, dann nimmt er das Gespräch wieder auf: »Ich wundere mich, dass sie die nach all den Jahren überhaupt noch haben. Und dass ich so einfach Kopien bekommen habe.«

»Hast du schon früher einmal daran gedacht, sie anzufordern?«

»Ja. Aber ich war davon ausgegangen, dass man sie mir niemals zuschicken würde. Deshalb hatte ich mir überlegt, in die Klinik zu fahren, um die Unterlagen an Ort und Stelle einzusehen. Je länger ich darüber nachgedacht habe, desto unsicherer wurde ich aber. Was, wenn mich ein entfernter Bekannter in der Nähe der Einrichtung sehen würde? Würde der etwas vermuten? Jeder kennt jeden. Würde es sich auf meiner Arbeit herumsprechen?«

»Das ist eine Frage, die du dir oft stellst, glaube ich.«

»Ja.«

»Mich beschäftigt noch etwas anderes. Wenn wir deine Lebensgeschichte ausgraben, kann das konfrontierend für dich werden. Es wird mit Sicherheit nicht immer angenehm sein. Ich will nicht auf dem Gewissen haben, dass du dadurch in eine neue Psychose gerätst.«

»Ho, ho! Keine Sorge, das passiert nicht. Das ist schon so lange her.«

»Gut. Bevor wir bei dir zu Hause anfangen: Warum willst du an diesem Buch mitarbeiten? Du hast mich ja schon kurz nach unserem Kennenlernen gebeten, einige Erinnerungen aus deinem Leben aufzuschreiben. Diese Erfahrungen waren so intensiv, dass du sie festhalten wolltest, aus Angst, sie vielleicht zu vergessen. Jetzt geht es um ein ganzes Buch. Statt nur zuzuhören, werde ich immer wieder Fragen stellen. Wir werden über dein ganzes Leben reden. Was motiviert dich?«

Er schwieg einen Augenblick, dann sagte er entschieden: »In einer fernen Vergangenheit konnte ich mich kreativ ausdrücken. Das gelingt mir schon sehr lange nicht mehr. Jetzt möchte ich ein Teil deines kreativen Prozesses sein. Ohne meinen Beitrag wirst du das nicht schaffen.«

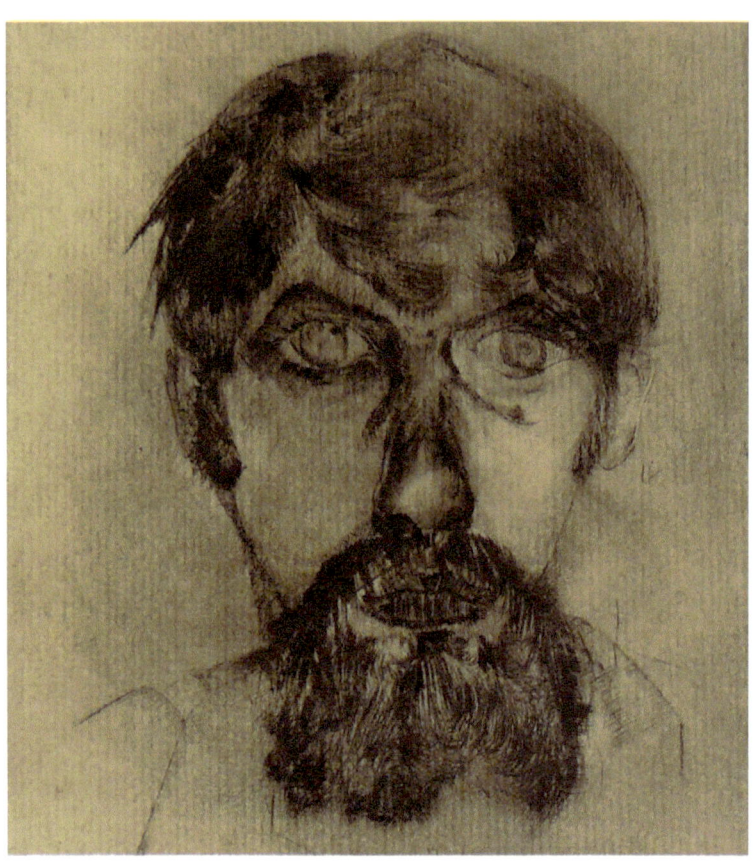

Selbstportrait, 1966

Schneebilder
(1968–1977)

▶ Ich bin neunzehn. Studium an der Ingenieurschule und Freizeit gehen nahtlos ineinander über. Nach außen hin verläuft mein Leben ganz normal. Ich schweige viel – dann kann ich nichts Falsches sagen und mache mich nicht angreifbar. Das sechswöchige Praktikum mit einer Gruppe Studenten in Jugoslawien überstehe ich einigermaßen. Als ich merke, dass ich für die anderen ein Klotz am Bein bin und ihnen nur die gute Stimmung vermiese, ziehe ich mich physisch und mental zurück.

Nach meiner Rückkehr tue ich mich ab und zu mit zwei anderen Jungs zusammen, obwohl mir bewusst ist, dass ich auch bei ihnen ein Außenseiter bin. Ich sehe wesentlich älter aus, als ich bin, wirke ungepflegt, laufe immer in denselben Klamotten herum – und dann die ewig langen Haare und der Bart. Für meine Abschlussarbeit gehe ich nicht mehr in die Schule, ich kann genauso gut nachts an meinem Auftrag zeichnen. Ich frage niemanden um Rat. Rauche und trinke viel.

Wenn ich jetzt, mehr als vierzig Jahre später, an diese Zeit zurückdenke, habe ich vielleicht damals schon gespürt, dass irgendetwas ziemlich aus dem Ruder lief.

Ein wunderschöner Nachmittag ist mir noch deutlich vor Augen. Es ist einer dieser Karnevalstage, die für Brabant so typisch sind – ausgelassen, fröhlich und laut, die Prunkwagen ziehen durch die Straßen, die Leute haben sich, tanzend und hüpfend, untergehakt. Ich sitze in meinem Zimmer, an der Wand hängt ein Wahlplakat der Pazifistisch Sozialistischen Partei PSP; ich kann sie fast riechen, die nackte Frau mit einer Kuh auf der Weide. Wir schreiben das Jahr 1971 und ich bin 21. Während es draußen in der Stadt drunter und drüber geht, versuche ich zu schreiben, um mich in den Griff zu bekommen und das Chaos in meinem Kopf zu ordnen.

»Ich will meine Persönlichkeitsstruktur aufbauen, aber das ist eine kreative, frustrierende Angelegenheit. Alle Stimuli in meinem Umfeld zwingen mir ein bestimmtes Schema auf ... und dennoch entsteht durch das Fehlen wichtiger Bindeglieder ab und zu ein instabiles Ganzes, das mir den Boden unter den Füßen wegzieht. Es gibt einen Punkt, an dem der Konstrukteur blind werden kann, den Wald vor lauter Bäumen nicht mehr sieht. Im Inneren drängt es ihn, nicht nachzulassen, aber wie, wann und warum sollte er an der Treppe seines Gebäudes weiterarbeiten? Ich nehme immer intensiver wahr, wie porös das Bauwerk nach oben hin wird und erkenne die damit verbundenen Risiken. Meine Widerstandskraft schwankt.«

Nachdem ich meine Abschlussprüfung an der Ingenieurschule bestanden habe, sitze ich verloren auf der Treppe vor dem Haus, in dem ich ein Zimmer gemietet habe, und starre vor mich hin. Meine Ausbildung ist jetzt beendet, und ich frage mich ernsthaft, ob ein Beruf im Bauwesen überhaupt zu mir passt. Wohl kaum, lautet mein Fazit. Ich habe weder Lust, mir eine Arbeit zu suchen, noch meinen Wehrdienst zu leisten. Ans Heiraten darf ich gar nicht denken, und Kinder kommen erst recht nicht in

Frage. Was nun? Ich habe das Gefühl, als sei mein Leben bereits abgeschlossen.

»He Twan! Was sitzt du da rum?«, fragt ein Dozent, der an mir vorbeiradelt.

»Sonst noch was?« Das höre ich mich oft sagen, wenn Leute mich fragen, warum ich bestimmte Dinge so oder so und nicht anders mache. Ich gehe hinein und lasse mich aufs Bett fallen. Ich ziehe ein Päckchen schwarzen Tabak unter dem Kopfkissen hervor, um mir eine Zigarette zu drehen. Ich schaue zu dem Bockskopf hoch, der über mir hängt, und denke dabei an den Ziegenbock mit den großen Hörnern, der geschlachtet werden musste. Vater und ich haben den Kopf auf dem Dach des Schlachthofs zum Trocknen auf ein Lüftungsgitter gelegt. Es hat zwei Jahre gedauert, bis der schlimmste Gestank verflogen war. Vater hatte den Kopf auf ein Brett genagelt, und ich habe ihn anschließend über dem Kopfende meines Bettes aufgehängt. Warum eigentlich? Wollte ich eventuelle Besucher schockieren? Provozieren? Mich interessant machen? Ich kichere leise bei dem Gedanken, dass der Geist des Ziegenbocks nun vielleicht in mich gefahren ist.

Um keinen Wehrdienst leisten zu müssen, beschließe ich, mich beim Niederländischen Entwicklungsdienst SNV zu bewerben, um als freiwilliger Helfer ins Ausland geschickt zu werden. Ich fahre zu einem psychologischen Test nach Den Haag. Zu meiner Enttäuschung werde ich abgelehnt – ich bin ihnen zu jung. Als dann der Musterungsbefehl kommt und ich mich in einer Kaserne melden soll, denke ich mir eine Notlösung aus. Ich fahre per Anhalter nach Jugoslawien und schlafe so wenig wie möglich.

Als Lektüre habe ich *Die Fliegen* von Sartre im Gepäck – wegen der Assoziation zu Schmeißfliegen und der Hitze. Ich rede mit niemandem, auch nicht beim Trampen. Sobald ich zurück bin, kaufe ich mir eine graue Cordhose und ein Jackett, ein Netz mit Mandarinen und eine Büchse grüner Farbe. Ich gehe bei einem alten Bekannten vorbei, um mir LSD zu besorgen – ich kenne in Brabant nur wenige User. Ich steige in den Zug und werfe auf der Bahnhofstoilette einen Trip ein. Von dort aus begebe ich mich zur Kaserne. Weil ich zu spät bin, werde ich von dem Hauptmann angeschnauzt, in Gedanken sage ich mir, dass der Mann mit seinem Leben spielt, letztendlich lande ich auf der Krankenstation. Tage später werde ich von einem Psychiater untersucht und darf als T5 – nicht wehrdiensttauglich – wieder nach Hause.

Ich sitze auf dem Boden im Flur des Universitätsgebäudes in Eindhoven und lese *Mens tussen mythe en machine (Mensch zwischen Mythos und Maschine)* von Kwee San Liat. Ich habe dieses Buch schon x-mal gelesen, aber es fasziniert mich nach wie vor. Ich muss mir unbedingt etwas einfallen lassen, um in Kontakt mit dem Autor zu kommen. Er lehrt an meiner Universität und ich verehre ihn. Ich fühle mich beflügelt wie nie zuvor.

»Liest du immer noch diesen Unsinn?«

Ich blicke auf und sehe einen Kommilitonen vor mir stehen.

»Lies das!«, sage ich und reiche ihm das Buch. »Es ist …«

Mit einem Schulterzucken schaut er auf den Titel. »Viel zu schwer. Komm, wir gehen einen trinken.«

Da er nicht einmal einen Blick hineinwirft, fange ich an, davon zu erzählen, aber er fällt mir erneut ins Wort: Er müsse sich das nicht anhören, er stehe nun mal nicht auf Bücher.

»Pass bloß auf, dass du kein geisteskranker Philosoph wirst!«
Als ich endlich in meiner Dachkammer bin, hocke ich mich neben den sirrenden Gasheizofen auf meine Matratze, aus der schon die Federn heraustechen. Mit rasenden Kopfschmerzen lese ich weiter.

Das Haus, in dem ich wohne, wird von sechzehn Surinamern bevölkert, darunter ist auch ein Trompetenspieler. Im Treppenhaus riecht es nach Haschisch und Marihuana. Den ganzen Tag läuft die Musik der Afro-Rockband Osibisa. Die Toilette im Garten ist so oft verstopft, dass ich meistens ins Café nebenan gehe. Aber wo ich auch bin, überall werde ich mit zu vielen Informationen überschüttet, ich weiß nicht, wohin mit mir. Nichts ist mehr selbstverständlich, es gibt so vieles, über das ich mich wundere, dass ich mein Heil in der Philosophie suche. Ich fühle mich allem entfremdet.

Auch an der Universität zieht mich die Philosophie zunehmend in ihren Bann. In einer fast beängstigenden Intensität. Ich verbeiße mich in die Materie und verarbeite meine Gefühle in einem Referat, das ich bei dem Dozenten abgebe. Darin stehen Passagen über »mein spontanes Ich ... das zentrale Thema der Entfremdung ... verschlungene Gedankengänge voller Anspielungen auf Farben ... Isolation ... malen.« Der Dozent schickt mich zum Studentenpsychologen, der nicht versteht, wie ich jemals auf der TU landen konnte. Ernüchtert beschließe ich, auf die Architekturakademie auszuweichen.

Der beste Ort, um Menschen kennenzulernen, ist das Theatercafé auf der Parade. Dort treffe ich Intellektuelle, Musiker und

Künstler. Die Gespräche drehen sich um alles Mögliche. Mit der Zeit finde ich Anschluss an einen Studenten der Fotografie, der mit seinem Dali-Schnurrbart auch aus einer Banknote gestiegen sein könnte. Dann ist da noch ein Sänger, der seinen Körper in ein langes schwarzes Cape hüllt. Alkohol und Gras betäuben uns. Immerhin bin ich in der Szene angekommen. Wir sind originell und für alles Verrückte zu haben. Wir gehen in alternative Filmhäuser, auf Ausstellungen und angesagte Feste, wir hören psychedelische Musik. Manche von uns sind kreativ, mit anderen ist irgendwas nicht ganz in Ordnung. Wenn wir gemeinsam losziehen, unterscheiden wir nicht zwischen harmlosem Spaß und Wahnsinn, denn jeder soll er selbst sein können, jeder wird akzeptiert – unser Motto lautet: *Live your life!* Wir fühlen uns in der Flowerpower-Bewegung und in der Antipsychiatrie zu Hause. Wer nicht links ist oder eine Schraube locker hat, zählt nicht.

Wenn wir uns nicht im Theatercafé treffen, ist es eine Kneipe. Mein Freund, der Sänger, heimst einen Preis nach dem anderen ein, eine seiner Nummern wird zu einem Hit im Radio. Selbst heute noch, nach all den Jahren, geht mir bei diesem Lied das Herz auf – eine Erinnerung an Zeiten der Zusammengehörigkeit.

Ein Mädchen, das wir aus einem besetzten Haus kennen, ist zwar etwas labil und verpeilt, aber witzig. Sie hat einen eigenen kleinen Laden. Mit einem Mal landet sie, für alle unerwartet, in der Psychiatrie. Ein Künstler, der gerade seine erste eigene Ausstellung hatte, denkt eines Abends, er könne fliegen und stürzt durch das Glasdach eines Wintergartens. Ein anderer Freund, der, wie alle denken, sehr genau weiß, was er will, hat sich offenbar plötzlich vor einen Zug geworfen.

Uns ist bewusst, dass zwischen normalem und anormalem Verhalten nur ein unheimlich schmaler Grat liegt. Dennoch sind *normal* und *anormal* für uns gefährliche moralische Begriffe. Wir finden es falsch, Menschen auszugrenzen.

Bei dem Sänger treffen sich die unterschiedlichsten Leute, ob eingeladen oder nicht, sie bleiben kurz und gehen wieder. In seiner Bruchbude, in der man vor dichtem Zigarettenqualm und süßlichen Haschischwolken nicht die Hand vor Augen sehen kann und die Hammerschläge des Kupferschmieds von nebenan durch die Wände dröhnen, steht die Tür immer für mich offen. Eines Abends komme ich da mit einem Mädchen ins Gespräch, das mit einem Joint in der Hand an der Küchentür lehnt. Sie erzählt mir, dass sie zu Hause Probleme hat, lieber woanders ist. Offenbar hat sie einen angenehmen Eindruck von mir, trotz meiner matten und monotonen Stimme, die mir selbst auf den Geist geht.

»Ich muss nach Hause«, sagt sie nach einer Weile.

»Wann musst du denn zu Hause sein?«, frage ich.

Sie zuckt mit den Schultern.

»Kannst du nicht hier schlafen?«

»Nein.«

»Merken sie, wenn du nicht nach Hause kommst?«

Sie weicht meinem Blick aus. »Weiß ich nicht.« Nach einem kurzen Schweigen sagt sie: »Mein Vater liegt sowieso besoffen auf dem Sofa und liest Pornos. Aber ich darf gar nichts.«

»Und deine Mutter?«

»Die putzt und geht auf Schnäppchenjagd. Danach hängt sie sich vor die Glotze und schläft ein.«

Sie verfällt wieder in Schweigen.

»Ich habe eine eigene Bude. Komm doch mit«, sage ich.

Mein Bekanntenkreis unter den Studenten der Kunstakademie weitet sich aus. Dazu zählt auch ein Dichter, der als vielversprechendes Talent gilt. Mal hält er auf dem Markt eine Dichterlesung, mal springt er in einem Restaurant auf den Tisch und reißt sich während seines Vortrags die Kleider vom Leib, um dann ins Freie zu rennen und splitternackt in den kleinen Flusslauf der Dieze zu tauchen.

Auch mein Leben gerät zunehmend aus den Fugen, die Grenze zwischen Tag und Nacht verschwimmt, ich trage meine Cordhose ein ganzes Jahr, ohne sie auch nur einmal zu waschen, und laufe in einem Mantel herum, den ich im Heeresdepot gekauft habe. Nach dem Aufwachen geht mein erster Griff zu dem Päckchen Tabak unter dem Kopfkissen.

Ich bin der Einzige in meinem Bekanntenkreis, der Architektur studiert. Das Studium mag auf den ersten Blick attraktiver erscheinen als die künstlerischen Berufe der anderen, ist es aber eigentlich nicht. Manchmal bin ich enttäuscht und will damit aufhören, dann wieder hat mich das Studium monomanisch im Griff. Ich bin kein Vollblutarchitekturstudent. Und außerdem schon seit geraumer Zeit ständig darauf bedacht, mir keine Blöße zu geben.

Zum Lehrangebot gehören auch Seminare zur Gegenkonditionierung[2] – dadurch sollen wir lernen, bessere Entwürfe zu machen. Wenn ich den Dozenten sagen höre, wir müssten »die Hosen runterlassen«, bekomme ich Angst. In einer der nächsten Veranstaltungen lautet die Aufgabe, einen Raum aus Zeitungspapier zu bauen. Hier kann ich mich über meine Angst hinwegsetzen, weil ich von dem Lehrer fasziniert bin. Seine Auffassung, Farben auf eine technische, absolute Weise zu betrachten, fesselt mich. Seine Seminare sind eine Offenbarung. Nichts kann meine Begeisterung und Bewunderung für ihn schmälern, und inspiriert durch die Pigmentmoleküle auf der Netzhaut, fange ich wieder an zu zeichnen.

Eines Morgens – ich weiß nicht mehr, ob ich innerlich unruhig bin oder einfach nur einen Kater habe – beschließe ich, im Bett zu bleiben. Das Telefon reißt mich aus meiner Lethargie. Ich richte mich langsam auf und greife zum Hörer. Es ist mein Freund, der Sänger.

»He, Twan, wo wohnst du zurzeit?«
»Im zweiten Stock in einem Hochhaus.«
»Bist du noch mit Gina zusammen?«
»Ja.«
»Ich kenne jemanden, der mir ein Haus vermieten will. Man kann da zu zweit oder auch zu dritt oder viert wohnen, allein kann ich die Miete nicht aufbringen. Das Ganze ist allerdings ziemlich renovierungsbedürftig.«
»Ich will es erst sehen.«
»Dann komm her.«
»Wie hoch ist die Miete?«
»Zu hoch für einen allein. Ich brauche also jemanden, der mitmacht. Meine Freundin und ich mieten die eine Hälfte, ihr die andere. Toilette und Küche teilen wir uns.«
»Warum fragst du gerade mich?«
»Ich kenne dich schon so lange.«
»Mhmm …
»Das bedeutet Ja, oder?«
»Ja.«

Er stellt mich dem Vermieter vor, einem Landschaftsarchitekten. Bevor ich weiß, wie mir geschieht, reden wir über Heidegger, die »Bossche School« und die Schrift *Innen und Außen*[3]. Der Landschaftsarchitekt ist beeindruckt von meinem Wissen über Architektur und Philosophie und bietet mir an, schwarz für ihn zu arbeiten. Ich soll Flurkarten für die anschließenden Entwürfe zeichnen.

Danach renovieren mein Freund und ich jeweils unsere Wohnungshälfte. Mein Raum wurde lange als Lager genutzt, er ist vollgestopft mit alten Möbeln und sehr verdreckt. Nachdem ich die Stühle in eine Abstellkammer geschleppt habe, kann ich mir ein Bild von dem Raum mit der hohen Decke machen. Ich beschließe, die fleckigen Wände weiß zu streichen, verzichte auf einen Teppichboden, begnüge mich mit einer Glühbirne unter der Decke und bringe meine Bücher unter. An die Wand kommt ein Plakat von Hundertwasser. In ihm, dem Maler und Architekten, sehe ich das verkannte Individuum, das für sein Recht kämpft, anders zu sein. Im Keller, wo noch der Schmelzofen des früheren Bewohners, eines Goldschmieds, steht, richte ich mir eine Dunkelkammer ein.

Wenn ich mir einen Kaffee oder Tee mache, unterhalte ich mich immer mit meinem Freund über Musik, unsere Stadt und über Bücher. Eines Tages kommt das Gespräch auf das autoritäre und rigide Verhalten meines Vaters. Auf meine Herkunft. Auf den Schlachthof. Ich merke, dass mein Freund mich versteht, auch wenn er aus einer ganz anderen Familie kommt und einen engen Kontakt zu seinen Brüdern hat.

Bis tief in die Nacht sitzen wir in der Küche und reden. Ich erzähle von den Büchern, die ich gelesen habe, und mein Freund von den Auftritten mit seiner Band, seinen Erfahrungen unterwegs, seinen Freundinnen und den Reisen mit Freunden, die ihn in alle Ecken und Winkel Europas geführt haben. Er scheint drauf und dran zu sein, ein Mann von Welt zu werden. Mir wird bewusst, dass ich noch nie erlebt habe, wie es sich anfühlt, Teil einer Gruppe zu sein, in der man gemeinsam etwas unternimmt, in der einer witzig, ein anderer kreativ und ein dritter supersozial ist, und alle zusammen die beste Zeit ihres Lebens haben. Ich fühle mich nur wohl mit einem einzelnen Gegenüber und lese am liebsten Bücher über Psychiatrie mit einem philosophischen Anspruch.▲ Oder über Architektur. Ich hüpfe hin und her zwischen Musik und Malerei und beschäftige mich viel mit Architektur und Archäologie, während mein Freund hauptsächlich

▶ In den Büchern des Psychiaters Ronald Laing, darunter *Phänomenologie der Erfahrung*, suche ich nach einer Antwort auf die Frage, warum ich aus jeder Gruppe herausfalle, und ich entdecke Strategien von Leuten, die andere ausschließen wollen. Laing warnt mich vor dem sozialen Spiel, das Menschen mit anderen spielen können. Ich verstehe nicht alles, was ich lese, aber ich fühle mich von ihm verstanden und wühle mich durch seine Texte hindurch. Mich packt ein verzweifelter Drang, alles von ihm lesen zu wollen. Etwas später lese ich mehrmals ein Buch des Psychiaters Jan Foudraine: *Wer ist aus Holz?* Sollen wir schizophrene Menschen isoliert von der Gesellschaft in geschlossenen Einrichtungen unterbringen und als Patienten behandeln? Hat der Begriff »Schizophrenie« überhaupt noch eine Existenzberechtigung? Foudraines Buch, das anhand der Geschichte eines Schizophrenen aufzeigt, dass die Psychiatrie auf dem falschen Weg ist, spricht mich ungemein an. In all diesen Büchern versuche ich mehr zu erfahren über Stigmatisierung, Ausgeschlossen-Werden und über mein Unvermögen, mich irgendwo geborgen zu fühlen.

Romane liest. Wir schütten ein Bier nach dem anderen in uns hinein, leeren die Flaschen bis auf den letzten Schluck. Plötzlich schlägt meine Stimmung in Aggressivität um.

»Sieh dich vor, sonst mache ich hieraus ein Schlachthaus!«, brülle ich und verziehe mich in mein Zimmer.

Meine Freundin arbeitet jeden Tag. Sie lebt ihr eigenes Leben. Wenn sie nach Hause kommt, spielt sie mit der Katze. Mit dem anderen Paar spricht sie kaum. Wir gehen in unseren eigenen Dingen auf. Ich kann nichts von all dem, was mich beschäftigt, mit ihr teilen, ich kann ihr nicht vermitteln, was mich in den Büchern, die ich lese, fasziniert und in eine Richtung lenkt, die ich noch nicht kenne, aber gerne kennen würde – als eine Art Kompass für die Zukunft. Mir kommen immer wieder Fragen in den Sinn wie: Was heißt ›lieben‹? Wozu lebt man? Was ist richtig? Wir wissen wenig über das, was eine Beziehung wirklich ausmacht, auch wenn nach außen hin alles ganz normal erscheinen mag.

Vor meinem inneren Auge entsteht das schöne Bild einer Frau am Klavier, ich treibe ein gebrauchtes Klavier auf und streiche es blau, weil es so besser zum Rest des Raumes passt. Meine Freundin weigert sich, darauf zu spielen.

Mir ist bewusst, dass ich sie gern in ihrem T-Shirt ohne BH sehe. Jede Sommersprosse und jeder Fleck oder auch die drei langen Haare auf ihrer Brustwarze sind in meine Netzhaut eingebrannt. Rückblickend habe ich hin und wieder gedacht, dass meine Arbeit im Schlachthaus meine Sexualität beeinflusst hat. Möglicherweise hat mich der klinische Blick aus jener Zeit nie verlassen. Ich habe eine gewisse Distanz entwickelt, objektiviere einen Körper, betrachte ihn mit dem prüfenden Auge eines Chirurgen. Es ist, als wären meine Empfindungen zum Teil ausgeschaltet.

Da mir Intimität und Nähe fehlen, gewöhne ich mir an, abends von Kneipe zu Kneipe zu ziehen, Bier, Genever und andere Schnäpse in mich hinein zu kippen. Ich gebe einen Haufen Geld für Alkohol aus. Wenn ich nur lange genug in einer Kneipe herumhänge, treffe ich Bekannte, mit denen ich ein paar Dinge teilen kann. Ich verlasse die Bar, laufe weiter und werde bei dem nächsten Kneipenstopp wieder fündig, und durch all diese kleinen Gemeinsamkeiten kann ich dem Gefühl der Einsamkeit unter all den Menschen in der Stadt entrinnen. Vom späten Vormittag bis tief in der Nacht sitze ich da, trinke und rauche Haschisch.

In diesen Tagen denke ich, dass das Leben in ganz normalen Bahnen verläuft.

Meine Freunde von der Kunstakademie finden es toll, sonderbare Dinge zu tun. Bestimmt haben sie nicht bemerkt, dass ich mich verändert habe. Veränderungen sind nun mal nicht schnell zu erkennen. Meinem Freund, dem Fotografen, der ins Ausland gegangen ist und mehr Distanz hat, ist die Veränderung aber offenbar nicht entgangen. Ich bekomme immer wieder Briefe von ihm, in denen er versucht, mich aufzurütteln.

»… aus den Augen, aus dem Sinn klappt bei mir nicht … ich habe schon in Den Bosch gespürt, dass ich für dich zu viel und gleichzeitig zu wenig war … mittlerweile möchte ich unbedingt erfahren, was du tust, denkst, liest, willst. Bei unserem letzten

Treffen ist mir das nicht ganz deutlich geworden … Twan, ich weiß nicht recht, was ich zu deinen Äußerungen über Fotografie sagen soll. Wie entwickelst du einen politischen Standpunkt? Für wen machst du das? Wie bringst du das in Umlauf? Ich will versuchen, das Ganze ein wenig zu entwirren …. versuche, über alles nachzudenken, ohne wütend auf mich zu werden … eigentlich hatte ich keinen Brief von dir erwartet, ich hatte das Gefühl, du wärst mir böse, weil ich mich in meinem letzten Brief kritisch über dich geäußert hatte. Dein Entschluss, die TH zu verlassen, kommt für mich schon überraschend, aber du wirst selbst am besten wissen, was richtig für dich ist. Dass du auf eine Kunstakademie willst, überrascht mich weniger …. Ich habe von Jan ein paar Briefe bekommen, in denen es auch um die Schwierigkeiten mit dir geht. Du weißt selbst sehr gut, dass du dich in der letzten Zeit irgendwie verändert hast, und das ist für Jan ein Problem. Er beurteilt einen Menschen nach dem, was er sagt und weniger nach dem, was dahinter steckt. Versuche, wieder mit ihm in Kontakt zu kommen, vielleicht bei einem Glas Bier … versuche, mit dem Zeichnen oder Malen weiterzumachen, und sei es auch nur, um etwas vorlegen zu können, wenn du auf eine Kunstakademie willst. Und schick mir doch mal eine Zeichnung …«

Aber ich fühle mich wie einer von vielen, mit denen er sich umgibt, ich will einen ausgewiesenen Platz. Genauso denke ich über meine anderen Bekannten, die ich nicht als Freunde und Vertraute bezeichnen will, auch nicht den Sänger, mit dem ich mir die Wohnung teile. Für sie besteht das Leben daraus, möglichst viele Erfahrungen zu machen, sie werden von all dem, was sie erleben wollen, verschlungen, sie wollen hierhin und dorthin, und zwischendurch noch mit den Mädchen ins Bett, also bleiben Freundschaften oberflächlich. Für mich ist Freundschaft eine ernsthafte Angelegenheit.

»Ich hab mal gedacht, dass aus dir ein guter Architekt werden würde«, sagt meine Freundin, die gerade Zappa, einen Bouvier mit abgehacktem Schwanz, ausgeführt hat.
Ich liege angezogen im Bett, in das I Ging, das Buch der Wandlungen, vertieft – ein Orakelbuch, ein altes Buch voller Weisheiten, das dich auf deinem Lebensweg begleitet. Ich bin auf der Suche nach dem, was im Leben festgelegt ist und was nicht. Das I Ging gründet auf einer sehr langen Tradition und einem großen Schatz an Erfahrungen, sein Ordnungsprinzip ist unerschütterlich, das spricht mich an, auf das I Ging kann ich bauen.▲ So registriere ich auch die Veränderungen meiner

▶ Ein ausgeprägtes Interesse an naturphilosophischen und weltanschaulichen Fragen scheint auch zur Art eines Psychos zu gehören. Es ist doch naheliegend, nach Erklärungen für Dinge zu suchen, die man nicht versteht. Es ist kein Glaube oder Aberglaube, sondern eine bestimmte Art und Weise, etwas zu deuten. Ich bin sicherlich nicht der Einzige, der ein solches Interesse hat. Ich besitze sechs Fassungen vom I Ging, von wissenschaftlich bis populär. Die erste Ausgabe habe ich kurz und klein gelesen und mit Anmerkungen vollgekritzelt. Es gab Zeiten, da habe ich das I Ging mehrmals am Tag befragt, um eine Antwort auf die Fragen zu bekommen, die mir im Kopf herumspukten. Außerdem wollte ich das System testen, auch wenn das mit der Bedeutung des Buches rein gar nichts zu tun hat. Gegenwärtig stelle ich dem Orakelbuch vielleicht nur noch alle halbe Jahre eine Frage.

Kopfform, die ich über einen langen Zeitraum festhalten will. Regelmäßig gehe ich zum Bahnhof, um dort in einem Fotofix ein Passbild machen zu lassen.

Ich bin erstaunt, ihre Stimme zu hören, denn üblicherweise sagt sie selten etwas von sich aus. Mit gekreuzten Armen sitzt sie da, ihre langen glatten Haare verdecken die Augen.

»Hörst du mich überhaupt?«, fragt sie. Ihre Stimme klingt distanziert.

Würde sie sich schämen, mich zu sich nach Hause mitzunehmen, in dieses Bonzennest? Oder wäre ihr unser Loch peinlich, wenn ihre Eltern zu Besuch kämen? Ihrem Vater gegenüber, der schweigend und bedrückt ein Bier nach dem anderen in sich hineinschütten würde?

»Architekt … daraus ist nicht viel geworden«, sagt sie jetzt. Ohne sich um meine Antwort zu scheren, wendet sie mir den Rücken zu, um fernzusehen.

Der Landschaftsarchitekt, für den ich hin und wieder gearbeitet habe, hat keine neuen Aufträge mehr für mich, ich muss mir was anderes überlegen. Ich suche zwischen den ganzen herumfliegenden Büchern und vollen Aschenbechern nach der Zeitung und schaue mir die Stellenangebote an. Buchhalter. Archivar. Zeichner in der Tiermedizin. Zeichner bei der Stadtverwaltung. Die Welt ist voller Jobs.

Nie werde ich die befristete Stelle vergessen, die ich bei der Stadtverwaltung ergattert hatte. Stumm vor Verwunderung ordne ich mittelalterliche Urkunden. Mein Gehirn scheint zu einem Sprung anzusetzen, meine Gedanken wechseln mühelos von der Gegenwart in die Vergangenheit. Ich kann den Hof von Jan Cuypers sehen, danach auch den von Jan Pauwels, der von Jan de Bye Erbpacht erhielt. Unermüdlich wühle ich mich durch die Karteikästen mit den Urkunden, ich studiere sie aufmerksam, präzise, übersehe nichts. Die Fragen, die ich mir stelle und auf die ich nach Antworten suche, nehmen kein Ende: »Ein 8. Teil aus 6 Erben der 36 Erben ...« Erneut taucht gnadenlos die Vergangenheit auf. »Die Voorstraat bis zum Wall, von dort aus das dritte Hinterhaus ...« Ich zähle und rechne mit unerbittlicher Präzision, löse das Puzzle wie ein Detektiv. Die Archivarbeit rettet mich vor dem Kneipenleben, sie bewahrt mich davor, im Alkohol zu ertrinken. Die mittelalterlichen Urkunden sind alles für mich, ich denke an nichts anderes mehr, sie sind der wichtigste Gesprächsstoff in meinem Kopf, ich gehe nicht mehr in die Kneipe.

An jedem Arbeitstag verlasse ich als Letzter den Keller, in dem das Archiv untergebracht ist, und laufe verstört durch die Straßen nach Hause. Mein Interesse für Geschichte und Archäologie ist zu einer Obsession geworden. Die hierarchische Struktur der Stadt, das Geheimnisvolle, das sich dahinter verbirgt, lassen mich nicht mehr los. Mit spähendem Blick laufe ich wie ein besessener Zuschauer durch die Innenstadt. Ich versuche, etwas zu sehen, die Vergangenheit zu neuem Leben zu erwecken, zu ergründen. Es ist, als ginge ich mit jedem Schritt um Jahrhunderte zurück. Der Malstrom der Vergangenheit verschlingt mich.

Zu Hause angekommen, finde ich auf der Fußmatte einen Brief von Mutter. Ich bin schon ein ganzes Jahr nicht mehr bei meinen Eltern gewesen. Ich reiße den Umschlag auf: »Lieber Twan, ich möchte dir doch schriftlich kurz gratulieren, das konnte ich nicht lassen, 25 Jahre, ein Vierteljahrhundert, wo ist die Zeit geblieben? Bei uns gibt es am Geburtstag immer noch ein Frühstücksei und einen Blütenzweig im Henkel der Tasse. Wir hoffen, dass du heute doch einen schönen Tag haben wirst. Und verlier den Mut nicht. Bis dann, Ma ...«

Ich hab anderes als meinen Geburtstag im Kopf, wo sowieso nichts zusammenpasst. Meine Wohnung ist ein einziges Durcheinander. Es ist die Atmosphäre, in der ich lebe. Der Goldschmied, der hier vor uns gewohnt hat und von dem ich gehört habe, dass er ganz selten im Jahr mal aus dem Haus kam, hat sich mit dem Haus verwoben. Er irrt hier umher.

Ich notiere: »Gedanken schießen vorbei. Schwer zu koordinieren – Fächereffekt – Kontrolle meiner Erfahrung bei anderen. Lachen mich aus. Verunsicherung, Anzeichen von Paranoia. Wer lacht wen aus? Starke Bewusstwerdung von Mimik. Starke Musik-Lichtbilder. Fakten schon früher festgestellt.«

Es sind stets ähnliche Gedanken, die mit kurzen Unterbrechungen, in denen sie sich frei zu machen scheinen, immer wieder zu mir zurückkehren.

Angst und Misstrauen halten mich auf den Beinen, treiben mich vor sich her. Auf einem meiner Streifzüge am Wochenende besuche ich zum ersten Mal seit ewigen Zeiten wieder mein Elternhaus, wo nur noch der Jüngste wohnt. Mutter ist in ihrem Schlafzimmer, die Tür ist verriegelt, Vater sehe ich nicht, und mein Bruder putzt gerade sein Moped. Ich gehe mit meinem Hund Zappa nach draußen. In mir ist es so laut, dass ich das knirschende Geräusch der Kieselsteine unter meinen Schuhen kaum höre.

Entlang der »Deutschen Linie«▲ mache ich mich auf den nur allzu vertrauten Weg zum Schlachthof. Auf der Höhe des Gebäudes finde ich neben den Gleisen einen rotbraunen Stein. Ein Blutstein, sage ich zu mir. *Blut. Vater.* Auf meiner Netzhaut ist das Foto, das ich heute Morgen in der Zeitung gesehen habe. Es zeigt Aufseher, die ihre Gewehre auf politische Gefangene richten. In einem der Aufseher meine ich meinen Vater zu erkennen. Ich fühle, dass ich leichenblass werde. Mit dem Blutstein in meinen Händen – auf den Gleisen, am Schlachthof – fügen sich die Puzzleteile zu einem Bild. Das Schlachthaus ist der Ort, von dem aus Juden nach Auschwitz transportiert wurden! Ich stecke den Blutstein in die Tasche, mache mich auf den Weg zurück zu meinem Elternhaus und blicke mich suchend im Garten und im Haus um. An einem Tischchen in einem der Schlafzimmer ist Vater dabei, ein kleines Bild mit einem Blumenmotiv zu malen.

»Da kommt der prüfende Blick des Meisters«, sagt er, als ich hereinkomme.

Ich mustere ihn mit großer Aufmerksamkeit, entdecke nichts Befremdliches und schaue mir dann an, was er malt.

▼ Die Bahnlinie, die Rotterdam mit dem Ruhrgebiet verbunden hat, nannten wir die »Deutsche Linie«. Die Strecke wurde in den 70er Jahren des 19. Jahrhunderts hauptsächlich für den Güterverkehr angelegt. Auf meinem Weg zum Schlachthof, der neben den Bahngleisen verlief, fuhr der Zug jeden Tag an mir vorbei. Ich erinnere mich noch gut an die ellenlangen Güterzüge, die in unser Dorf fuhren und manchmal zwei Bahnübergänge gleichzeitig blockierten. Inzwischen sind die Gleise mit Gras überwachsen.

»Das ist gar nicht so schlecht.« Ich höre selbst, wie wenig überzeugend das klingt.

»Das ist die Unvollendete von Beethoven. Wie kann ich die Perspektive verbessern?«

»Lass doch, die stimmt sowieso nicht, aber das ist nicht schlimm.«

Vater malt einfach weiter.

Ich schließe die Tür hinter mir, gehe von Zimmer zu Zimmer, ziehe Vorhänge zu, höre das Geräusch eines tropfenden Wasserhahns, meines eigenen Blutkreislaufs und eines jaulenden Hundes auf der Straße.

Plötzlich fällt mein Blick auf das Kruzifix im Flur. Wie gehetzt laufe ich zu dem Stromkasten, wo die Flinte liegt, mit der Vater die Stare aus dem Kirschbaum verjagt. Mit der Flinte laufe ich zum Treppenabsatz und ziele auf das Kruzifix. Der dumpfe Knall hallt in dem kahlen Raum wider und bringt mich auf die Idee, weitere Schüsse abzufeuern. Und noch eine Salve. Aus seinem Zimmer ruft Vater: »Was ist da los?«

Ich werfe das Ding in die Ecke, stopfe das Kruzifix in meine Tasche und laufe nach draußen. Die Dämmerung bricht an. In meinem Kopf spukt es. Die ganze Nacht laufe ich über Felder und Weiden, das Kruzifix wie einen schützenden Schild vor die Brust gepresst. Es hat heftig zu schneien begonnen. Stunden später habe ich das Zentrum von Den Bosch erreicht. Ich blicke um mich, es sind kaum Menschen auf der Straße. Sobald die Läden öffnen, halte ich ein Taxi an, lasse mich zu einem Baumarkt fahren, kaufe eine Betonschere, steige wieder ein, höre den Fahrer in sein Telefon sagen: »Ich habe hier ein Irrlicht«, und lasse mich vor dem Haus des Landschaftsarchitekten absetzen, für den ich die Zeichnungen gemacht habe und der auch mein Vermieter ist. Durch seine widersprüchlichen Aussagen über eine mögliche Erweiterung seiner Arbeitsräume, die meine Position als Mieter ständig in Frage stellen, fühle ich mich von ihm manipuliert. Menschen werden durch den Raum, in dem sie leben, konditioniert. Ich sehe mich als Ratte in einer Tretmühle, vom Schicksal gezeichnet. Ich zittere vor Angst. Erregt stelle ich die weit geöffnete Betonschere aufrecht auf die verschneite Zufahrt. Wie eine Falle.

Als ich wieder zu Hause bin, passiert etwas, das mir wieder Kraft gibt. Ich habe den Fernseher eingeschaltet, auf dem Bildschirm ist Schnee. Ich höre das Rauschen und fühle mich durch dieses kosmische Zeichen ein wenig besser. Ich gehe ein paar Schritte zum Fenster, an dem die Schneeflocken noch immer vorüberwirbeln. In diesem Moment spüre ich, wie die Botschaft aus dem Raum bis in meine Knochen vordringt.

Den Rest des Tages gehe ich auf in dem ästhetischen Bild des Schnees drinnen und des Schnees draußen, ohne etwas zu essen oder zu trinken. Ab und zu notiere ich auf Papierfetzen Daten und Zeiten bis auf die Sekunde genau. Meine Angst verschwindet völlig. Völlig? Nein.

Montags fahre ich, wie an allen Werktagen, mit dem Fahrrad in das Architekturbüro, in dem ich einen Praktikumsplatz gefunden habe. Mit schweißnassen Händen arbeite ich an Bauzeichnungen, ich habe Angst, dass das, was ich zu Papier bringe, auch wirklich gebaut werden könnte. Der Architekt betritt den Raum mit der Autorität und Selbstverständlichkeit, die für ihn so typisch sind, er registriert mich mit einem zögerlichen

Lächeln, er scheint zu glauben, ich sei mit meinen Gedanken nicht bei der Sache und stellt vorsichtig prüfende Fragen. Testet er vielleicht meine Intelligenz? Ständig sehe ich den fragenden Blick in seinen Augen und lese darin Bemerkungen wie: »Du benimmst dich ganz schön komisch.«

Was will er von mir? Was denkt er von mir? Ich bin mir ganz sicher, dass er es auf neue Mitarbeiter wie mich abgesehen hat, um sie in seinem Büro zu konditionieren und manipulieren. Genau dieses deterministische und fatalistische Angstbild begegnet mir dreißig Jahre später in dem Film *Matrix*. Jetzt muss ich mich zusammenreißen, um nicht in die Welt des Architekten hineingezogen zu werden. Oder hat er vielleicht Angst vor mir, weil ich ihn nicht aus den Augen lasse? Geht er vielleicht deshalb so behutsam mit mir um, geht er mir deshalb möglichst aus dem Weg?

Am nächsten Montag zittere ich am ganzen Körper, ich habe fast die ganze Nacht in einer Kneipe verbracht, wo eine Band spielte. Mit einem kleinen Stahlkoffer habe ich auf dem Steinboden den Takt geschlagen. Dass mich die anderen Gäste mit Blicken und Flüchen bombardierten, konnte ich mir nicht erklären. Ich meinte es ernst, ich wollte eine Botschaft aussenden, ein Morsezeichen. Das hatte so seine Zeit gebraucht und es war spät, oder besser gesagt, früh geworden. Als ich nach Hause kam, machte gerade das Café an der Ecke auf.

Jetzt, hinter meinem Zeichenbrett, sehe ich, dass der Architekt offenbar abends ins leere Büro gegangen war, um etwas an den Rand meiner Bauzeichnungen zu schreiben. Aus welchem Grund? Was macht er nachts im Büro? Vorsicht!, denke ich bei mir. Er tut nichts ohne Absicht, da steckt etwas dahinter. Er versucht, mich auf die eine oder andere Weise zu etwas zu verleiten.

Mir fällt eine Kaffeekanne aus der Hand, sie landet auf einem Gestell mit Zeichnungen.

»Was soll *das* denn?«, schreit der Architekt empört.

Ich reagiere nicht.

»Sieh dir an, was du gemacht hast. Guck dir mal die Zeichnungen an. Du scheinst doch etwas im Schilde zu führen!«

Ich schweige.

»Vor Kurzem hast du schon abends die Tür falsch abgeschlossen, sodass am nächsten Morgen niemand hereinkam.«

Ich beherrsche mich.

»Du sitzt aber auch ganz schön viel in der Kneipe herum. Deine Leistung ist ungenügend. Außerdem haben wir nicht genug Aufträge, um dich länger beschäftigen zu können.«

Ich packe meine Sachen zusammen und drehe mich, bevor ich den Raum verlasse, an der Tür noch einmal um: »Du musst dich nicht so aufspielen. Schick mir einen Brief. Damit gehe ich dann zum Arbeitsamt.«

Polternd betrete ich meine Wohnung. Meine Freundin ist nicht da. Ich warte und warte. Schließlich mache ich mich auf den Weg in die Kneipe. Als ich mitten in der Nacht nach Hause komme, ist sie immer noch nicht da. Ein paar Tage später taucht sie auf.

»Ich gehe. Ich bin nur gekommen, um meine Sachen zu holen«, murmelt sie, während sie in dem Chaos auf dem Boden nach ihren Kleidern sucht. Dann nimmt sie ihre Sachen aus den Schränken und wirft sie wahllos in einen großen Karton.

Beim Anblick des aufgetürmten Mülls in der Ecke runzelt sie die Augenbrauen.

»Die Katze nehme ich auch mit. Ich wohne bei einer Freundin«, sagt sie.

In der Kneipe habe ich inzwischen gehört, dass sie sich mit einem Bekannten davongemacht hat. Ein ungehobelter Kerl, jemand, mit dem ich nicht in Verbindung gebracht werden möchte.

Ich erinnere mich an kein lautes Wort, an keine einzige Frage von ihr. Als sie weg ist, schaue ich mit einem glasigen Blick auf die leeren Schränke. Ich zittere vor Kälte.

»Gina ist weg, ich will ein halbes Bett«, murmele ich. Wie betäubt säge ich das hohe, selbst gebaute Bett – eine Art Altar, habe ich oft gedacht – in der Mitte durch. Ich drehe es einmal, lege mich hinein und schaue nach oben. Während ich mich erinnere, dass ich das Hundertwasser-Plakat an die Wand gehängt hatte, sehe ich jetzt das vielgestaltige, vielfarbige Bild an der Decke. Es füllt mein ganzes Blickfeld aus. Durch die geschlossenen Formen, die Spiralen und Kreise hat es etwas Magisches für mich. Es trifft direkt mein Unterbewusstsein.

Unter meinem Kopfkissen liegt *Die Blechtrommel*. Vom Bett aus fixiere ich die Vase, in der ich meine Stifte aufbewahre. Unter meinem Blick geht ein tiefes Glühen von der Vase aus, die im nächsten Augenblick in Scherben zerbricht. Bin ich auf dem Weg, verrückt zu werden?

Mein Studium an der Akademie für Architektur lasse ich sausen. Abbrechen ist für mich gleichbedeutend mit töten, zerstören.

Da ich kein einziges Gespräch oder Ereignis rekonstruieren kann, mich jedoch als Zielscheibe von Hohn und Spott empfinde, versuche ich, ein paar Gedanken aufzuschreiben. Aber der

Kontext lässt mich hartnäckig im Stich, es bleibt ein weißes Blatt Papier mit unzusammenhängenden Wörtern, ungeordnet wie die einzelnen Teile verschiedener Puzzlespiele.

Ruhelos laufe ich auf und ab, um schließlich aus meinem Zimmer in die Küche zu flüchten, wo ich auf meinen Freund, den Sänger, treffe. Mein Blick geht in Richtung der Kaffeemaschine auf der Spüle, die mir mit einem Mal wie ein Instrument aus einem Labor vorkommt. Ich bin mir vollkommen sicher, dass ich ein Alchimist bin und greife nach der Kaffeedose.

»He, ich habe gerade frischen Kaffee gemacht. Möchtest du eine Tasse?«

»Möchtest … du … eine … Tasse …?« Mechanisch wiederhole ich die Worte.

»Was?«

»Die Ausstellung ›Kreative Operationen im genetischen Dreieck‹ ist verdammt gewagt«, bringe ich mit Mühe hervor. Meine Kehle ist zugeschnürt.

»Wen wundert's. Ist die nicht von mittelalterlichem Recht inspiriert? Na denn.« Er zuckt mit den Schultern.

»Es ist mehr als das«, mache ich weiter. »Was passiert da? Wir laufen Gefahr, kastriert zu werden … Genetische Operationen … Es geht um Macht … Faschismus!«

»Zu viel getrunken. Ein Zeichen, dass wir jetzt ein richtig starkes Gebräu vertragen können«, sagt er leichthin, während er mit dem Kaffee in seinen Teil der Wohnung geht. Ich fühle, dass ich ihm wie ein Roboter in sein Zimmer folge, in dem das Radio läuft. Mein Freund lässt sich breitbeinig neben seine Freundin auf die Couch fallen und schenkt die Becher voll. Ich bleibe stehen und beginne, vor mich hin zu plappern, ich verschlucke ganze Halbsätze, um meine Gedanken behalten zu können: »4 Uhr ANP … Palästinensischer Acker, schwere Angriffe, 14 Personen getötet, drittes Ultimatum, EG, Kosten für Öl und Löhne steigen … Berufsschifffahrt gefährlich, Joop Zoetemelk … draußen morgens trocken und sonnig … Stau, neue Waschmaschine, Siemens, eine Klasse für sich …«

»He, stopp, du redest kompletten Unsinn«, sagt die Freundin.

Das Zimmer kommt von Wand zu Wand auf mich zu, der ganze Raum verwandelt sich in eine Art Schallkörper. Beinahe schwebend gehe ich zum Radio und betrachte es, wie man Gegenstände aus der Vergangenheit betrachten kann. Das Radio hat eine okkulte Bedeutung, die ich nicht erklären kann, es scheint, als träten schemenhafte Gestalten aus ihm heraus, die sich zueinander beugen, um unter einem Sturzregen von Applaus Geheimnisse auszutauschen, ich muss versuchen, die Signale zu stoppen. Ich klicke mein Feuerzeug an und halte die Flamme unter den großen schwarzen Lautstärkeknopf.

»Hey, das ist gefährlich! Mach doch nicht so einen Quatsch!«

Ich denke: Wieso Quatsch? Was meinen sie?

»Das ist notwendig«, sage ich todernst. »Das muss sein.«

»Was machst du denn da? Gleich ist das Ding im Eimer.«

Ich führe beschwörende Gebärden mit meiner Flamme aus.

»Geh von dem Radio weg!«

»Nein, das muss sein.«

Mein Freund reißt mich mit einem Ruck beiseite. Jammerschade, dass er meine magische Handlung abbricht. Ich drehe mich um und laufe weg, aber es entgeht mir nicht, dass er sagt: »Er sieht aus wie ein afrikanischer Zauberer, der über dunkle Kräfte verfügt, um Eindringliche abzuwehren. Hast du seine

Augen gesehen? Die sind völlig leer. Jesus, der ist dabei, abzudriften. Vielleicht, weil Gina ihn im Stich gelassen hat?«

Dann höre ich seine Freundin sagen: »Ach, einfach ignorieren. Ich werde ihn gleich mal fragen, ob ich mir seine Druckerpresse ausleihen darf.«

Ich bin wie gerädert. Als ich in mein Zimmer komme, werfe ich meinen Pullover auf den Boden und setze mich sofort hin. Aber schnell fühle ich mich durch etwas zum Fenster hingezogen. Hinter der Gardine versteckt, sehe ich, dass auf der Straße zwei rote Fahrzeuge parken. Einige Autos fahren vorbei, ihre Scheinwerfer streifen den Bürgersteig. Vor meinem Haus steht noch ein rotes Auto. Drei Männer steigen aus. Der größte von ihnen ruft etwas, schaut zu meiner Hauswand hoch und sagt etwas zu seinen Kumpanen. Sie nicken lachend.

»Das ist ja irre«, flüstere ich. Da muss etwas oder jemand seine Hand im Spiel haben. Es könnte sein, dass mich jemand einschüchtern will. Aber wer ist das, der mich verrückt vor Angst machen will? Der Scheißkerl, der mit meiner Freundin auf und davon ist? Das Rot kommt immer stärker auf mich zu, ich spüre, wie meine Augenmuskeln arbeiten. Ich passe auf, dass sie mich nicht sehen können, in meinem Zimmer brennt kein Licht. Stundenlang stehe ich so da und wage es nicht, den Blick vom Fenster abzuwenden.

Als ich mich schließlich kaum noch auf den Beinen halten kann, lasse ich mich schwitzend vor Angst auf einen Stuhl fallen. Regungslos bleibe ich sitzen. Die Türklingel geht, eine alte, durchdringende Schulglocke. Wer kann das sein? Der wartet sicher so lange, bis ich aufmache und in seine Falle tappe. Das wird mir nicht passieren. Ich höre Schritte auf dem Bürgersteig, ich kann nur hoffen, dass es der Eindringling ist, der endlich aufgegeben hat. Eine Ewigkeit vergeht, in der ich spüre, wie das Rot weiter zu mir vordringt, ich muss ein Gegengewicht schaffen. Ich mache ein paar Schritte, ich kann mich noch bewegen, wenn auch steif und ungelenk, und nehme einen gelben Stuhl, den ich so platziere, dass das Rot der Lichtquelle zurückgedrängt wird. Den einzigen kleinen roten Gegenstand in meinem Zimmer, einen Bleistiftanspitzer, lege ich auf die Fensterbank, ich setze ihn wie eine Schachfigur gegen die drei roten Autos. Die Kennzeichen der Autos schreibe ich exakt auf. So ist zumindest die Quelle registriert.

Ich bewege mich rückwärts aus meinem Zimmer in Richtung Küche. Da ist der Sänger gerade dabei, Bouletten zu machen, neben ihm auf der Spüle liegen ein paar Kilo Hackfleisch.

»Gib her, du weißt nicht, wie das geht!«, sage ich und schiebe ihn zur Seite.

Mein Freund blickt verdutzt auf, sagt aber nichts.

»Ich werde dir beibringen, wie man das macht!«

Ich wühle mit den Fingern in dem Gehackten, fühle die Innereien von früher wieder durch meine Hände gleiten, erkenne den widerwärtigen Geruch, der mir damals jeden Mittwochnachmittag über dem Fleischwolf in die Nase stieg, meinen Widerwillen, wenn ich in die weichen Fleischstücke, in die Falten und Knorpel greifen musste. Ich knete immer verbissener und schleudere den Hackfleischklumpen auf die Spüle.

»He! Das spritzt bis an die Decke! Was ist los mit dir?«

»So macht man das!«, sage ich todernst und spüre, wie die Magensäure in mir aufsteigt. Ich werfe das Fleisch hoch in die Luft und lasse es fast gewalttätig auf die Spüle knallen, Brocken fliegen durch den Raum, mein Freund fährt zurück. Ich attackiere das Fleisch, richte es zugrunde, ich liefere ihm einen Kampf. Ich mache immer weiter, auch als er seiner Freundin zuruft: »He, komm her und guck dir das an!« Sein Verhalten mir gegenüber hat sich verändert, ich kann nicht genau sagen, wie. Wenige Augenblicke später steht auch die Freundin da. In ihrem hübschen Gesicht sind die Augen weit aufgerissen.

»Der ist verrückt geworden.«

Um meinen Hund auszuführen, muss ich aus dem Haus. Während ich im Schatten der Bäume laufe, kommt mir in einiger Entfernung mein Nachbar entgegen. Ich ertappe ihn dabei, wie er zu meinen Fenstern hochschaut. Als er mich sieht, macht er ein paar Schritte zur Seite, um die Straße zu überqueren. Ich vermute, er hat Angst vor mir, und werfe ihm einen durchdringenden Blick zu.

Ein Stück weiter kommen die roten Farben eines Plakats an einer Mauer bedrohlich auf mich zu, sie senden ein Signal aus. Trotz meiner Angst siegt die Routine, die ich mir mit den Jahren bei Ausstellungsbesuchen angeeignet habe. Am Eingang der Ausstellung »Über Gewalt und Aggression in der Kunst. Fiktion und Wirklichkeit« nehme ich automatisch den Katalog mit. Auf der Fotomontage des Umschlags ist das Opfer eines Bombenangriffs abgebildet – mit abgehacktem Bein, abgetrenntem Penis und aufgeschlitztem Bauch. Wie ein geschlachtetes Rind, denke ich. Wie ein Fleischer seine Arbeit gemacht hat. Der ans Kreuz genagelte Jesus ist ebenfalls auf der Fotomontage zu sehen. Aufmerksam betrachte ich die Fotografie. Der verstümmelte Mann ist mit dem Kopf nach unten aufgehängt, neben ihm liegt eine Schere, um den Stumpf des amputierten Penis ist ein Verband gewickelt.

Ich schleppe mich in den ersten Saal, wo Bilder von Schädeln hängen, die mit Beilen zerteilt werden, von geöffneten Gehirnen, von entfleischten Gesichtern. Auf wieder einem anderen Bild schneidet sich jemand mit einer Rasierklinge in den Kopf. Die Botschaft der Ausstellung lautet, dass der Mensch von Natur aus gewalttätig ist und Kunst auf Aggression basiert. Zitternd lese ich einen Abschnitt aus dem Katalog. »…Gehorsamkeit des Menschen gegenüber brutalen Autoritäten … man nehme einen Bildband über die westliche Malerei, schlage sein Lieblingsbild auf, durchbohre das Buch von hinten mit einem scharfen Messer und presse seinen Penis mitten hinein in die westliche Malerei, man betrachte fünf Minuten lang angespannt die entstandene Montage und denke konzentriert über Kunst nach … nur so ist Kunst zu retten.«

Ich flüchte. Ich habe das Gefühl, dass die Ausstellung, der Schlachthof und mein Schicksal eng miteinander verflochten sind. Dieser Schock lässt mich alles in einer bisher nicht gekannten Klarheit empfinden. Zu Hause schreibe ich Anmerkungen an den Rand des Katalogs: Guernica-. Bombenangriff-. Faschisten-. Tabu-. Totem-. Twan-. Pa-. CV-. Fetale Expressivität Linolschnitt-. Studium generale Eindhoven-. Wiener Kreis-. Wittgenstein-. Schlachthof-. J. Larté Guy-. 384 S.-. Einband-. Twan, Architekturstudent in Den Bosch-. TFH-. Volkel militärischer Luftstützpunkt-. Ich lege den Katalog auf einen Stapel von Publikationen anderer Ausstellungen.

Die Assoziationen schießen durch meinen Kopf wie die seltsamen Pferdsprünge beim Schach. Könnte ich nur aufhören zu assoziieren, aufhören, alle Signale wie ein Schwamm aufzusaugen. Ist es schon zwei Uhr nachts?

Überwältigt von allem, was geschieht, finde ich nicht genügend Zeit zum Schlafen. Inzwischen habe ich keinen Cent mehr. Ich klaue nicht, ich habe niemanden, von dem ich mir Geld leihen könnte, um mir etwas zu essen zu kaufen, nur in der Kneipe kann ich anschreiben lassen. Scheu warte ich eine Woche, bis mein Arbeitslosengeld überwiesen ist und ich zur Post gehen kann. Nachdem ich dort Geld geholt habe, ziehe ich mir beim erstbesten Automaten eine Krokette – das schnellste, was ich in mich hineinstopfen kann.

Ich krieche zurück in meine Höhle.

»Jesus! Was ist das hier für eine schlechte Luft!« Der Sänger kommt aus seinem Teil der Wohnung zu mir. Er hat Bögen mit Negativen unter dem Arm.

»Was ist das für ein Geruch?«

»Hm.«

»Schlechte Laune?«

»Hm.«

»Trauerst du immer noch Gina nach?«

»Nein.«

»Ich würde mal lüften. Was für ein Gestank!«

»Kommt wahrscheinlich von dem Hund.«

Er schaut mir besorgt ins Gesicht, als würde ihn das, was er sieht, überraschen.

»Steckst du in Schwierigkeiten, Mann?«

»Nein, nichts Besonderes.«

»Wenn du so blöd bist, nichts zu essen, wirst du klappermager.«

»Ach, ist nun mal so.« Ich würde gern eine Zigarette rauchen, aber ich habe Angst, meine Hand könnte zittern.

Nach einem kurzen Schweigen fragt er: »Kann ich in deiner Dunkelkammer ein paar Fotos entwickeln?«

»Mach nur.«

Er verzieht sich in den Keller.

Stunden später höre ich, wie an die Tür gehämmert wird.

»He! Mach die Tür auf! Ich bin eingesperrt!«

Ich bleibe sitzen.

»Mach auf, Twan!«

»Nein!«

»In Gottes Namen!«

»Nein!«

»Benimm dich nicht so irre!«

»Erst musst du mich verstehen!«

»Was denn?«

Ich höre mein eigenes Geplapper durch die geschlossene Tür. Ich schaffe es kaum noch, ruhig zu atmen.

»Hör auf! Ich begreife nichts von diesem verworrenen Zeug. Dein Gerede ergibt überhaupt keinen Sinn!«

Ich lasse meinen Gefangenen noch eine Weile gegen die Tür wummern, ich muss noch so viel lesen. Ein Buch nach dem anderen hebe ich vom Boden auf, ich lese Sätze, Satzfetzen und greife zum nächsten Buch. Nietzsche, Lévi-Strauss, Laing. Ich stapele sie aufeinander und trage sie vor mir her zu der Kellertür, wo das Klopfen meines Freundes schwächer geworden ist.

»Ich werd's dir erklären!«, rufe ich.

»Mann, mach in Gottes Namen die Tür auf!«

Ich drehe den Schlüssel um. Während mein Freund, leichenblass und mit großen verschreckten Augen an mir vorbeizuhuschen versucht, versperre ich ihm den Weg und strecke ihm den Stapel Bücher entgegen: »Lies das. Vielleicht verstehst du mich dann.«

»Ist ja gut, ist ja schon gut«, sagt er und schießt an mir vorbei, durch den Flur, in seinen Teil der Wohnung.

Ich habe nicht mehr die Kraft, vor allem zu fliehen, was mich bedroht. Die Welt ist übervoll, die Assoziationen schlagen in schneller Folge wie Blitze ein, sie sind nicht aufzuhalten. Geschweige denn auszuschalten, wie man eine aus dem Takt geratene Maschine stoppen kann. Geräusche werden schärfer, Farben intensiver. So rot, so rot, ein Rot, viel tiefer als Blut. Ein flammendes, funkensprühendes Rot. Vulkanartige Eruptionen.

Nachts, zusammengekauert in einer Ecke auf dem Fußboden, höre ich Radio. In der Nacht werden die Geräusche um mich herum weniger, dann ist die Wirkung der Berichte magischer als am Tag. Es strömen so viele Informationen auf mich ein, ich halte jede Stunde fest, schreibe so viel wie möglich auf, Titel von Liedern, Kilometer, Telefonnummern, Ampeln, Ortsnamen, in einem Satz hintereinander, ich darf nichts verpassen, es ist von lebenswichtiger Bedeutung. Ich traue mich nicht mehr, mein schwarzes Transistorradio auch nur eine Sekunde auszuschalten, die Berichte sind nur für mich bestimmt. Hinter den Worten des Nachrichtensprechers steckt eine verborgene Bedeutung. Es sind Codes. Berichte über einen Flugzeugabsturz, gefolgt von einem Erdbeben. Mein Herz rast, ich schwitze, die Tragödien gehen mich persönlich an. Ich notiere, was ich höre, unmittelbar danach stellen sich die Assoziationen ein, und alles ist in gleichem Maße wichtig. Die Welt wird planmäßig in eine Katastrophe gelenkt. Ich muss Ordnung schaffen.

Mitten in der Nacht gehe ich raus und laufe und laufe. Die Nacht ist schwarz, am Himmel funkelt kein einziger Stern. Die Stadt hat etwas Unwirkliches. Während ich, strauchelnd über Holzreste und Backsteine, durch verfallene, leere Wohnungen irre, wühlt mein Hund im Müll. Ich falle in eine Grube, klettere wieder heraus, schneide mit meinem Messer Fernsehkabel durch. Eine Straßenlaterne hinter mir wirft meinen Schatten voraus. Ich laufe und treibe meine Silhouette vor mir her, bis sie die Grachtenmauer des Stadtwalls vor mir berührt und an ihr hochklettert. Bedrohlich taucht der mächtig breite Schatten vor mir auf, ich werde von ihm verschlungen. Vorder- und Hintergrund verschmelzen miteinander, Vorübergehende werden eins mit den Mauern, sie verschwinden darin. Wie ein verletzter Vogel hinke ich weiter, ich meide erleuchtete Plätze, um mich gegen Strahlung zu schützen, suche die dunklen Orte auf. Unter mir glitzert die Dommel wie ein Wurm, auf dem Boden zertreten. Die Lichter der Stadt kann ich nicht ignorieren, irgendwo scheint doch noch ein Lichtbündel, ich presse mich steif gegen die Grachtenmauer der Dommel, zwischen Licht und Mauer, ich will unsichtbar sein, verschwinden.

Es friert.

Dann weiß ich nur noch, dass ich durch die Finsternis renne, in Richtung Stadtwall. Mit jedem Schritt scheine ich ein Jahrhundert in der Geschichte zurückzugleiten, bis ich in dem Den Bosch angekommen bin, das von feindlichen Truppen belagert wird. Meine Hände prickeln, meine Haut spannt vor Kälte. Beim Anblick der Waffen springe ich von dem hohen Stadtwall. Ich schwimme über die Gracht, schiebe eine dünne Eisscholle beiseite, erreiche das Schilf und sinke auf das sandige Ufer.

Nachdem ich zitternd und fröstelnd in meinem Bett aufgewacht bin, stolpere ich in ein Café und schlage dort die Zeitung auf. Ungläubig stelle ich fest, dass den Hiobsbotschaften der letzten Nacht nur wenige Sätze auf einer linken Seite gewidmet sind. Als wäre nichts geschehen. Aber kurze Zeit später bin ich schon wieder in der Stadt unterwegs, laufe durch die Straßen, mir selbst ein Feind. Dichter Nebel hüllt mich ein. Mein Kopf scheint zu zerbersten. Während ich durch die Stadt streife, die ich wie meine Hosentasche kenne, und wie ein Hund an allem schnüffle, ist die Informationsdichte unmenschlich groß. Auf dem Land wäre es mir besser ergangen.

Mit einem Mal denke ich an die Kubuswohnungen von Piet Blom[4] in Helmond, ich spüre, wie ich zu einer Salzsäule erstarre. Der Architekt, der mich entlassen hat, ein Kollege von Blom, steckt hinter den Baumhäusern! Von Anfang an hatte ich das Gefühl, dass er die Sache manipuliert hat. Kaltblütig lässt er die Stadt in den Fluten untergehen. Die Hypothese, die mir schon früher in den Kopf gekommen war, stimmt also doch! Es wird eine Überschwemmung geben. Wie brutal, mir das auf diese Art klarzumachen. Aber so einfach wird das nicht.

Einen Augenblick später stehe ich in einem Archiv und schreibe eine Liste mit Pegelständen ab. Die Kanalisation wird überlaufen, wir werden wie Ratten in Kellern ersaufen, ins Freie flüchten und dann von einer Mistgabel aufgespießt, wie die Ratten, die ich früher für meinen Vater aufspießen musste. Ich renne nach Hause und messe die Höhe des Schlüssellochs.

In meiner Wohnung angekommen, merke ich, wie mein Herz rast. Ich habe meine Nerven nicht mehr im Griff. Die Wände um mich herum, der Schmelzofen des scheuen Goldschmieds, der hier früher mit dem magischen Gold gearbeitet hat, hören alles mit. Nahtlos verbinde ich den alten mit dem neuen Raum. Ich fühle mich wie eine eingesperrte Ratte in einer Tretmühle. Ich tauche ab in den Keller, wo durch das schmale Fenster ein wenig Licht fällt. Es wird Nacht, und jetzt gibt es nur noch den schwachen Schimmer der Straßenlaterne, der betonierte Raum fühlt sich an wie ein Bunker, so kalt, aber wenigstens kann hier niemand zu mir vordringen, der Lichtschacht ist vergittert, und die Stahltür schließt den Raum hermetisch ab. Ich presse meinen Hund, der von Geschwüren übersät ist, fest an mich. Von Panik gegeißelt, scheint mein Kopf im nächsten Moment zerbersten zu wollen. Mein Gesicht ist tränenüberströmt. Ich brenne lichterloh, das Feuer umzingelt mich, zerfrisst mein Gehirn. Glühe ich vor Fieber? Ich schlage mit dem Kopf gegen die Wand, um Ruhe zu finden. Vergeblich. Ich weiß mir keinen Rat mehr, hämmere mit den Fäusten gegen meinen Schädel, aber die rasenden Kopfschmerzen bleiben. Der säuerliche Angstschweiß sickert in die Wände ein, jetzt rieche auch ich ihn. Müde von all dem Hämmern, müde von all den Gedanken, von der Angst, schlafe ich ein.

Wochen gehen ins Land, ohne dass ich es bemerke. Alle Ankerketten sind gekappt, ich kenne keine festen Schlaf- oder Essenszeiten mehr. Mein Wahn ist wie ein Klauenhammer in mein Inneres gedrungen, und ich werde nichts tun, um aus diesem

Zustand herauszutreten, ich kann nur noch vernichtet werden oder versuchen, das nackte Leben zu retten. Ich gehe nicht mehr unter Leute, bleibe in meiner Wohnung, in der ich relativ sicher bin und den Tag damit verbringe, Textfragmente zu lesen und vor mich hin zu starren. Der Tag hat keinen Anfang und kein Ende mehr; der Tag – oder ist es Nacht? – hört einfach nicht mehr auf. Mein einziger Kalender ist der Gang zur Toilette, und hier fällt mein Blick auf den Kalender einer Bank mit Fahrradrouten an der Wand – pulsierende Löcher in der Wolkendecke, die den Menschen den Weg vorgeben. Licht nagelt Menschen fest. Sie werden von der unvorhersehbaren Willkür des Lichts auf eine falsche Fährte gelockt. Das Durcheinander des Wetters richtet sich an die Menschen, hier ein sonniger Fleck, dort ein Schattenwurf auf der Straße, ich schaue aus dem Fenster, zum Himmel, und weiß sicher, dass jeder, auch ich, manipuliert wird. Ich bin eine Marionette geworden und kann mich unmöglich von all den Fäden befreien, an denen ich hänge. Ich nehme den Kalender in die Hand, greife zu meinen Stiften und färbe die gestrichelten Linien blau, um ihre Kraft zu zügeln und um den Lenkern zu zeigen, dass ich die Komödie durchschaue, für die sie ihren Kalender nutzen.

Alle nachfolgenden Ereignisse dringen nur noch wie eine einzige Wolke der Verwirrung in mein Bewusstsein, ein Wirbelwind unzusammenhängender Fakten jagt durch mein Gehirn. Ohne Ursache oder Folgen. Keine Erklärung, die ich zuvor noch mit größter Mühe finden konnte, hat Bestand, ich habe nur noch angstvolle Fragen.

Mitten in der Nacht wache ich auf, schweißnass vor Angst. Meine herausstehenden Hüftknochen schmerzen vom Liegen.

Das Zimmer ist zu einem Albtraum geworden. Ich höre eine F-16 über mich hinwegfliegen, ein plötzlicher Schub von Lebenskraft lässt mich hochschrecken. Die F-16 strahlt gigantische Mengen Energie aus, sie schreit nach mir, und ihr Schrei klingt wie eine Serenade. Ich bin es, der sie wie einen Speer in die Luft geschleudert hat. Ich habe diese fantastische Maschine entworfen. Ich mag ein Versager sein, aber ausradieren kann man mich nicht. Ich gehorche einer Kraft, die all meine Bewegungen beherrscht. Diese Kraft treibt mich in ein Taxi, zu einer Dorfkirche nahe Den Bosch. Es scheint, als säße ich selbst am Steuer. Wenn ich das Lenkrad ein bisschen drehe, kann ich spüren, wie sich die Bewegung auf die Vorderachse überträgt. Die Leuchtpfähle am Straßenrand ziehen mich unerbittlich zu meinem Ziel – dem Kirchturm. Von dort aus geht es weiter zu meinem Geburtsort. Zu den Grabsteinen dort. Die Rückkehr in den Mutterleib. Der Himmel über den Bäumen ist voller Sterne. Die Signale, die mir den Weg zur Kirche weisen, werden immer zahlreicher. Als das Taxi nach einer Ampel Gas gibt, spüre ich noch intensiver, wie meine Superkräfte das Fahrzeug in ein Projektil verwandeln. Ich werde abgeschossen. Ich bin allmächtig.

Instinktiv spüre ich, dass all das bald ein Ende finden wird, dass dies nicht von Dauer sein kann, dass der Vorhang fallen wird. In einem Malstrom von Gefühlen und Ideen steigen seltsame Bilder auf: ein Mann an einem Kreuz, blutend, ein Herz, von einem Messer durchbohrt. Mein Instinkt entdeckt einen seltsamen Zusammenhang zwischen diesen Bildern, mir selbst und dem feinmaschigen Gewebe meiner Gefühle. Bis alles schwarz wird und Erdklumpen und Feuer auf mich zurasen.

Vor meinen Augen zerbirst das Land in Erdschollen.
Treibholz prallt gegen die Schollen.
Dazwischen ich – ein Ertrinkender.
Überall ist Feuer.
Die Welt treibt in brennenden Schollen vorbei.
Um die Erdschollen erstreckt sich das Meer.
Der Horizont weicht zurück.
Todesangst.

Es ist erst wenige Monate her, dass ich meine Freundin und meine Arbeit verloren habe.

▲

Mit dem Kopf auf der Tischplatte bin ich eingeschlafen. Im Garten rieselt der Sprinkler, als wäre nichts geschehen. Die Schnittblumen stehen in der Mitte, so wie immer. Mutter riecht nach Sunlichtseife.
»Twan.«
Vater steht neben mir, er fühlt sich nicht wohl in seiner Haut. Neben ihm der Hausarzt.
Ich drehe meinen Kopf zu ihnen.
»Wir nehmen dich mit«, sagt der Arzt.
Er holt noch zwei andere dazu, alle drei sind braun gekleidet. Augenblicklich erinnere ich mich an den braunen Anzug des Geschäftsführers des Schlachthofs, wo man Macht hatte über mich, diese drei Kerle müssen Braunhemden sein, Faschisten. Mein Rücken ist schweißnass vor Angst, ich fühle, wie sich meine Eingeweide zusammenziehen.

Ich habe nicht die geringste Ahnung, was jetzt passieren wird, werde ich abtransportiert?

»Pa«, stammle ich, »sie wollen uns totmachen. Pass auf!« Einen Moment lang drückt Vater mich an sich, sein Gesicht ist voller Tränen.

Während Vater und Mutter zuschauen, schleifen sie mich am Ärmel mit sich und schieben mich in ein Taxi. Ich zittere am ganzen Körper. Kafka schießt mir durch den Kopf. Ich kann mich nicht wehren, ich bin in ihrer Macht, sitze in der Klemme. Etwas stimmt nicht. Bei mir selbst nicht, aber bei den anderen auch nicht.

Sie müssen nicht an mir herumzerren. Ich leiste keinen Widerstand, ich gehe doch gehorsam mit. Was ist in sie gefahren?

Das Taxi hält vor einem großen modernen Gebäude. Soll ich in diesem Krematorium verheizt werden? Auf dem Schild lese ich »Haus Padua«, die Einrichtung ist in Brabant als Irrenhaus bekannt, in der Jungen kastriert werden.

Die meisten Erinnerungen an meinen Aufenthalt in dieser Klinik sind verschwommen. Erst später habe ich begriffen, warum mich mein gutes Gedächtnis gerade in dieser Zeit zum Teil im Stich gelassen hat. Es waren die Medikamente, die mir in hohen Dosierungen verabreicht wurden.

Jemand in einem weißen Kittel wäscht sich die Hände, streift sich Gummihandschuhe über und hält mich für eine Analuntersuchung fest. Andere Pfleger schauen zu, ich habe niemanden, der mich verteidigen würde. Meine tiefe Traurigkeit schlägt in Wut um.

»Fass mich nicht an!« Ich spucke.

»Wollen wir nicht kooperieren?«, fragt der Pfleger und macht erneut Anstalten, mich festzuhalten.

»Na los, komm mal mit«, sagt ein anderer Pfleger. Er dreht eine Runde im Garten mit mir.

»Gut so. Ganz ruhig ... Hörst du manchmal Stimmen?«

»Nein.«

Als wir wieder im Haus sind, kommt ein Pfleger auf mich zu und sagt: »Ich nehme dir nur etwas Blut ab.«

»Ich habe schon mehr Blut gesehen«, antworte ich.

Nur einen kurzen Moment lassen sie mich allein.

Im Nu entwische ich, finde den Weg ins Freie, stelle mich an die Ausfallstraße und halte ein Auto an. Ein paar Stunden später bin ich wieder zurück.

Ich liege ruhig auf einem Tisch. Ein surrendes Geräusch. Vielleicht machen sie mit einem Laserstrahl eine Lobotomie. Oder brennen etwas weg. Oder schneiden etwas weg. Jack Nicholson: *Einer flog über das Kuckucksnest.*▲ Wurde die Elektroschockthera-

▶ Ich kann mich gut erinnern, wie erschrocken ich war, als ich *Einer flog über das Kuckucksnest* sah. Das Kino war voll, zum ersten Mal kam mir der Begriff *Lobotomie* zu Ohren. In den 60er und 70er Jahren befasste man sich ausschließlich mit den psychotischen Symptomen von Schizophrenie, und die wurden anfangs auch mit Lobotomie und Elektroschocks behandelt – aufgrund ihrer sedierenden Wirkung. Ein Jahr nachdem ich den Film gesehen hatte, wurde ich ins Haus Padua eingewiesen. Dort behandelte man mich mit der ersten Generation Neuroleptika. In dem psychiatrischen Bericht steht: »... auf starke Medikation eingestellt ... durch eine hohe Dosis Trilafon verblasste die Psychose ...« Aufgrund des augenscheinlichen Erfolgs der medikamentösen

pie nicht ursprünglich in Schlachthöfen praktiziert? Gab es da nicht diesen Psychiater, der nach einem Besuch in einem römischen Schlachthof so angetan war von der Methode, Schweine vor der Schlachtung mit Elektroschockern zu betäuben, dass er anschließend entsprechende Experimente an seinen Patienten durchführte?

Eine Gruppe alter Männer aus dem Hochmoor von De Peel, Patienten, die anscheinend schon sehr lange hier sind, sehen offenbar meine Angst, sie nicken mir zu und sagen: »So läuft das hier.«

Heaven must be missing an angel[5] – dieser Songtext löst bei mir ein Gefühl abgrundtiefer Verzweiflung aus. Den ganzen Tag schallen die Top Fourty durch die Räume, ich fühle mich dadurch bedrängt und bedroht.

Will man mit dieser Musik die Irren gefügig machen? Entgeht mir eine Botschaft? Ich versuche, mit einem Pfleger darüber zu reden, aber er begreift kein Wort von dem, was ich sage. Als ich etwas später einen Mitpatienten darauf anspreche, verstehen wir uns – offenbar erkennen wir beide in dem Text dieselbe Doppeldeutigkeit.

▶▶▶ Behandlung gerät aus dem Blick, wie Menschen im Laufe der Zeit auch auf andere Art und Weise ein Gleichgewicht finden können. Jahrzehntelang galt das Hauptinteresse der Forschung genetischen Faktoren, um eine Erklärung für Schizophrenie zu finden. Erst in den letzten Jahren wird neben der Genforschung auch das soziale Umfeld einbezogen. Auch ohne genetische Disposition kann jemand unter ungünstigen sozialen Bedingungen eine Schizophrenie entwickeln.

Meine Erlebniswelt hat sich verschanzt wie ein Bär in seinem Winterschlaf. Aber mein Körper macht reflexartig weiter. Wie ein Tier im Käfig laufe ich ruhelos hin und her. Vierzig Meter voraus, vierzig Meter zurück. Stundenlang, tagelang. Unter meinen nackten Füßen der Steinboden. Im Schlafanzug meines Vaters, altmodisch gestreift mit eingewirktem Goldfaden. Goldschnitt. Mein Indianerschmuck. Der Gang mündet in einen quadratischen Raum mit einer Tischtennisplatte. Die wenigen Male, die ich dort spiele, schlage ich die Bälle kaputt. An der Wand hängt eine Radierung von Ru van Rossem[6] – ich kann meinen Blick kaum davon abwenden. Sie zeigt eine dreieckige Stahlplatte, die durch die Luft fliegt – »Espérance«. Die Zeichnung scheint eine geheimnisvolle Botschaft über Raumfahrt zu enthalten, oder ähnelt sie nur einem bestimmten Flugzeugtyp? Nein, das nicht; ist es vielleicht ein riesiges Insekt? In der Türöffnung die Stimme einer Pflegerin, die sagt: »Zeit für die Medikamente.« Ich gehe zu dem Tisch, an dem die Becher ausgeteilt werden.

Ein Tag ist wie der andere; Montag, Dienstag, Mittwoch, Donnerstag, Freitag. Wochenende. Ich kaufe mir eine Karte, um mir im Filmraum einen Western anzusehen. Viele Patienten im Saal rauchen. Rote Zigarettenpunkte im Dunkel. Auf der Leinwand wird geschossen. Auf die Zuschauer, auf mich. Gleichzeitig darf ich die roten Punkte nicht aus den Augen verlieren, die ich im Wechsel aufleuchten und erlöschen sehe. Plötzlich erkenne ich, dass die Schützen im Film und die Raucher im Saal einander Zeichen geben. Reflexartig flüchte ich aus dem Raum. Steif und ungelenk, wie ein hüpfender Vogel.

Die Pillen nehmen mir die Angst, aber auch jeglichen Antrieb, mein Gang ist unsicher und steif, die Umgebung wird zu einem vibrierenden Fleck.

Ich gehe zu der Telefonistin, um ein Gespräch anzumelden. Kein Anschluss. Sie meckert und behauptet, die Nummer gäbe es nicht. Ich gehe zurück zu meinem Nachttisch, überprüfe die Nummer in meinem Kalender und lasse noch einmal anrufen – wieder nichts. In der Kneipe ist keiner, bei dem Sänger ist besetzt, bei dem Fotografen niemand zu Hause, ich gehe wieder zu meinem Nachtschränkchen, in dem meine Stadtpläne voll mit Anmerkungen und Pfeilen liegen, setze mich aufs Bett und schreibe Briefe: »Lieber Vater, liebe Mutter, kommt doch mal vorbei, das fände ich sehr schön.« Laut brummele ich vor mich hin: »Haus Padua ist die Gebärmutter.«

Mein Mund ist staubtrocken, schnell ein Glas Wasser trinken, mit zittrigen Fingern nehme ich die Pillen von der Pflegerin entgegen, ich verschütte Wasser auf dem Boden. Das Radio ist so laut, dass ich fast taub werde, dennoch schrecke ich auf, als der Nachrichtensprecher etwas von einer Naturkatastrophe sagt und mitteilt, dass die Anwohner ihre Häuser nicht verlassen dürfen. Langsam stirbt die Radiostimme weg, und ich versinke in einem traumlosen Schlaf.

Beim Aufwachen fühle ich nichts, keine Angst, keine Wut, keine Traurigkeit, ich fühle nichts. Meinen Eltern schicke ich einen weiteren Brief: » Lieber Vater, liebe Mutter, ich frage mich hin und wieder, was alles so passiert, deshalb würde ich gern mal Bruder Corbinianus in Djakarta treffen oder andere weit entfernte Verwandte. Vielleicht bringt das mehr Licht in die Finsternis …«

Auch meine Kneipenfreunde bekommen Post von mir: »21. Dez. 1976, 10 Uhr, 16 Min. und 20 Sek. Lieber Leon, ich bin in Padua und habe vor 10 Min. bei *Willie's Bonte Palet* angerufen. Du warst gerade gegangen. Keine Katastrophe, wir werden uns schon finden. Vergleiche den Code und verbinde ihn mit einem Stern. Wie steht's mit dem und dem? Ich vermisse sie sehr. PS: Grüße von Twan und von Frank Zappa und von Anton Heijboer mit Pygmäenmusik, das meinen die Eskimos, die auch Ufos machen ...« Ich verschließe die Briefe mit Siegellack.

Ich bekomme eine einzige Karte von einem Bekannten; ein Bild von zwei ineinander geschlagenen Händen. »Aus gut informierten Kreisen haben wir vernommen, dass du momentan nicht in der Stadt bist. Wir wünschen dir deshalb viel Kraft.«

Ich bin jetzt weit weg von meiner Wohnung in Den Bosch, etwa eine halbe Stunde nordwestlich von hier. Wie mag es dort aussehen? Die Eingangstür ist marode, bei einem Sturm würde sie aufspringen ... Steht die Tür vielleicht offen, kann jeder meine Wohnung betreten? Ist das Haus inzwischen besetzt worden? Oder vollkommen demoliert?

Das einzige Mal, als meine Eltern vorbeikommen, sagt meine Mutter zufrieden: »Genau wie meine Schwester gesagt hat, es ist ein schönes, modernes Gebäude.« Ich schweige.

Dieses überwältigende Schlafbedürfnis.

Ich mache mir Notizen – Daten und Zeitangaben auf die Minute und Sekunde genau, wie in Horoskopen, gefolgt von Belichtungszeiten, Namen von Bekannten und von Kneipen, Telefonnummern, Farbkodierungen, mathematischen Formeln, historischen Informationen zu Den Bosch und der Physiologie des Auges. In Klangassoziationen und Alliterationen hüpfe ich von Wort zu Wort. Assoziationen bespringen mich wie ausgehungerte Flöhe. Aber noch immer sind meine Gedanken voll davon. Die Notizen stehen klar und deutlich auf Papier.

Raupe – die Puppe entpuppt sich – der Raupen-Rap.
Mimik, Augentechniken, Spieltechnik.
Quitte – Wichse – saftloser Stänkerer.
Trampolin – Tram – Linie – Straßennetz

… 2 Stunden, 3,875 Min. nach Mittag: die neue Osterzeit. Haare aus den Brandherden deiner Augen bringen die Eiszapfen zum Schmelzen. Der Zauberstab als Abstraktion des Schwanzes sticht in die Krähenfüße deiner Augenwinkel …. schiefen Schlittschuh geschliffen …. achte auf die Winkelverdrehung des Infrarotlichts. Personen und Namen in dieser Geschichte sind laut Archibald Strohalm[7] der Wirklichkeit entnommen …

Wenn das Licht ausgeschaltet wird, ist der Schlafsaal dunkel. Eine Außenleuchte scheint herein, mir direkt in die Augen. Der Scheinwerfer macht mir Angst, das Lichtbündel wird mich kastrieren. Im Bett schlage ich ein Bein über das andere, sodass mein Penis bedeckt und geschützt ist. Ich mache mich so klein wie möglich und versuche, meine Nerven im Zaum zu halten. Unruhig richte ich mich auf, um eine Notiz zu machen: »Das Bett absenken.« Damit müsste sich das Problem beheben lassen. Mir gehen noch einige andere Dinge durch den Kopf, die ich erledigen muss: einen Stadtplan von Den Bosch zeichnen; Deklinationswinkel berechnen; Telefon anschließen; Fahrstunden nehmen.

Sobald die Außenleuchte angeht, schlage ich meine Beine übereinander. Ich lasse mich nicht schnappen.

Es ist eiskalt. »Sie meinen sicher, es wäre das Beste, wenn sie uns einfrieren würden«, flüstere ich meinem Bettnachbarn zu.

»Du bist nicht verrückt, du bist ganz normal«, antwortet der.

Morgens plärrt *If you leave me now*, gefolgt von *Love hurts* durch den Raum. Ich blicke lange auf die Asche in einem Aschenbecher und denke an das Verlöschen des Lebensfeuers.

Ich schleppe mich zu einem Tisch im Kunsttherapieraum und beginne mit dem Modellieren von Köpfen, die sich zwischen Totenköpfen und Männerköpfen mit ausgebrannten Augen bewegen.

Steifbeinig steige ich mit den anderen Patienten in einen Kleinbus, der uns zum Schwimmbad bringt. Ich bin ein schlechter Schwimmer, vollgepumpt mit Pillen. Klettere auf das hohe Sprungbrett und tauche. Schaffe es nicht nach oben. Unter Wasser ist alles still. Ich schlucke viel Wasser, zappele lange herum. Wie die gekehlten Schweine in krampfartigen Zuckungen aus der Wanne mit kochend heißem Wasser gesprungen sind, so kämpfe ich mich an die Wasseroberfläche, gerate mit dem Kopf erneut unter Wasser, tauche hustend wieder auf. Kurz darauf stehe ich am Rand des Schwimmbeckens, blau, zitternd.

Nach einem freien Wochenende steige ich in den Bus, ich schaffe es kaum, eine Fahrkarte zu kaufen, es widerstrebt mir, zu dem Fahrer zu sagen: »Haltestelle Padua, Schließfach 2.« Er wird wohl wissen, dass ich niemanden besuchen will, da in Padua.

Mein Gesicht ist aufgedunsen von den Tabletten, ich fühle mich aufgeschwemmt, meine Augen sind zu Schlitzen verengt. Ich sehe mich in diesem Bus sitzen. Da hat er Platz genommen, krampfhaft hält er sich an der Stange vor ihm fest, der Bus holpert über das Straßenpflaster in Richtung Gemert, und ihm geht durch den Kopf, dass er keine Zukunft mehr hat, sollte er weiterhin so mühsam durchs Leben holpern.

Wie hat es so weit kommen können? Wieso ist er an allen Fronten so schwer beschädigt worden? Viele Jahre sind vergangen, aber ich erinnere mich an alles. Ich sehe mich noch immer in diesem Bus sitzen, erschüttert bis ins Mark.

Während ich auf die Aufzeichnungen in meinem Schreibheft starre, werde ich mit Pillen gefüttert. Ich schlucke sie und komme nur mit Mühe auf die Beine, um mich den anderen anzuschließen, die zur Kunsttherapie gehen. Da male ich einen Karnevalsumzug, eingefangen im Bild eines Stroms bunter Pillen, der durch die Blutbahn fließt. Und ich fertige einen Linolschnitt an, der einen Menschen mit zwei Köpfen zeigt. Einige andere Patienten und ich zersägen kleine Birkenstämme und zimmern aus den Brettern eine Puppe – Antonius von Padua – und einen Sarg für ihn. An dieser Aktion ist auch der Dichter beteiligt,▲ den ich noch aus meiner Kneipenzeit und aus der Wohnung kenne, wo ich seinerzeit meinem Freund, dem Sänger, begegnet bin. Ich erinnere mich, dass der Dichter in Nächten, in denen die

> ▶ Bin froh dass ich nicht existiere
> Mich bildertrunken verliere
> Im endlosen Ozean der Zeit, der
> Wie ein Pottwal auf meinem Atlas reitet.

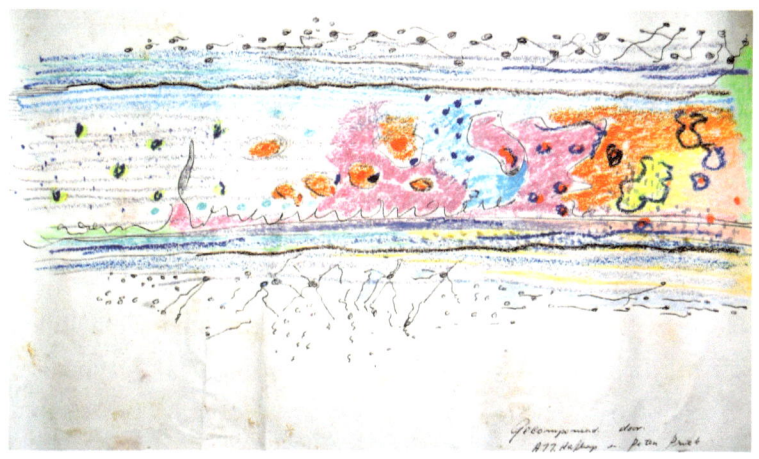

Karneval der Pillen. In der Zeit der Aufnahme im Haus Padua, 1977

Band meines Freundes spielte, hereinkam und ununterbrochen, wie von der Kanzel, über alles und alle hinweg redete. Mal war er völlig übergeschnappt, mal konnte man sich angeregt mit ihm unterhalten und herzhaft zusammen lachen. Einmal hatte er sich für ein Gespräch mit seinem Verleger von dem Sänger den Anzug ausgeliehen, den dieser bei seinen Auftritten trug. Da er darin, wie er meinte, eine blendende Figur machte, tauschte er ihn

▶▶▶ Man nennt das: Traum der Ewigkeit,
Kein Raum darin für ein einmaliges Ich.
Freut euch mit Nietzsche,
mit dem Spitzbart und mit Hölderlin
Dass ich sie schlucke, eure Medizin –

(Fragment aus: Hans Vlek, *Der Schizophrene*. Amsterdam 1991; nicht ins Deutsche übersetzt.)

gegen eine seiner Gouachen ein, die er gemalt hatte. Mal stank er meilenweit gegen den Wind, dann wieder schien alles weitgehend in Ordnung zu sein. Er produzierte eine unglaubliche Menge an Gedichten, die in diversen Heften erschienen sind. Später haben wir uns in der Kneipe hin und wieder über Padua lustig gemacht. In der Klinik selbst hatten wir wenig Kontakt, dazu standen wir beide zu sehr unter Drogen. Ich erinnere mich, dass er mir beim Essen schräg gegenübersaß und seine Pillen wie ein Eichhörnchen aufknabberte, ganz und gar konzentriert. Im nächsten Moment jedoch verweigerte er die Medikamente, ebenso wie das Essen.

»Du musst sie nehmen, weil ich das sage«, meinte der hinzugerufene Psychiater. Pfleger blieben neben ihm stehen, um zu kontrollieren, ob er die Pillen auch wirklich herunterschluckte. Während ich meine brav einnahm, beobachtete ich fasziniert sein ambivalentes Verhalten. Fast vierzig Jahre später erfahre ich von Karin, die ihn in einer Notunterkunft besucht hat, dass Padua für ihn ein Ort des Schreckens war, dass er noch immer Rachegelüste gegenüber dem Psychiater empfindet, der ihn zum Einnehmen der Medikamente zwang, und wie sehr ihn das ganze Zeug fertiggemacht hat.

»Die Medikamente haben mich blockiert. Sie haben mich leblos gemacht. Ich bin enttäuscht darüber, wie sehr Psychiater ihre Macht missbrauchen, Kleingeister, die Medikamente verschreiben, deren Nebenwirkungen sie nie am eigenen Leib erfahren haben. Nach all den Jahren habe ich keinen Mumm mehr zum Malen.«

Genau wie ich hatte er offensichtlich nur noch wenige Erinnerungen an die Zeit in der Psychiatrie, unser Gedächtnis ist durch die vielen Medikamente so löchrig wie ein Schweizer Käse. Als Karin meinen Namen nannte, leuchteten die Augen des Dichters einen Moment lang auf. Er sah noch das Bild vor sich, das ich anscheinend von einer Frau gemalt hatte.

»Mit einer Zahnbürste gemalt. Ganz wunderschön. Die hing bei uns im Saal.«

Später habe ich mir seine Gedichtbände gekauft, da ich ihn für einen sehr guten Dichter halte.

Jetzt legen wir brüderlich Antonius von Padua in seinen Sarg, den Mund schneiden wir als Reliquie aus, denn Antonius verstand es, mit Fischen und Eseln zu reden. Ihm hat man zugehört. »Wir gegen die anderen, wir haben sie an der Angel«, höre ich einen Mitpatienten murmeln. Dann tragen wir Antonius zu Grabe.

Ich füge mich. Intuitiv, in dem Moment, wo sie mir nichts mehr anhaben können, bin ich weg.

Zurück in meinem Zimmer in Den Bosch, klingelt es an der Tür.

»Wer ... ist ... das?«, frage ich. Als ich die Tür einen Spaltbreit öffne, schlägt mir das grelle Sonnenlicht ins Gesicht.

»Wie geht's dir?«, fragt mein jüngerer Bruder.

Ich antworte mühsam und schleppend:

»Ich ...

bin ...

Twan ...«

Mehr als ein Etikett
(2012)

▷   »Warum ich?«, fragt er und schiebt ihr die medizinische Akte herüber. »Warum gerade meine Geschichte?«

Karin ist bei ihm vorgefahren, hat an seiner Haustür geklingelt – hinter der er stand und wartete. Jetzt sitzt sie ihm gegenüber. Er schaut ihr eindringlich ins Gesicht, jedes Mal ist er aufs Neue überrascht, sie zu sehen. Rückblickend könnte er nicht mehr sagen, wann er beschlossen hat, ihr seine Geschichte zu erzählen. Als sie ihn mit seinem Vornamen ansprach, ihn als Person wahrnahm? Oder hat sein Unterbewusstsein ihn dazu gebracht, sie auszuwählen, als er seine Recherchen über sie anstellte und erstaunt war über ihr Engagement, während er sich selbst als so langweilig und antriebsschwach empfindet.

Er hat sein Lieblingsbuch *Der Mensch zwischen Mythos und Maschine* von Kwee Swan Liat[8] für sie bereitgelegt. Neben anderen Büchern, die ihm sein Leben lang wichtig waren. Seiner Meinung nach ist das Pflichtlektüre, bevor sie mit seiner Lebensgeschichte beginnen können.

Sie schlägt sein Lieblingsbuch auf, liest die eine oder andere Passage, räuspert sich ab und zu, wie jemand, der schnell etwas überfliegt, und legt es nach kurzer Zeit beiseite. »Darf ich es mir ausleihen? Dann schaue ich es mir zu Hause weiter an.«

Er lässt sich nicht beirren, zieht das Buch wieder zu sich herüber.

»Noch eine Sache …«, sagt er.

»Eh … fangen wir doch mit der Akte an«, unterbricht sie ihn zögerlich. »Ich verspreche dir, dass ich es zu Hause lesen werde.«

Sie versucht ihn abzulenken, ein anderes Thema anzuschneiden, aber er lässt nicht locker.

»Es geht mir darum, dass wir auf einer Wellenlänge sind«, sagt er mit einem besorgten Blick und beginnt unerschütterlich über die »Plastische Zahl« in der Architektur zu reden, wie sie von Hans van der Laan[9] entwickelt wurde.

»Ja, sein eigenes Entwurfsprinzip, etwas über die Balance zwischen Ruhe und Chaos. Die Bossche School, oder? Die Beziehung zwischen innen und außen, zwischen Natur und Kultur, das hat mir durchaus gefallen.«

»Genau«, entgegnet er aufgeregt. Sie scheint etwas über die Themen zu wissen, die für ihn fast so etwas wie Freunde geworden sind. Hätte sie von diesen Dingen keine Ahnung gehabt, hätte er mit ihr nichts mehr anfangen können. Hinter einem einzigen Wort verbirgt sich eine ganze Welt. Wer das begreift, versteht auch etwas von seiner Geschichte.

»Aber das ist es nicht allein«, sagt er und wirft zur Verdeutlichung eine Skizze aufs Papier, macht einen Gedankensprung zum I Ging und von da zu den Büchern von Laing. Nachdem er sie mehrmals auf eine Fußnote hingewiesen hat und daraufhin zu einem weiteren Buch greift, sagt sie: »Mir scheint, als würdest du Bücher über die Fußnoten lesen.«

»Ja. Da stehen meistens sehr wichtige Informationen. Begründete Assoziationen. Ich brauche diese Fußnoten, um auf die richtige oder auf eine andere Spur gesetzt zu werden oder um neue Quellen anzubohren, die ich allein nicht finden würde.«

»Wäre es eine gute Idee, in deine Lebensgeschichte Fußnoten aufzunehmen, mit einem persönlichen Kommentar von dir? Damit der Leser dich so gut wie möglich kennenlernen kann?«

Er nickt zustimmend und rückt mit seinem Stuhl neben sie.

»Hier, ein Zitat vom Hausarzt«, sagt sie nach einem Blick in seine Akte. »*Erheblich verwirrt, bizarres Verhalten, sehr angespannt, eine richterliche Anhörung macht keinen Sinn.*« An einer anderen Stelle kommt der Psychiater zu Wort: »*Grund der Einweisung: akuter Schizophrenieschub, akute Desintegration des Selbst. Zwangseinweisung. Stark inkohärent in Gedanken und Gefühlen. Kontaktaufnahme kaum möglich. Wandertrieb. Introvertiert. Wenig Flexibilität. Gesichtsausdruck ist starr, seine Sprache monoton. Wenig konformistisch, verhält sich sozial wenig angepasst. Fühlt sich seit seiner Teenagerzeit ›vollkommen tot‹. Vor der Aufnahme fühlte er sich wie eine Bombe, um ihn herum war Krieg. Auf einfache Fragen wie: ›Was macht dein Vater?‹ gibt er die merkwürdigsten Antworten, an die er weitere Assoziationen knüpft.*«

Sie legt eine kurze Pause ein.

»Wahrscheinlich«, sagt er, indem er den Kopf zu ihr herüberbeugt, »haben sie mir einfach nicht geglaubt, als ich von der Arbeit im Schlachthof erzählt habe. Vielleicht haben sie bei dem Wort ›Beschauer‹ gedacht, Vater würde Edelmetalle oder Fahrzeuge begutachten oder bei Trabrennen in der Jury sitzen.«

Sie nickt, schlägt die Seite um und liest laut weiter: »*Vertraut niemandem, ein Stift ist für ihn eine Radioantenne, assoziiert sehr stark, Echolalie – wiederholt Wörter und Sätze. Rechnet damit, nach Padua zurückzukommen …. Auf starke Medikation gesetzt …*«

Sie blättert die Akte bis zu den letzten Seiten durch. Die Rede ist von einer Spaltung der Persönlichkeit in zwei ›Ichs‹ und von der so bezeichnenden schizophrenen Bindung an die Mutter. »Typisch Siebzigerjahre«, sagt sie.

Ihm fällt auf, dass es in dem Bericht nur um die familiären Verhältnisse und sein Verhalten in der Einrichtung geht, aber nichts über seine tatsächliche Geschichte, geschweige denn über den Inhalt seiner Psychosen gesagt wird.

Die Akte schließt mit dem Absatz, dass er die Klinik gegen den Rat der Ärzte verlassen hat und eine intensive Nachsorge unbedingt erforderlich ist. Vorgesehen sind die Betreuung in einer psychiatrischen Tagesklinik sowie die Kontrolle durch den Sozialpädagogischen Dienst.

Er erzählt ihr von seinem ersten und zugleich letzten Gruppengespräch beim Sozialpädagogischen Dienst. Um die Gruppe herum hatten sich ein paar Sozialarbeiter als Leibwächter postiert. Niemand machte den Mund auf. Als einer der Patienten schließlich doch mit seiner Geschichte herausrückte, entdeckte Twan, dass das Gespräch aufgezeichnet wurde. Wütend hat er den ganzen Kram hingeschmissen. In der Tagesklinik hat er sich kein einziges Mal blicken lassen – die lag mitten in der Stadt, und hätte man ihn da herauskommen sehen, hätte jeder sofort Bescheid gewusst.

Den Blick starr nach vorne gerichtet, sagt er: »Ich bin froh, dass ich nicht mehr in Den Bosch wohne, über kurz oder lang würde ich mich wieder in all den Möglichkeiten verlieren, die die Stadt bietet. Früher hat mir der städtische Trubel gefallen, jede freie Stunde hab ich mich im Zentrum herumgetrieben. Jetzt kommen mir die Menschenmassen wie widerwärtige Invasionen vor, nie ist es still, die Stadt dehnt sich nach allen Seiten aus. Mir wird ganz übel davon. Ich finde es nur noch desolat.« Plötzlich erscheint ein breites Grinsen auf seinem Gesicht: »Manchmal frage ich mich, ob der neue Bewohner des Hauses, in dem ich während meiner psychotischen Zeit gelebt habe, ab und zu einem bösen Geist begegnet.«

Er schlägt die medizinische Akte zu.
»Jetzt gehört sie mir«, sagt er gut gelaunt und hat einen Moment lang einen fast jungenhaften Blick. »Du darfst sie nicht mit nach Hause nehmen. Sie bleibt hier. Sie ist mit Geld nicht zu bezahlen.«
»Was hältst du von dem Bericht?«
»Unangenehm, aber im Großen und Ganzen richtig. Jetzt muss ich mich nicht mehr fragen, ob sich die Ärzte die seltsamsten Dinge ausgedacht haben oder nicht.« Unvermittelt stockt seine Stimme und er schaut auf seine Hände, die auf dem Tisch ruhen. Er sitzt regungslos da, seine Augen füllen sich mit Tränen. Als er wieder in der Lage ist zu sprechen, sagt er: »Mit vierzehn hätte ich mir nie vorstellen können, was alles auf mich zukommen würde.«

Er packt die Mappe zu den anderen Papieren, die er nach Jahreszahlen geordnet hat, und legt sie auf den Schriftsatz zur Unterbringung 1976. Sein Blick bleibt an dem Text hängen: »*Gemäß Paragraph 35b des Psychisch-Kranken-Gesetzes wird verfügt, bei der nachfolgend genannten Person aufgrund der berechtigten Annahme, dass sie infolge einer geistigen Erkrankung eine unmittelbar drohende Gefahr für sich selbst / für andere / für die öffentliche Sicherheit darstellt, eine Unterbringung vorzunehmen.*« Die Unterschrift ist die des Bürgermeisters.

Als er wieder ins Zimmer zurückkommt, sieht er, dass sie am Tisch sitzt und ihre Aufzeichnungen ausarbeitet. Er fragt sich, ob sie gleich sagen wird, dass sie sich beim Vertiefen in seine Lebensgeschichte wie auf einer ihrer Reisen fühlt. Mit ihren momentanen privaten Sorgen kann und will sie keine abenteuerliche Reise für ein neues Buch unternehmen. Er hat den Eindruck, dass sie an einen Elektrozaun geraten ist, dass sie zunächst einmal ihr Gleichgewicht wiederfinden will. Tapfer, besorgt und suchend, drei Karins. Vor diesem Wendepunkt in ihrem Leben war sie für ihn »mutig, großmütig und heiter«. Sie fragt ihn etwas, und während er ihr antwortet, betrachtet er ihr Gesicht. Sie sieht entsprechend ihrem Alter aus, aber unter der jetzigen Zeitschicht, die wie eine Art Maske, eine Außenhaut über ihrem Gesicht liegt, nimmt er eine viel jüngere Karin wahr – eine Frau von fünfunddreißig Jahren, vielleicht sogar noch jünger. Nur sichtbar für Leute, die sie gut kennen.

Schicht für Schicht trägt er ab, bis er das Foto freigelegt hat, das sie als Dreijährige zeigt, die fest in ihren Holzschuhen auf der Weide steht, die kleinen Hände zu Fäusten geballt. Es bleibt für ihn ein Rätsel, dass sie bei ihm in den Brabanter Wäldern aufgekreuzt ist, hineingeplatzt ist in das Rosa, Blau, Gelb und Grau in seinem Haus, und noch weniger versteht er, dass er seinen imaginären schützenden Bart abgelegt hat, als hätte er sich ins Rampenlicht getraut.

Er setzt sich in seinen verschlissenen Ledersessel, drückt das Kinn auf die Brust, legt seine Beine auf ein Sitzkissen, schlägt die Füße übereinander und starrt lange vor sich hin, bis die Dämmerung hereinbricht.

»Woran denkst du?«

Zum ersten Mal fragt ihn jemand nach seinen Gedanken. Weder auf der Arbeit noch auf der Eisbahn scheint es jemanden zu kümmern, was in ihm vorgeht. Was habe ich denn zu verlieren, fragt er sich.

»Ich habe den dringenden Verdacht, dass ich nur eine Blaupause meiner eigentlichen Erscheinung bin. Erfreulich ist das nicht – also bleibt mir nur, die restlichen Jahre meines Lebens einigermaßen gut zu gestalten. Ich bin froh, dass wir mit der Geschichte angefangen haben. Auch wenn ich nicht ganz verstehe, warum du so viel Arbeit hineinstecken willst.« Er steht auf, legt ihr einen Stapel Papiere und Bücher hin und rückt einen Stuhl neben ihren. »Diese Sachen habe ich in letzter Zeit gelesen. Sie handeln alle von Schizophrenie. Durch eine Fußnote in einem der Bücher bin ich auf das Heft *Gestörte Texte (Gestoorde teksten)*△ gestoßen.

Eine Weile reden sie über die diversen Lehrmeinungen zur Entstehung von Schizophrenie. Nach der einen Theorie ist das Gehirn verantwortlich, also muss sich der Betroffene selbst nicht

▷   *Gestoorde teksten* ist 1983 als Sonderheft der Zeitschrift Raster erschienen. Zentrales Thema dieser Textsammlung sind die unterschiedlichen Versuche, aus Sprachkonventionen auszubrechen. Mein Favorit sind die *Fragmente eines Höllentagebuchs* von Antonin Artaud, in dem er schildert, auf welch extreme Weise er sich seines eigenen Niedergangs und der Anfechtungen des Geistes bewusst ist. Artaud verdient einen Ehrenplatz. Und natürlich *Wahnsinn und Gesellschaft* von Michel Foucault. Foucaults Texte sind so komplex, dass ich sie wie Puzzleteile zusammensetzen muss, um sie begreifen zu können. Sein tiefes Misstrauen gegenüber der Vernunft, die kein Auge für das Besondere hat, das dem Leben seine Farbe gibt, fasziniert mich. Ich habe Karin »*Gestörte* allzu viele Fragen stellen. Die andere Theorie schreibt Schizophrenie dem sozialen Umfeld zu und sieht in der Störung eher eine gesellschaftlich bedingte Erkrankung. Gegenwärtig neigt man dazu, Schizophrenie als eine komplexe Interaktion zwischen genetischer Veranlagung und sozialem Umfeld zu begreifen, wobei das Umfeld als der wichtigere Faktor gilt.

»Da ist für mich etwas Wahres dran«, sagt er. »Aber es stört mich, dass alle Erklärungen die Person dahinter verschleiern.«

Kritisch registriert er, wie sie darauf reagiert.

»Vertraust du mir nicht?«, fragt sie.

Genau betrachtet, gibt er seine ganze Gefühlswelt preis. Könnte sie ihm Schaden zufügen? Nicht sehr wahrscheinlich. Sie walzt nicht über ihn hinweg. Er hat sie ausreichend überprüft. Schon vor ihrem ersten Besuch hatte er viele ihrer Texte analysiert und war zu dem Schluss gekommen, dass sie Menschen keine Etiketten verpasst, ihre Grenzen weit ausdehnt, nicht materialistisch ist und insgesamt nonkonformistisch. Auf der Stelle schüttelt er seine Bedenken ab.

▷ ▷ ▷ *Texte*« zu lesen gegeben. Als ich das Buch von ihr zurückbekam, sah ich, dass sie – alles andere als überraschend – den folgenden Satz unterstrichen hatte: »Es ist bemerkenswert, wie leicht gestörte Texte – selbst von geübten Lesern – als unlesbar erfahren werden.« Und: »Im Übrigen ist es der sich verändernden Situation in den psychiatrischen Einrichtungen durch den Einsatz von Psychopharmaka geschuldet, dass es nur wenige gestörte Texte gibt (auch in dieser Raster-Nummer sind die meisten Texte älteren Datums). Soweit sie überhaupt verfasst werden, verschwinden sie meistens in den Krankenakten, wo sie der ärztlichen Schweigepflicht zum Opfer fallen.« Dann habe ich mein Archiv wenigstens nicht umsonst so gehegt und gepflegt.

»Ich fürchte, die Schizophrenie wird in dem Buch zu viel Raum einnehmen. Bei der Entwicklung hin zu den Psychosen und bei den Psychosen selbst lässt sich das nicht vermeiden. Aber es muss deutlich werden, dass ein Mensch mehr ist als seine Krankheit – das ist mir wichtig. Es geht um mein Leben und nicht um mein Etikett.«

»Sicherlich. Das Etikett ›Schizophrenie‹ verallgemeinert ein Phänomen, das ganz im Gegenteil vollkommen individuell und doppeldeutig ist. Lass uns versuchen, dem so weit wie möglich aus dem Weg zu gehen.«

»Bei einer psychischen Störung ist oft nicht deutlich, was Teil der Persönlichkeit ist und was zur Krankheit gehört.« Er spürt, dass er sie fast schmerzhaft intensiv ansieht.

Sie nickt.

»Und hinzu kommt, dass es irreversibel ist. Wie hätte mein Leben ohne Schizophrenie ausgesehen? Angenommen, ich wäre nicht psychotisch geworden, würde ich dann jetzt ein Leben mit vielen sozialen Kontakten leben? Hätte ich das überhaupt gewollt? Vielleicht mag ich ja inzwischen mein Einzelgängertum? Meine Besonderheit? Was wäre, wenn ich wie bei einem Computer auf Reset drücken könnte? Und welches Datum sollte ich dann eingeben? Reset your brain? …. Hallo?« Er beugt seinen Kopf näher zu ihr herüber und tippt ihr auf den Arm.

»Das brauchst du nicht zu checken. Du weißt doch, dass ich dir zuhöre.«

»Wenn ich bei meinen Cousins aufgewachsen wäre – eine Familie mit dreizehn Kindern, die alle in praktischen Berufen gut zurechtkommen – wäre ich vielleicht nicht anfällig für Psychosen geworden. Dann wäre ich ganz einfach Steinmetz, Gärtner, Anstreicher oder so etwas geworden. Hätte das geklappt, wäre es mir vielleicht besser ergangen. Dann hätte ich in meiner freien Zeit malen, etwas mit meinen künstlerischen Ambitionen anfangen können. Manchmal denke ich, ich habe eine akademische Ausbildung viel zu wichtig genommen. Das hat sich als kontraproduktiv erwiesen. Komm, ich will dir etwas zeigen.«

Er schleift sie fast mit. Auf der Treppe zu seinem Arbeitszimmer dreht er sich mehrere Male um und redet unaufhörlich weiter.

In seinem Arbeitszimmer lässt er sich im Schneidersitz vor einem Schubladenblock nieder. Mit ruhiger Entschiedenheit holt er aus einem der Schubfächer ein voluminöses Album hervor, das er fast feierlich aufschlägt. Sie setzt sich neben ihn und schaut sich die Farbsysteme an. Lange, sehr lange erläutert er voller Begeisterung die Analyse, die sich dahinter verbirgt, Seite für Seite voller Berechnungen und Kodierungen. Irgendwann will er den komplexen Inhalt in einfache Begriffe fassen und ihn so einem breiten Publikum zugänglich machen. Er tippt ihr ein paar Mal auf den Arm.

»Verstehst du? Kannst du mir ein bisschen folgen?« Er sieht sie an, seine ganze Hoffnung ruht auf ihrer Bestätigung. Seine Farbanalyse mit jemandem zu teilen, birgt das Risiko einer enttäuschenden Reaktion, aber sie wird ihn vielleicht begreifen. Ihr Blick ist müde. Er spürt, dass sie am liebsten weiterblättern würde.

»Kaum, tut mir Leid.« Sie überschlägt ein paar Seiten, schaut und blättert das Album bis zur letzten Seite durch.

»Du lässt dich sehr tief auf Farben ein. Eine etwas exzentrische Lebensaufgabe, wie mir scheint. Eine besondere Erkenntnis-

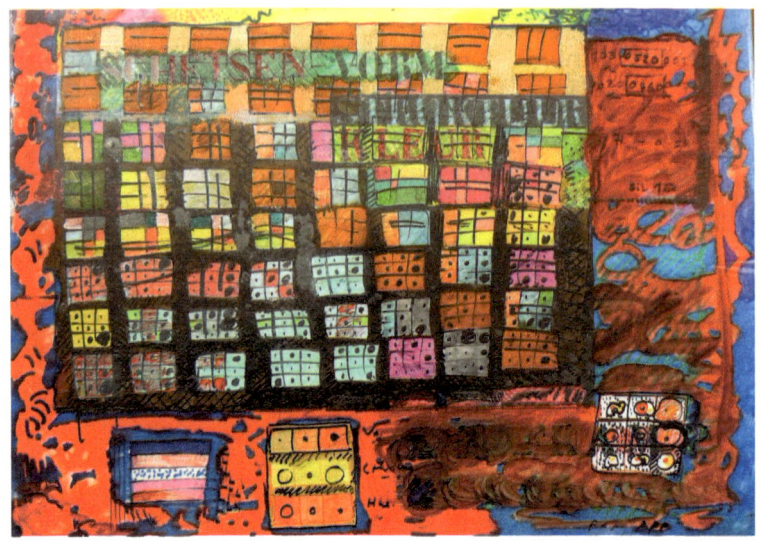

Entwurf für den Buchumschlag seiner Farbstudien, um 1987

theorie. Ich habe so etwas noch nie zuvor gesehen, und ich weiß eigentlich kaum, wie ich darauf reagieren soll.«

»Aber du *könntest* es begreifen. Du gibst zu schnell auf.«

Sie schaut sich die Modelle gewissenhaft an.

»Sehr gekonnt. Eine Art höhere Mathematik, eine Geheimschrift, die ich nicht entziffern kann. Das Ganze erinnert mich an eine Komposition.« Sie versinkt in Schweigen. Ihre abschließende Bemerkung wird der komplexen Theorie nicht gerecht, denn ihr fällt nichts Besseres ein als: »Das visuelle Resultat finde ich schön.«

Er klappt das Album zu.

»Darum geht es nicht. Für mich zählen einzig und allein die Gedankensysteme, die dahinter stecken. Verstehst du? Mit etwas Geduld kannst du diese Modelle durchaus begreifen. Diese Arbeiten sind sehr privat, niemand hat sie jemals zu sehen bekommen. Ich hoffe, du kannst wirklich ein wenig in mein Inneres blicken, auch wenn es jetzt zwanzig Jahre her ist, dass ich daran gearbeitet habe.«

Er beginnt wieder mit seinen Erklärungen; mit seiner Ausdauer wird er sie von der Wichtigkeit überzeugen können. In seinem Tonfall liegt eine gewisse Dringlichkeit.

»Es hat keinen Sinn, Twan. Ich kann nichts mehr aufnehmen.«

Er sieht sie an, als wäre sie plötzlich ganz weit weg. Es schmerzt ihn, dass sie nicht genauso denkt wie er.

»Ich versuche, mich in dein Leben einzufühlen. Deine Geschichten berühren mich. Manchmal auch irgendein Satz. Zum Beispiel hast du einmal gesagt, deine Familie bestünde aus Büchern, Fahrrädern, Skateboards und Plunder. Ich muss all diese Informationen noch verarbeiten.«

Er bleibt still.

»Aber«, fährt sie fort, »zeig mir doch mal deine Bilder.«

Er reicht ihr einen Stapel herüber. Im Licht, das durchs Fenster scheint, schaut sie sich eines nach dem anderen an.

»Wunderschön. Was für ein gutes Gefühl für Relationen und Komposition. Sehr gekonnt gezeichnet«, sagt sie. Ihre Meinung zu seinen Bildern interessiert ihn in diesem Augenblick kaum.

»Dieses finde ich faszinierend … und das da. Und auch das mit all dem Rot. Obwohl ich mir diese verzerrten Menschenmassen nicht lange anschauen kann. Wie alt warst du, als du das gemalt hast?«

»Siebzehn.«

Danach bleibt es still im Raum. Was er noch zu den Farbkodierungen sagen wollte, wird er nicht mehr los. Er lässt ein kurzes Lachen hören und sagt: »Die ersten Male, als ich in Urlaub fuhr, habe ich meine Farbenalben hinter den Luken auf dem Dachboden versteckt.«

»Wie in einem sicheren Tresor?«

»Ja.«

Er richtet seine Zeichnungen an der Tischplatte zu einem ordentlichen Stapel aus und packt sie weg.

Er begleitet sie zu ihrem Auto und bleibt noch stehen, als sie schon längst um die Ecke gebogen ist. Ihm ist, als hätte ihr Besuch nicht genug gebracht, es wäre gut gewesen, wenn die Farbanalyse einen sichtbaren Platz in dem Buch bekäme. Da sie über andere Dinge geredet haben, fällt alles, was sich jahrelang in seinem Kopf abgespielt hat, einfach unter den Tisch. Jetzt scheint es so, als könne die Farbanalyse ausradiert werden.

Er schreibt eine Mail: »Schade, dass du so wenig Interesse an meiner Gedankenwelt hinter der Farbanalyse hast. Ansonsten war es ein guter Tag.«

Halb zwölf. Er geht in die Küche, um die sechs Butterbrote für den kommenden Tag zu schmieren. Danach duscht er und geht zu Bett, um Punkt zwölf, ohne auf die Uhr schauen zu müssen.

Finsternis und Dämonen
(1977–1980)

▶   Ich komme nach Hause, in meine ›Zigarrenkiste‹, wie ich die preiswerte Wohnung nenne, die ich nach meiner Entlassung aus Padua mit Vaters Hilfe und einer Hypothek auf meine Invalidenrente gekauft habe. In dem Haus nebenan habe ich früher mit dem Sänger zur Miete gewohnt. Aber der ist offenbar umgezogen. Ich kann nicht wissen, dass mein Freund Besuch von Vater bekommen hatte, als ich in der Klinik war. Vater hatte bei ihm geklingelt, um zu sehen, wie ich eigentlich gewohnt habe. Der Sänger hat ihn hereingelassen und vorgeschlagen, zusammen in den Keller zu gehen, wo viele meiner Zeichnungen lagen. Als er das Neonlicht einschaltete, bot sich Vater ein Ort, an dem ein grauenhafter Kampf, ein verlorenes Gefecht, stattgefunden hatte. Überall auf dem Boden verstreut lagen Bücher herum, darunter *Das wilde Denken* von Lévi-Strauss, *Robopaten*[10] und auch *Een kuil om snikkend in te vallen (Eine Grube um schluchzend hineinzufallen)*.[11] Schief an der Wand hing ein gerahmtes Foto von mir, wie ich, in eine Ecke getrieben, auf dem nackten Boden sitze. In den offenen Schubladen eines Schranks lagen Bilder und Zeichnungen unordentlich übereinander. Als Vater einen Stapel aufnahm, fielen Passfotos von mir heraus. Mein finsterer Blick traf ihn wie ein Keulenschlag ins Gesicht. Stück für Stück hatte er die Zeichnungen mit dem Daumen angehoben.

»Hm.«

Die nächste Zeichnung.

»Hm.«

Noch eine Zeichnung.

»Hm.«

Wonach klang das? Nach Erstaunen? Verwunderung? Bewunderung? Mein Freund hatte das Gefühl, überflüssig zu sein, und hielt es für besser, meinen Vater allein zu lassen. Er ging nach oben, um Kaffee für ihn zu kochen.

Eine Viertelstunde später hatte Vater am Küchentisch Platz genommen und schweigend seinen Kaffee getrunken, während mein Freund über Gott und die Welt redete. Was sollte er ihm auch erzählen? Er hatte sich vollkommen ohnmächtig gefühlt, er hatte in der letzten Zeit, in der wir zusammen gewohnt haben, nicht gewusst, wie er mit mir umgehen sollte, geschweige denn, als ich im Irrenhaus saß. Das traf auf unseren ganzen Freundeskreis zu, wir wussten zwar etwas von den Problemen der anderen, aber ein enger persönlicher Kontakt war die Ausnahme.

Die Grundfläche meiner neuen Wohnung ist extrem niedrig, sie geht über drei Stockwerke, über einen Innenhof blickt man auf ein Bürogebäude. Vom ersten Tag an sind mir die drei engen, übereinander geschachtelten Zimmer, die winzige Küche und die Dusche mit kaltem Wasser zuwider. Ich habe kein Geld, um mich einzurichten, außerdem fehlt mir die Lust dazu. Wie soll ich es mir in dieser verwinkelten Hütte jemals gemütlich machen? Jede Stunde fährt ein Linienbus vorbei, der die Wände zum Beben bringt.

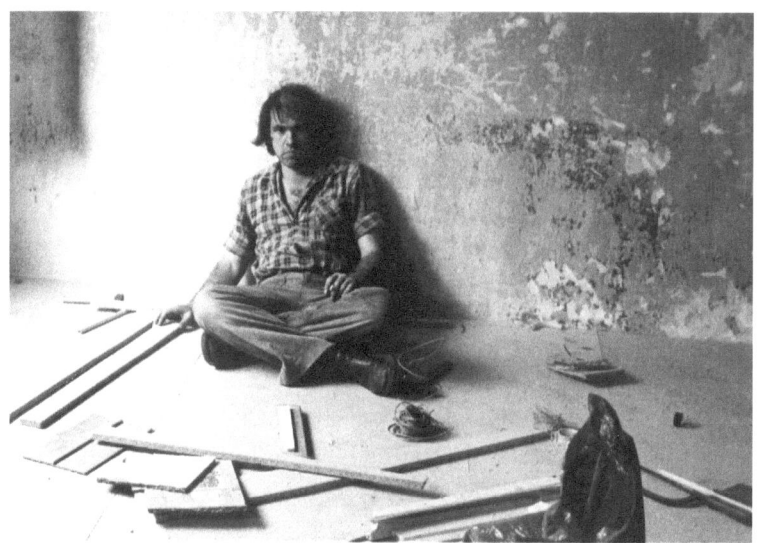

Twan am Boden – Foto des 27-Jährigen, 1976

Nach der Einweisung in die Psychiatrie bin ich in eine solche Nabelschau verfallen, dass alles um mich herum verwelkt und sinnlos erscheint. Ich kann mich zu nichts mehr aufraffen und isoliere mich dadurch immer mehr.

Der Hausarzt stattet mir einen Besuch ab. Er hat meinen Wunsch, die Pillen durch Spritzen zu ersetzen, akzeptiert.

»Jesses, was für ein Haufen Bücher. Schwere Kost«, sagt er, während er sich in meinem schäbigen Zimmer umschaut. Ich verschlinge immer noch massenhaft Bücher, jedoch fast nur noch einzelne Sätze oder Fragmente, ich verstehe nicht alles, stelle mir beim Lesen allerlei Fragen, vertiefe mich in Fußnoten und greife zum nächsten Buch. Ich registriere seinen Blick, als wolle er sagen: *Dir geht's aber richtig dreckig!* Aber ich lasse mir nichts anmerken und schweige. Ich sehe, wie er die Spritze aufzieht, er stößt die Nadel in mein Hinterteil, zieht sie heraus und sagt: »So. Das wird schon. Komm ab jetzt einmal im Monat in meine Praxis, um dir eine Spritze abzuholen.«

Das habe ich nicht gemacht. Medikamente sind von diesem Augenblick an ein abgeschlossenes Kapitel.

Tagsüber gehe ich in die Behindertenwerkstatt, in der überwiegend Menschen mit einer körperlichen Behinderung arbeiten, auf die das Arbeitstempo entsprechend abgestimmt ist. Mir wird bewusst, dass ich hier die Endstation erreicht habe. Da war selbst das Irrenhaus noch besser – da gab es wenigstens die Perspektive, wieder herauszukommen. In der Werkstatt fehlt jede Hoffnung, jeglicher Blick nach vorn, ich sitze abgekapselt in einem System, bin in eine Falle getappt.

Nach wenigen Wochen reicht es mir. Immerhin schreibe ich dem Leiter der Werkstatt einen Brief.

»… hiermit bitte ich, Twan, Sie, die medizinischen Unterlagen über den Zeitraum meines Aufenthalts zu vernichten …«

Ich ende mit einem Satz, in dem ich mich auf ein paar Sketche im Radio über den öden und blöden Alltag in Büros beziehe.

Es gelingt mir, über einen früheren Job eine Stelle zu finden, dieses Mal als Assistent eines Archäologen. Im Stadtzentrum finden Ausgrabungen statt, und ich grabe, vermesse und zeichne monatelang – präzise und konzentriert. Frost, Kälte oder Regen, nichts kann mich von meiner Arbeit abhalten.

Nach Feierabend steuere ich in meiner verdreckten Hose direkt die Kneipe an. Nach ein paar Gläsern führt mich der Weg zu einem Automaten, aus dem ich mich mit Fleischkroketten vollstopfe. Wenn ich nach Hause komme, ist es schon spät, und oft bin ich so betrunken, dass ich es gerade noch bis zur Toilette schaffe, um das fette Essen wieder auszukotzen.

Trotzdem erscheine ich pünktlich um halb neun an meinem Arbeitsplatz, ständig darauf bedacht, bei den anderen kein negatives Bild zu hinterlassen.

Einmal kommt ein Kollege auf mich zu und sagt: »Was ist mit dir? Hast du vor irgendwas Angst oder so?«

»Was meinst du damit?«, fahre ich ihn an.

»Du hast so einen bekümmerten Blick.«

Meine Gedanken kommen nie zur Ruhe, ich spüre, dass meine Ideen nicht die Ideen der anderen sind.

Still arbeite ich weiter.

Gegen Ende des Tages behalte ich sowohl meine Arbeit im Auge als auch meine frühere Stammkneipe, die direkt gegenüber dem Ausgrabungsgelände liegt. Ein paar verlorene Figuren haben schon früh mit dem Saufen angefangen. Lärmend treten sie ins Freie, erkennen mich und pöbeln im breitesten Brabanter Dialekt: »O Gott, guck mal. He, Twan! Was machst du da?«

Der Archäologe blickt mit einem Stirnrunzeln von seiner Arbeit auf.

»Kennt ihr euch?«

Ich sehe seinen schulmeisterlichen Blick auf mich gerichtet, ich gerate aus der Fassung und hätte beinahe eine Bodenprobe fallen lassen.

»Vorsicht mit meinen Sachen«, sagt der Archäologe. »Geh mal ein paar Schritte nach links, dann kann ich hier weitermachen.«

Aber ich kann links und rechts nicht unterscheiden, das konnte ich noch nie, ich vertue mich, wo ich doch sonst in allem immer so genau bin.

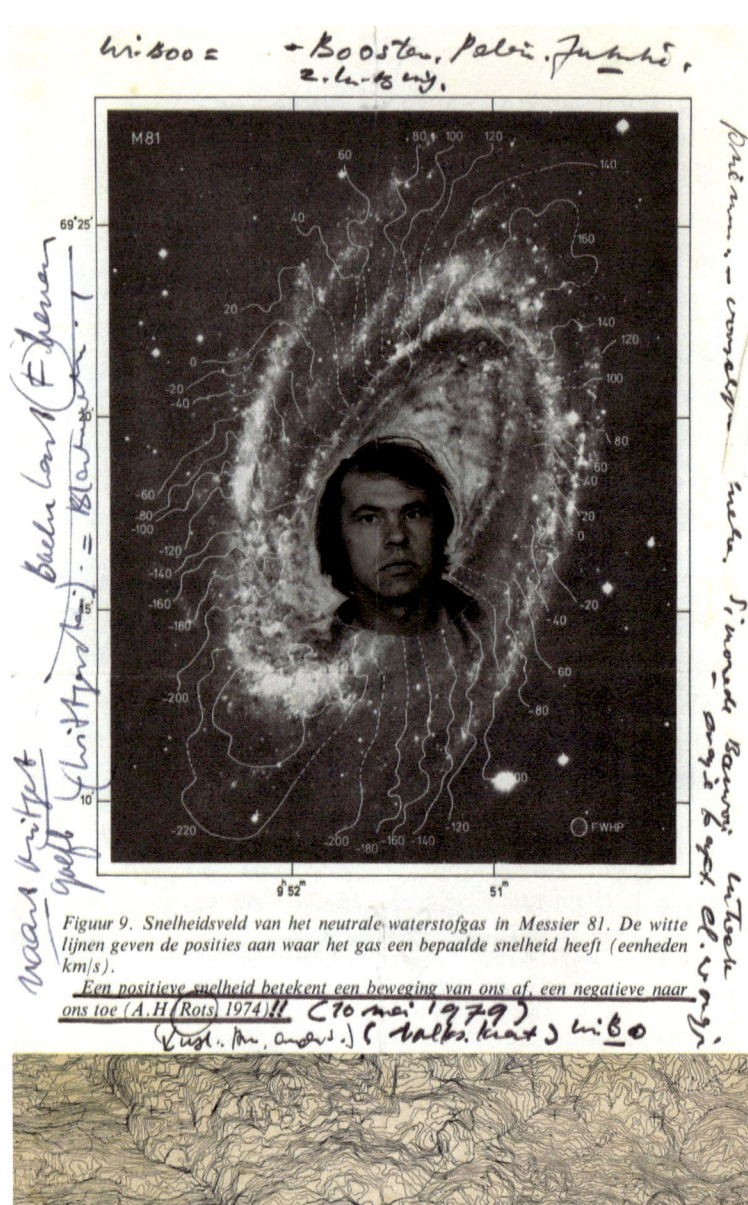

Messier 81, 1979

»Du arbeitest miserabel heute«, kommt nun von meinem Chef, der sich schon wieder mit seinen Doktoranden berät – allesamt intelligenter, reicher und besser als ich. Obwohl sie im Schlamm wühlen, geht etwas Elitäres von den Archäologen und ihren Studenten aus. Ich bin von einem anderen Schlag – falsche Schule, falsches Dorf, falsche Essgewohnheiten. Also nicht tauglich. Sie werfen mir verächtliche Blicke zu, als wäre ich jemand, mit dem sie lieber nicht gesehen werden möchten. Ich fühle mich verarscht und schmeiße alles hin.

Auf dem Nachhauseweg komme ich an einer meiner Stammkneipen vorbei. Ein paar Gäste grölen mir zu: »Antonius, Antonius, Antonius ist irre!«

Ich fürchte, ich habe durch das Etikett »irre« an Glaubwürdigkeit verloren. Ich merke, dass über mich geredet wurde. Den Bosch ist ein großes Dorf, in der Innenstadt kennt jeder jeden, und ich habe inzwischen einen schlechten Ruf.

All das, was während meiner ersten Psychose passiert ist, meine Einweisung in die Psychiatrie, spielt nur eine untergeordnete Rolle im Vergleich zu dem, was sich in den Jahren danach ereignet und mich wie einen Roboter durch mein Leben treibt. Rückblickend ist mir meine erste Psychose als wärmer, menschlicher und bildhafter in Erinnerung.

Ich gehe in meine Küche, es ist nichts Essbares im Haus. Ich begebe mich in das kleine Zimmer mit dem niedrigen Holztisch. Instinktiv richtet sich mein Blick auf den unordentlichen Stapel Bücher. Entschieden fische ich ein Buch über Astronomie heraus. Wie ein Geier stürze ich mich auf ein Foto des Sternbildes Messier 81, nehme eine Schere, schneide das Bild aus und starre es lange an. Die Spiralgalaxie scheint auf mich zuzukommen, die Drehbewegung vollzieht sich mit Hunderten von Kilometern pro Sekunde, während der Kern der Scheibe, ein dichter Sternenhaufen, so grell aufleuchtet, dass er fast zu bersten scheint. Ich fahre mit dem Oberkörper zurück, und das Bild eines aggressiven Katzenauges zuckt im Dunkel durch meinen Kopf. Von Unruhe gepackt blättere ich ein anderes Buch durch, mein Blick fällt auf eine Karte mit einem Höhenprofil. Ich schneide einen sehr welligen Abschnitt aus und klebe ihn an den unteren Rand des Sternbilds. Jetzt prasseln sinnerhalb kürzester Zeit so viele Eindrücke auf mich ein, dass ich sie nicht mehr registrieren kann, sie purzeln übereinander. Plötzlich muss ich furchtbar dringend zur Toilette.

Als ich danach wieder an meinem Tisch platzgenommen habe, setzen sich meine Gedankengänge fort. Von der Straße höre ich die bekannten Geräusche, eine Nachbarin und die Hupe des Rollenden Supermarktes. Alles ist so, wie es sein sollte. Ich starre in mein halbleeres Bierglas, und plötzlich fällt mir etwas ein. Sätze aus einem Buch des französischen Philosophen Teilhard de Chardin über die Noosphäre, die selbstständige Schicht des Geistes, von der die Erde umgeben ist. Mit zitternden Händen hole ich mein Passfoto aus einer gerammelt vollen Schublade und klebe es auf den hellen Kern des Sternehaufens. Als ich das Licht des Sternbildes auslösche, kippt das Spiel der Kräfte. Ich versuche, mich noch einen kurzen Augenblick in dem tosenden Strudel der Spirale in der Schwebe zu halten, aber ich gleite nach hinten, immer weiter weg, immer schneller, ich werde vom Unendlichen, vom Nichts verschluckt, ich verschwinde in einem schwarzen Loch.

Nachdem ich mich morgens mit einem Geschirrtuch an der Spüle frischgemacht habe, starre ich eine Weile aus dem Fenster. Zu meinem großen Erstaunen sehe ich Vater aus dem Bus steigen. Ich öffne ihm die Tür. Er steht vor mir, eine lange Holzlatte unter dem Arm.

»Willst du einen Kaffee?«, frage ich.

»Mach dir keine Umstände. Ich will nur etwas in der Ecke von deinem Zimmer reparieren«, sagt er und betritt zielstrebig meine Wohnung.

»Ja ... natürlich.«

»Du hast hier noch ganz schön viel zu tun«, sagt er, als er einen Blick in die heruntergekommenen Räume wirft. Unbeholfen stehe ich daneben. Ich schäme mich für die Kaffeetasse ohne Henkel, die kaputte Fensterscheibe, die schiefe Tür. Zugleich sehe ich, wie stümperhaft die Reparatur ist und spüre die Sicherheit, die Vater mir geben will, empfinde meine eigene Ohnmacht und sogar Undankbarkeit. Die Situation ist so bezeichnend für Vater. Niemals käme er darauf, dass bei mir etwas schief laufen könnte. Vom Elend kauft man sich frei oder man geht es praktisch an. »Du brauchst einen festen Platz«, hatte er beim Kauf des Hauses gesagt. Mit einer eigenen Wohnung würde sich mein seltsames Verhalten erledigen – mag er wohl gedacht haben.

»Ich bin dann soweit fertig. Ich mache mich mal auf den Weg, dann kriege ich den Bus noch.« Er zieht seinen Mantel an und kippt den Kaffee herunter, den ich ihm doch hingestellt habe. In seiner ganzen Körpersprache spüre ich die Frage, die er nicht stellen kann: *Tiwan, was ist mit dir passiert?* Aber das weiß ich selbst nicht.

Nachdem Vater gegangen ist, überlege ich mir, dass in unserer Familie die Probleme vielleicht schon vorprogrammiert waren. Andererseits waren wir nicht anders als so viele Familien in den Fünfzigerjahren – sie zählten viele Köpfe, waren fleißige Kirchgänger, die Kinder besuchten die Schule, sie bekamen zu essen, halfen im Haushalt und wurden in den Schulferien über die Verwandtschaft verteilt. Eine anständige katholische Familie mit ihren Sorgen und Nöten, wie überall. Was ist die Norm für eine normale Familie?

Ich meide die Kneipe nicht mehr, schwimme nicht mehr gegen den Strom, sondern lasse mich von den anderen mitziehen, ich führe nicht mehr das Kommando über mein Leben, die anderen bestimmen, wie viel getrunken wird.

»Er nun wieder«, sagt ein Gast, der in die Kneipe kommt, während ich in einer Ecke sitze und mit feiner Feder einen Galgen zeichne. Der Galgen hat die Form des Zeichens für »unendlich«, an ihm baumelt ein Mann. Ein zum Tod durch den Strick Verurteilter.

Als ich kurz darauf etwas am Tresen bestelle, spüre ich, dass die anderen Kneipengäste mich verstohlen mustern, dass sie mich für verrückt halten und sich fragen, warum ich nicht in der Klinik geblieben bin.

»Als du in Padua warst«, ruft einer von ihnen mir zu, »wollte ich einen Kleinbus organisieren, um dich mit den anderen zu besuchen. So eine Art Klassenfahrt.«

Einen anderen höre ich sagen: »Vergiss es, d,er Bursche ist verloren.«

»Verloren«, bestätigt sein Nachbar.

Der Erste wirft mir einen schrägen Blick zu und sagt: »Man kann nie wissen.«

Ich fasse den Entschluss, meine Geschichte für mich zu behalten, das Etikett »Schizophrenie« wie eine Hautkrankheit zu verbergen. Was ich brauche, ist eine Maske, die mich unkenntlich macht, sodass ich nicht mehr zu lesen bin. Bei jedem nächsten Schritt werde ich einen Panzer anlegen. Dafür werde ich sorgen.

Mein Bruder hat inzwischen sein Studium beendet und für mich in einem Anflug von Mitgefühl ein Hotelzimmer auf Texel gebucht und bezahlt – ich soll an diesem Wochenende einen Alkohol- und Zigarettenentzug machen. Mit den kreischenden Möwen über mir als einziger Gesellschaft unternehme ich einige Fahrradtouren, die ich auf einer Karte finde. Ich fotografiere die Natur. Rauche nicht. Trinke nicht. Rede mit niemandem. In dem Hotel haben sich ein vollzähliger belgischer Ornithologenverein und eine komplette Fußballmannschaft einquartiert – schnell ziehe ich mich zurück. Nachts auf meinem Hotelzimmer mache ich mit dünner Feder eine Zeichnung von meinem Spiegelbild. Ich nicke kurz ein, schrecke aber wieder hoch und zeichne dasselbe Spiegelbild, mehr close-up.

Und noch näher heran,
und noch näher.
Texel 5.00 Uhr
Nur ein Auge.
Traurig,
stumpf.
Leer.

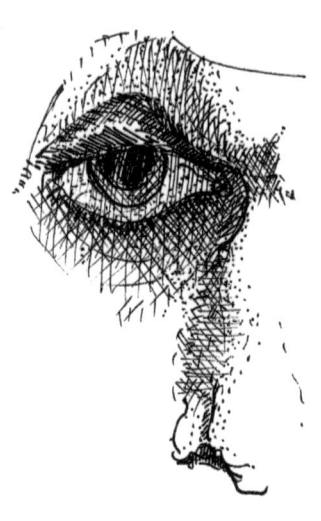 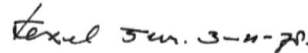

Texel, 1979

Für kurze Zeit schaffe ich es, weniger zu trinken. Weil ich mich besser fühle, traue ich mich, wieder Kontakt zu einem alten Schulkameraden von der HTS aufzunehmen. Er hat eine Stelle als Bauzeichner an einem Forschungsinstitut der Technischen Universität Eindhoven gefunden – das hätte ich auch gerne gewollt.

Als wir uns im Theatercafé treffen, sehe ich Jan schon mit gebeugtem Kopf an einem der Tische sitzen. Der Tisch ist bedeckt mit Papieren. Als er mich sieht, hebt er den Blick und sagt: »Da bist du ja. Schön. Ich weiß beim besten Willen nicht, wie ich das alles schaffen soll. Hier, alles Berichte, die ich noch durchgehen muss.« Er lächelt ein wenig säuerlich.

Ich mache den Mund auf, um ihm meine Hilfe anzubieten, aber er unterbricht mich sofort. »Ich hoffe, dass du inzwischen etwas zu tun hast, ich kann mir kaum vorstellen, wie du dich jeden Tag fühlst. Es gibt so viele Leute, die sich regelrecht nach Teilhabe am gesellschaftlichen Leben sehnen, während ich in dieser Tretmühle stecke und keine freie Minute mehr habe.«

»Du weißt, dass ich dir helfen kann«, sage ich.

»Das meine ich nicht. Ich werde mit meiner Arbeit schon selbst fertig. Na ja, du könntest mir dabei helfen, die Grundstücksgrenzen herauszufinden.« Achtlos schiebt er einen Bericht zu mir herüber.

»Geht es um Parzellierungen? Natürlich. Was muss ich tun?«

Hastig und mit einer gewissen Geringschätzung für Archivarbeiten erklärt er es mir.

Nachdem wir das Café verlassen haben, bin ich wochenlang damit beschäftigt, die Daten und Fakten für meinen Bekannten genauestens aufzudröseln.

Danach hänge ich ganze Wochenenden bei Jan herum, ich fiebere nach sozialen Kontakten und Gastfreundschaft, nach Unterhaltung und Schlaf. An einem der Abende redet Jan ununterbrochen. Wir trinken. Er reicht seine Zigarette an mich weiter, zeigt mir Architekturbücher, geht zum Plattenspieler, um eine Platte aufzulegen. Mir raucht der Kopf und ich habe alles im Blick. In der einen Hand ein Bier und in der anderen eine Zigarette, schwadroniert er weiter: »Pass auf, wir können so viel reden, wie wir wollen, unser Forschungsinstitut wird immer ein Papiertiger bleiben. Wir haben zu wenig Macht, um die Welt zu verändern … Wenn du Zeit hast, solltest du am besten mal im Institut vorbeikommen, da habe ich das meiste Material zur

Hand. Ich fände es super, mal etwas ausführlicher mit dir darüber zu reden. Immerhin haben wir uns das schon lange versprochen.«

Als ich gehe, drückt er mir vorab einen Stapel Mappen in die Hand, die ich mir gründlich anschauen soll.

Durch dieses Interesse ermutigt, bin ich nicht mehr zu bremsen. Ich entwerfe einen Plan für die Innenstadt, die ich während meiner befristeten Jobs so ungemein präzise kartiert habe. Mir wird bewusst, von welcher Bedeutung mein Projekt ist, es ist ein Überlebensplan, um die Zukunft in den Griff zu bekommen. Warum diese Gedanken mein Gehirn überfluten, weiß ich nicht, aber ich ahne, dass ich den Schlüssel zu einem dramatischen Geheimnis besitze.

Auf eine 2 x 2 Meter große Hartfaserplatte klebe ich den Stadtplan von Den Bosch aus dem Jahr 1822. Ich zeichne, klebe und schneide unermüdlich kleine Fenster in das Papier. Es ist beinahe, als hätte ich halluzinogene Drogen genommen. Ich krieche fast in die Zeichnung hinein, genieße intensiv den Kontakt mit dem Material. Ich spüre eine wohlige Wärme, als würde ich rosig vom Schlaf unter der Bettdecke liegen. Ich fotografiere die Orte, an denen in Zukunft Häuser abgerissen oder Neubauten entstehen werden und klebe die Dias hinter die Fenster, als wäre das Ganze ein Guckkasten. Mein Blick geht durch die Platte hindurch, ich schaue weit dahinter, wie in eine unermessliche Tiefe, ich sehe die Häuser, die zerfallen, der Zeit zum Opfer fallen, ich höre, wie neue Türen aufgehen, sehe, wie sich die Straßen der Innenstadt vor mir entrollen, sodass ich mich fast verlaufe, und höre die Strömung der Dieze. Ich stehe hinter meinem visionären Plan, der mir Sicherheit und Ruhe gibt.

Ich öffne meine Haustür, schleife die große Platte über die Schwelle und halte ein Großraumtaxi an. Schweigend sitze ich auf der Rückbank und blicke nach draußen. Als wir das Gebäude erreicht haben, in dem mein Freund arbeitet, gehe ich auf dem kürzesten Weg zu seinem Arbeitsraum. Hier findet gerade eine Besprechung statt. Dass mein Körper, der in einem abgetragenen Hemd und einer verschlissenen Hose steckt, zusammen mit der großen Platte viel Raum einnimmt, gibt mir ein gutes Gefühl. Ich gehe einen Schritt nach vorn und blicke in erstaunte Gesichter. Stotternd beginne ich mit meiner Präsentation.

»Hier, dies wird ein Schutzraum … zum Überleben … So sieht's aus.« An dieser Stelle verstumme ich. Meine Sprache ist auf Grund gelaufen.

»Wer ist das?«, fragt einer der Leute; er richtet sich nicht an mich, sondern an meinen Freund.

Ich komme ihm zuvor, sage, dass ich Mitarbeiter des Archäologischen Dienstes bin, und fahre fort mit der Präsentation meines visionären Plans.

Jans Kollegen schweigen herablassend und heucheln höfliches Interesse.

»Was für ein visionärer Plan?«, fragt Jan, blickt suchend in die Runde und hält mich zum Narren, indem er so tut, als bemerke er die große Platte nicht.

»Hier auf dieser Tafel. Lass es mich erklären.« Erneut gelingt es mir nicht, auszureden.

»Und?«, sagt mein Freund.

»Ein Stück Spanplatte?«, fragt sein Kollege.

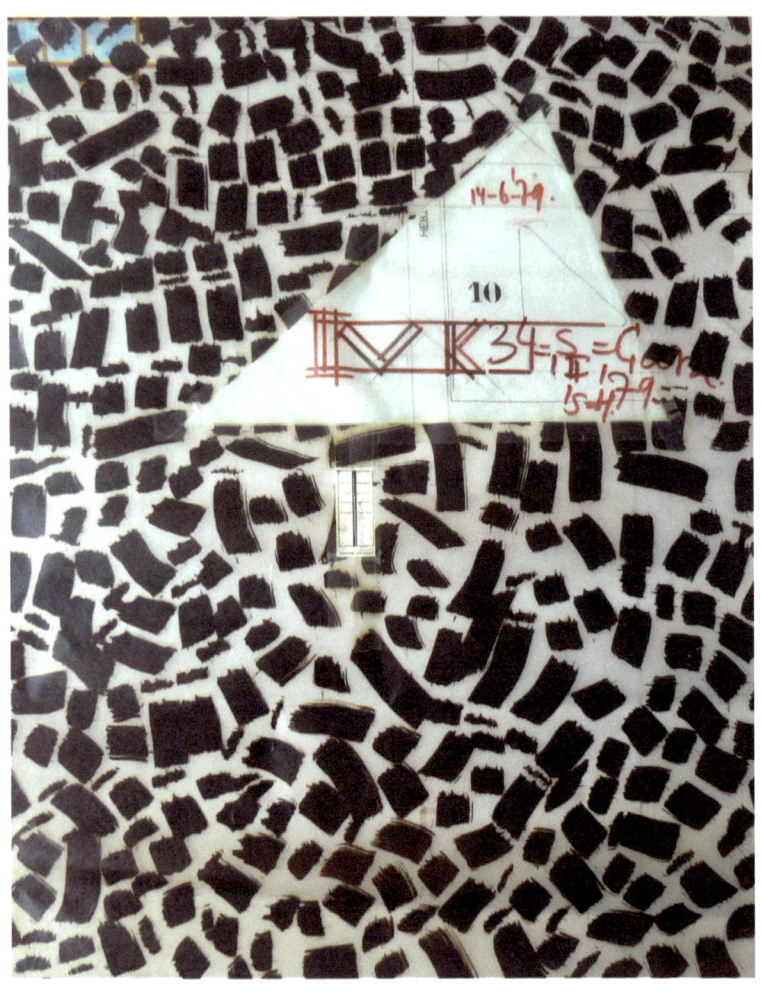

Zur Zeit der zweiten längeren Psychose, 1977–1980

Mir ist klar, dass er mich verspottet, aber ich will trotzdem meinen Rettungsplan erläutern.

»So darfst du das nicht sehen. Lass es mich erklären …« Ich drehe mich um zu der Tafel, die er ein Stück Spanplatte nennt, die aber keine Spanplatte ist, sondern ein visionärer Plan, ich sehe vor mir, wie die Innenstadt von Den Bosch in fünfzig Jahren aussehen wird, wie die Bewohner in ihre Baumhäuser klettern und wie Bauen zu einer Nestbautechnik geworden ist. Ich empfinde mich als redegewandt und überzeugend, aber auf irgendeine Art und Weise scheinen meine Gedanken eigene Wege zu gehen, gegen meinen Willen, und an den Vortrag, den ich im Kopf zuvor einige Male geprobt hatte, kann ich mich nicht mehr erinnern. Mühsam und langsam formuliere ich unzusammenhängende Worte.

»Was willst du? Dir ist doch wohl selbst klar, dass das nicht geht«, sagt Jan kurz.

Ich schneide die Fenster in der Mitte durch und gebe die beiden Hälften Jan, so wie man es früher mit Wertpapieren gemacht hat, die nur dann etwas wert waren, wenn die beiden Hälften wieder zusammengefügt wurden. So schließen wir ein Bündnis.

»Obwohl …«, sage ich, während ich in meinem Vortrag fortfahre. »Obwohl ich noch berechnen muss, wie viel … warte. Bleib sitzen. Hier ist der Plan, und wenn du noch mehr Details brauchen solltest, musst du mich nur fragen …«

Die anderen hüsteln. Ich frage laut: »Was ist?«

»Bravo!«, ruft ein Einzelner, aber ich höre den falschen Tonfall in seiner Stimme.

»Komm«, sagt Jan. Er steht auf, geht auf mich zu und packt mich am Ärmel. »Du solltest jetzt besser nach Hause gehen.«

Ich rühre mich nicht vom Fleck. Keinen Zentimeter. Ich blicke ihm direkt in die Augen und sage: »Lass es mich dir erklären.«

»Glaubst du, dass wir dafür Zeit haben?« An seinem Gesichtsausdruck ist abzulesen, dass seine Ratlosigkeit in Wut umschlägt.

Er öffnet mit einer Hand die Tür, und während er mich sanft von hinten vor sich her schiebt, sagt er: »Wir sehen uns später noch.«

Wenn ich jetzt, vierzig Jahre später, daran zurückdenke, schäme ich mich für die Stümperhaftigkeit meines so genannten visionären Plans und für meine weitschweifige und wirre Theorie. Aber zugleich spüre ich, wie sehr mir die Intensität meiner damaligen Gefühle abhandengekommen ist.

Dennoch lasse ich mich nicht entmutigen, ich fühle, dass ich der Realisierung meines Plans noch nie so nahe war. Tag und Nacht arbeite ich unermüdlich, angetrieben von einer unwiderstehlichen suggestiven Kraft.

Erneut mache ich mich auf den Weg nach Eindhoven, dieses Mal in dunkler Nacht mit dem Fahrrad, im strömenden Regen. Die Strecke dehnt sich in einer entnervenden Langsamkeit vor mir aus. Der schwarze Weg scheint kein Ende zu nehmen. Neben mir bilden kahle Äste ein immer dichter werdendes Netz. Ein Auto kommt mir entgegen, das mich mit seinen Scheinwerfern blendet. Die Straße vor mir ist jetzt frei. Als ich am frühen Morgen in der Universität ankomme, wringe ich meine nasse Hose auf der Toilette aus. Ich will noch einmal zu Jan, um herauszufinden, was er von meinem visionären Plan hält. Die Sekretärin teilt mir mit, dass er nicht an seinem Platz sei, und so kehre ich unverrichteter Dinge nach Hause zurück.

Am nächsten Tag rufe ich ihn einige Male an, aber er geht nicht ans Telefon. Schließlich schicke ich ihm einen Brief: »Jan, hier einige Anmerkungen zum Entwurf N-dimensionales Bausystem ... Strahlung, Niederschlag, lt. Smits, Kernenergie in den Niederlanden, und Meteorologie (Eiszeiten, geologische Dimensionen). Formeln. Chinesisches Schriftzeichen in Regeln ausgedrückt. Entfernungen von Wohnen-Arbeit-Freizeit in einer Netzwerkstruktur mit Hilfe von Postleitzahlen, Telex, Laser, Satelliten bestimmen …. Bodenproben, Verunreinigungen, Leitscherben, sehr statische Montage, Bodenplatten, Sockelfundamente, Ringe, Verzahnungen. Variationen von der Wiege bis zur Bahre … seismografische Störungen … Arbeitsgruppen, Mitsprache.« Ich schreibe diesen Text verschiedene Male und schicke die gleichlautenden Briefe ab.

Wochenlang laufe ich meinem Freund nicht über den Weg. Auch nicht im Theatercafé, unserem bevorzugten und stillschweigend vereinbarten Treffpunkt, wo ich oft bin, und sei es auch nur, um vor mir selbst davonzulaufen.

Als es an der Haustür klingelt, denke ich, dass es der Gerichtsvollzieher ist, und verhalte mich still. Es klingelt ein zweites Mal, kürzer, als es der Gerichtsvollzieher tun würde. Ich stolpere die Treppe hinunter und gehe zum Fenster, stecke den Kopf nach draußen und spähe nach unten. Da wartet ein großer Kerl mit einer Zigarette im Mund. Jan? Erstaunlich, denn er war noch nie zuvor bei mir zu Hause.

Ich gehe zur Haustür und mache sie einen Spaltbreit auf.

»Kann ich reinkommen?«, fragt Jan.

»Ich habe dich angerufen und dir geschrieben. Nichts von dir gehört.« Ich bin gekränkt.

Er antwortet nicht. Als ich die Tür weiter aufmache, kommt er herein.

»Hast du Zeit für eine Tasse Kaffee?«, frage ich.

»Mach dir keine Mühe, ich kann nicht lange bleiben. Ich muss mit dir reden.« Er wirkt nervös.

»Wieso? Setz dich«, sage ich und schiebe ihm meinen Zeichenschemel herüber. Ich selbst bleibe mitten im Zimmer stehen, ich lasse ihn nicht aus den Augen. Er setzt sich nicht, sondern tigert auf und ab, um mein Zimmer zu inspizieren: der Abfalleimer, der überquillt, die Bücher, die überall herumfliegen, der einzige Schrank, an dem die Farbe abblättert, die Scherben eines Tellers auf dem Boden, all das scheint ihn zu irritieren.

Jan zündet sich eine Zigarette an, inhaliert den Rauch und sagt: »Wir können so nicht weitermachen. Ich bekomme schon eine ganze Zeitlang Post von dir. Ich kann rein gar nichts damit anfangen. Du schickst mir Briefe mit lauter Kopien von halben oder ganzen Bauzeichnungen und wirren Anmerkungen und Notizen, die überhaupt keinen Sinn ergeben.«

Ich verstehe nicht, wie er das sagen kann, halte mich aber zurück.

Mit einem verärgerten Blick steckt er sich die Zigarette wieder zwischen die Lippen. »Anfangs hatte ich den Eindruck, es wäre eine Art Spiel.«

»Ein Spiel?«, frage ich – lauter, als ich es wollte.

Er zuckt mit den Schultern, läuft auf und ab. Dann bleibt er stehen und sagt mit einem ängstlichen Ausdruck in den Augen: »Lass nur. Ich weiß inzwischen, dass das kein Spiel von dir war. Aber was ist es dann? Aus Gesprächen mit anderen habe ich erfahren, dass es dir nicht besonders gut geht – soweit mir das nicht schon selbst aufgefallen war. Ich neige zu der Schlussfolgerung, dass du den Kontakt zur Realität aus den Augen verloren hast. Bei dem Wie und Warum tappe ich völlig im Dunklen. Die Male, die du mich auf der Arbeit besucht hast, hast du einen sehr verwirrten Eindruck auf mich gemacht, und auch bei anderen Gelegenheiten bin ich aus deinem Gerede nicht schlau geworden. Ich habe damals den Mund gehalten, ich habe so getan, als wäre ich verrückt und habe dich ein bisschen labern lassen. Im Nachhinein bedauere ich das, ich hätte dich besser beim Schlafittchen packen und dich bitten sollen, mit dem Blödsinn aufzuhören.«

»Blödsinn?« Ich spucke das Wort fast aus. Wie kann er das sagen?

»Reg dich nicht auf. Unter deinen Bemerkungen waren oft auch brillante Eingebungen. Aber jetzt sollten wir einen Schlussstrich unter unseren Kontakt ziehen.«

Sicherlich meint er, dass er Besseres zu tun hat, als seine Zeit mit mir zu verschwenden.

»Außerdem fürchte ich, dass ich einfach keine Antworten auf die Fragen habe, die dich wirklich beschäftigen.«

»Das finde ich schlimm. Es ist doch dein Fach!«

»Mein Beruf ist ein wichtiger Teil meines Lebens, aber nicht der wichtigste«, sagt er und tut so, als mache es ihm nichts aus, dass sein Wissen nur oberflächlich ist und die Architektur ihn weitaus weniger fasziniert als mich. Nach einem kurzem Schweigen versucht er sich an einem freundlichen Lächeln und sagt, ohne mich dabei anzusehen: »Ich kann mir schon vorstellen, dass der Zug bei dir aus ganz anderen Gründen aus den Schienen gesprungen ist.« Ich verstehe nicht, was er damit meint.

»Lass es jetzt gut sein«, seufzt er.

Als ich ihn zur Tür bringe, sagt er mit einer entschuldigenden Geste: »Also misch dich bitte nicht mehr in meine Angelegenheiten ein.«

Ich komme aus dem Kino, wo ich mir einen kurzen Ausschnitt aus einem Film angesehen habe. Das mache ich fast jeden Tag. Ich kaufe mir eine Karte, gucke fünf Minuten, stehe auf und gehe wieder. Vor dem Haus eines Freundes laufen wir uns zufällig über den Weg, er bittet mich herein, aber ich schlage seine Einladung aus. Ich sehe meine früheren Freunde nicht mehr, ich gehe nicht mehr zur Akademie, auch das Theatercafé meide ich. Ich fühle mich wie jemand, der beim Aufwachen einen wichtigen Traum aus der Nacht zu rekonstruieren versucht. Aber obwohl ich mich bis zum Äußersten anstrenge, fallen mir nur einzelne zufällige Schlagworte ein, während ich gleichzeitig weiß, dass es um eine zusammenhängende Geschichte geht.

Wieder zu Hause, greife ich zu der Ginsengflasche, die ich nur wegen ihrer schönen Verpackung gekauft habe. Während ich einen Schluck daraus nehme, lausche ich intensiv der komplex experimentellen und bizarren Musik von John Cage[▲], Xenakis und

▶ Der Komponist John Cage hat gesagt: »Die Klangerfahrung, die ich wähle, ist die der Stille.« Ich erinnere mich an einen warmen Tag im Jahr 1978, an dem acht Stunden – oder war es noch länger – die Klangfarbenkomposition *Sound Day* im Radio gesendet wurde. Musiker schüttelten mit Wasser gefüllte Muscheln und bespielten mit Zweigen und Tannennadeln Kakteen und Paksoiblätter. Dieser Mikrokosmos aus Geräuschen wurde elektronisch verstärkt. Viele Hörer reagierten empört. Mich jedoch sprach *Sound Day* an, vor allem wegen seines spielerischen Konzepts und der Hingabe, die das Werk dem Hörer abverlangte. In diesem Meer von Klängen öffnet man wie von selbst Augen und Ohren, um den Assoziationen freien Lauf zu lassen. Außerdem gründet diese Komposition von John Cage auf dem I Ging, wobei er jedes Geräusch in Stille einbettet und nicht in Bezug zu

Zappa. Die Klangwolken und mathematischen Konstruktionen, mit denen Xenakis seine Musik komponiert, faszinieren mich mehr als die Musik selbst.
Alkohol und Musik bleiben mir. The Rolling Stones. »Paint it black!«

I look inside myself and see my heart is black.
I see my red door and must have it painted black.
Maybe then I'll fade away and not have to face the facts
It's not easy facing up when your whole world is black.

Rot, Grün, Blau und Schwarz kommen im Rest des Songtexts vor. Ich greife zu einem Farbpinsel, und mein Blick fällt auf die Tür, von der jetzt eine geheimnisvolle Ausstrahlung ausgeht. Es ist Sonntagmorgen, der Tag, an dem mich Mutter früher zwei bis drei Mal in die Kirche schickte und an dem ich nichts anderes unternehmen durfte. Jetzt habe ich Besseres zu tun. Mit treffsicheren Schwüngen streiche ich die Außentür gelb. Ich gehe wieder ins Haus, aber einige Stunden später nehme ich erneut den Pinsel in die Hand, um die Tür grün zu überstreichen. Die Farbe tropft auf den Gehsteig. Passanten blicken sich um. Ich höre sie kichern und tuscheln. Gegen Ende des Tages beschließe ich, die Tür schwarz anzustreichen. Als ich danach durch den Flur gehe, sehe ich lauter grüne und gelbe Farbsprit-

---

▶▶▶ anderen Geräuschen setzt – und das I Ging hat mich schließlich schon immer fasziniert. Ich habe es nicht nur treu befragt, sondern immer wieder einen Anlass gefunden, meine Überlegungen und Entwürfe mit Hilfe des I Ging zu begründen.

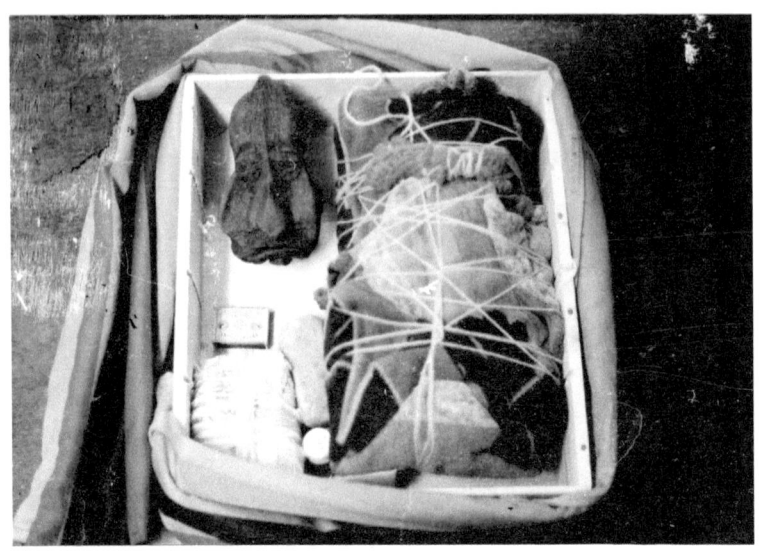

Köpfe in einer Kiste mit Stroh, 1977–1980

zer auf dem Boden und an den Wänden. Jetzt sind die Wohnungstüren an der Reihe. Ich bin eine ganze Weile damit beschäftigt, bis mein Blick auf den Lattenrost meines Bettes fällt. Ich streiche Latte für Latte abwechselnd blau, gelb, schwarz und weiß. Durch die Interaktion mit Farbe und Material lebe ich auf, es gelingt mir, die Botschaften, die sich in mich bohren, zu entwaffnen. Es ist inzwischen tiefe Nacht und mein schwarzes Kofferradio sendet Nachrichten aus … Um dem Objekt seine Seele zu entreißen, streiche ich das Radio im Popartstil weiß und gelb.

Die Jahre, die dann folgen, nehmen einen sehr ähnlichen Verlauf. Laut Kalender bin ich dreißig. Es kostet mich eine ungeheure Mühe, meine Gedanken zu ordnen, ich bewege mich auf Treibsand, finde nirgends Halt, mein Leben ist intensiv, gefährlich und tödlich anstrengend. Ich erinnere mich nur noch bruchstückhaft, in schnell vorbeiziehenden Bildern an diese Zeit. Daran, wie die plastischen, fast menschlichen Totenköpfe, die ich in der Psychiatrie modelliert habe, vor mir auf dem niedrigen Holztisch liegen. Sie sind meine geöffnete Blackbox. Behutsam berühre ich den Ton, streichle über die Köpfe – Männer mit einem wüsten Blick. Ich habe einen Plan: Ich lege sie einzeln in ein Kistchen mit Stroh, um die ich in einer zärtlichen Bewegung immer und immer wieder einen Bindfaden wickle. Dann packe ich die Kisten in Taschen, laufe in die Nacht, ohne Umschweife zu meinem Ziel, dem Hafen. Da lasse ich die erste Tasche ins Wasser fallen. Danach mache ich mich auf den Weg zum der Bronzefigur des singenden Bauernmädchens mit seinem Hahn, und die letzte Tasche setze ich neben einem Kanaldeckel auf dem Markt ab. Einige Leute kommen näher, noch trauen sie sich nicht, in die Tasche zu schauen, aber der Moment wird zweifelsohne kommen. Sie brennen natürlich darauf, das Geheimnis zu lüften. Ich habe etwas in Bewegung gesetzt wie eine Flaschenpost, ich mache den Finder neugierig und lasse den Zufall entscheiden, welches Leben der Gegenstand führen wird. Ich bin mir sicher, damit die Kluft zu überbrücken, die mich von der Welt der anderen trennt. Mit den kleinen Figuren, die ich wie Findelkinder ausgesetzt habe, kann ich sie auf mein Territorium verschleppen. Ich sehe schon vor mir, wie Leute später bei Baggerarbeiten eine meiner Figuren ausgraben, sich den Kopf darüber zerbrechen und vielleicht für kurze Zeit meine innere Welt betreten. In diesem Moment begnüge ich mich damit, aus dem Blickfeld zu verschwinden. Ich bin geduldig, ich bin ein Experte im Abwarten, ich warte, bis jemand mich braucht, ich warte, bis jemand zu mir kommt, ich warte auf einen Telefonanruf, ich warte auf den Hund, ich warte auf die Post, auf die Zeitung und darauf, dass das Altpapier abgeholt wird. Zu Hause angekommen, versinke ich wieder in meine Welt und zeichne auf einem Plan die Stellen ein, an denen ich meine Markierungen hinterlassen habe. *Versenkt in der Dieze von 's Hertogenbosch von Twan*, 1979.

Ich höre den Rollenden Supermarkt hupen und öffne die Tür. Der Fahrer begrüßt mich kühl.

»Pudding?«

»Ja.« Ich habe Hunger, aber nichts mehr zu essen im Haus. Woher soll ich das Geld nehmen? In der letzten Nacht habe ich am Bahndamm Gras gepflückt und es zu Hause aufgekocht.

»Das ist das letzte Mal«, sagt er und drückt mir einen Becher in die Hand. »Ich hab dir schon viel zu lange meine Sachen auf Pump verkauft.« Er blickt mir nach, als ich wieder ins Haus gehe.

In wenigen gierigen Zügen leere ich den Becher. Meine Pflanzen haben meinen Lebensstil nicht überlebt. Als säumiger Abonnent der *Volkskrant* habe ich keine Tageszeitung mehr. In einer Zimmerecke stapeln sich neben einem Müllberg schmutzige Teller und Tassen. Überall auf dem Boden verstreut liegen Stapel loser Blätter und Hefte mit meinen Aufzeichnungen. Ich dusche selten, aus dem Duschkopf kommt nur spärlich kaltes Wasser. Wenn ich an dem kleinen, schimmelbesetzten Spiegel vorbeigehe, den ich irgendwann über dem Spülbecken aufgehängt habe, vermeide ich es, einen Blick hineinzuwerfen. Wenn ich Wäsche wasche – was nur sehr selten der Fall ist –, setze ich mich vor die Waschmaschine und lasse das tanzende Gerät nicht aus den Augen. Die elektrischen Leitungen hängen wie ein Spinnengewebe in allen Räumen aus den Wänden. Die Holzdielen im ersten Stock haben Löcher, sodass man direkt auf den Boden darunter blickt. Mein Fernseher ist schon lange kaputt, nur mein Radio läuft noch auf Batterie. Das Wenige, was in der Küche gestanden hat, ist auf der Straße gelandet. Post bekomme ich kaum. Ach ja, ein Schreiben von der Fahrerlaubnisbehörde: »Hiermit setzen wir Sie davon in Kenntnis, dass die von Ihnen beantragte Fahrprüfung am 5. Juni 1979 nicht stattfinden konnte, da Sie sich zum vereinbarten Zeitpunkt nicht am vereinbarten Ort beim Prüfer gemeldet haben.« Und ein kurzer Brief von Vater: »Twan, zweimal an der Tür gewesen, Vogel war ausgeflogen. Ich hatte was fragen wollen. Kriegte letzte Woche einen Anruf von der Bank. Ruf mal an oder komm vorbei, Pa.«

Dass niemand von meinen Freunden mal nachschaut, ob ich Hilfe brauche, hat auch mit dem Zeitgeist zu tun. Vierzig Jahre später sollte ich von meiner damaligen Nachbarin hören, sie habe durchaus den Eindruck gehabt, mit mir sei psychisch etwas nicht ganz in Ordnung gewesen, aber das sei so häufig vorgekommen. Es war die Zeit der Antipsychiatrie▲, die für psychisch Kranke

▶ In der Antipsychiatrie werden Schizophrene als Geschöpfe ihrer Umwelt gesehen, als empfindsame Seelen, die in einer kranken Gesellschaft leben. Die psychotische Erfahrung gilt als authentischer als die alltägliche Wirklichkeit, die durch den Materialismus deformiert und verflacht ist – eine Psychose wird als Entdeckungsreise zum eigenen Selbst betrachtet. Man vertrat die These, die westliche Zivilisation würde das »wilde, assoziative Denken« unterdrücken und Medikamente den Heilungsprozess blockieren. Der Psychotiker konnte sein Gleichgewicht wiederfinden, indem er einen eigenen Lebensstil entwickelte. Zu dieser Bewegung gehörten Psychiater wie Foudraine, Deleuze und einen Platz in der Mitte der Gesellschaft einforderte. Folglich griff niemand ein. Es war auch die Zeit von Alkohol und Drogen, es wurde eine Menge schlechtes Haschisch angeboten, das alles Mögliche enthalten konnte, und da es viele gab, die durch ihren Drogenkonsum die Orientierung verloren hatten, wurde man nicht schnell auffällig oder sorgte für Beunruhigung.

Unterschiedliche Kunstformen und Assoziationen wurden als spielerisch empfunden, wohingegen psychotisch bedingte Assoziationen nichts Spielerisches an sich hatten, sondern extrem dunkel und schwermütig daherkamen. Der Dichter, mit dem ich seinerzeit unterwegs war und der zur selben Zeit wie ich in der Psychiatrie gesessen hat, lief in diesen Jahren oft laut schreiend durch die Straßen, auf dem Kopf eine Kipa, darüber ein

▶▶▶ Laing. 1977 habe ich unter anderem Laings Buch *Die Tatsachen des Lebens* gelesen und ein Jahr später noch einmal, ich wollte mehr über mich selbst erfahren. Das war in der Zeit, in der ich stark psychotisch war. Klingt merkwürdig? Dann gebe ich zu bedenken, dass ich das Buch wegen des Umschlags gekauft hatte, auf dem ein mit Nadeln gespickter Schädel abgebildet war.

Insbesondere zwischen 1965 und 1970 – also vor meiner Aufnahme in die Psychiatrie – gab es einen Exodus psychotischer Patienten aus den psychiatrischen Kliniken in die Gesellschaft, sodass viel mehr Menschen in Kontakt mit Psychotikern kamen. Diese Außenwelt merkte schnell, dass »der Andere« außerhalb der Realität stand. Das erzeugte Angst, Distanzierung, Misstrauen und Stigmatisierung. Gegenwärtig äußert der Psychiater Jim van Os vom Universitätsklinikum Maastricht die Hoffnung, dass in den kommenden Jahren die Auffassung revidiert wird, es handele sich bei Schizophrenie um eine genau definierte Krankheit, deren Ursache, Behandlung und Verlauf bekannt sind. Er geht davon

Hut, über den er wiederum einen Teewärmer gestülpt hatte, damit ihm, wie er sagte, »sein Gehirn nicht um die Ohren flöge«. Bekannte dachten zweimal darüber nach, ihn hereinzulassen, wenn er gegen ihre Tür hämmerte und nach ihnen rief.

Für meine Nachbarin, so hörte ich, war ich ein besonderer Fall. Sie hatte nur ein einziges Mal meine Wohnung betreten und sich bei dieser Gelegenheit über meine architektonischen Konstruktionen aus Schilf und Bambus gewundert, die bis an die Decke reichten. Mein Anderssein erschien ihr durchaus charmant. Bis es dann zu spät war. Bis ihr der Lärm, den ich veranstaltete, auf die Nerven ging und sie Angst hatte, ich würde das ganze Haus abbrechen. Ich stand in dem Ruf, dass man sich vorsehen müsse, wenn ich mich in der Kneipe volllaufen ließ. Begegneten

▶▶▶ aus, dass es sicher noch etwa zehn Jahre dauern wird, bevor man dafür einen neuen Namen hat. Im Grunde genommen schon traurig: Bleuler, der Schöpfer des Begriffs »Schizophrenie«, hat vor über hundert Jahren eigentlich nichts anderes gesagt. Er war der Meinung, dass es keinen Test gäbe, mit dem nachgewiesen werden könne, dass jemand *nicht* schizophren ist. Und 1952 schreibt er, dass die meisten Wissenschaftler Schizophrenie nicht mehr als eine eindeutige Krankheit, eine genetische Störung betrachten, die durch eine »spezifische« somatische Behandlung behoben werden kann. Zeigt das nicht, dass jeder etwas zu analysieren versucht, was nicht greifbar ist? Schizophrenie ist eine Black Box. Es gibt nur Wörter zur Beschreibung von Symptomen, aber kaum Wörter für die integrale Krankheit. Man sollte besser darüber schweigen. Auf die Antipsychiatrie folgte eine Zeit, in der Schizophrenie genetisch erklärt wurde, Psychosen wurden als eine Erkrankung des Gehirns gesehen, die medikamentös behandelt werden konnte. Vor Kurzem wurden drei Gene gefunden, die bei der Entstehung von wir uns vor dem Haus, war sie auf der Hut. Dennoch musste sie zugeben, dass ich niemals jemandem etwas angetan habe. Allerdings zog ich ihrer Meinung nach dubiose Gestalten an. Seinerzeit habe ich in mein *peace diary* geschrieben: »Klienten helfen sich gegenseitig ...« »Das Herz wird reicher, indem es gibt – Shakespeare.« Und darunter: »Stonehenge – stoned.«

Die Nachbarin konnte sich auch daran erinnern, dass Gaga Piet wie eine Ratte die Hauswand hochgeklettert war, um durch das Oberlicht in meine Wohnung einzusteigen.

Ich habe diese Leute mit anderen Augen gesehen. Wenn ich nach Hause kam, lag das eine Mal Piet und das andere Mal Bert in meinem Bett. Bert hatte Morphium aus einer pharmazeutischen Fabrik geklaut und deshalb im Knast gesessen. Er war

▶▶▶ Schizophrenie eine Rolle zu spielen scheinen. In den gegenwärtigen Ansätzen suchen Psychiater die Ursache in dem sehr dynamischen Zusammenspiel von genetischen und Umweltfaktoren. Jeder Mensch besitzt eine genetische Veranlagung für Psychosen und Halluzinationen (die sichtbaren Kernsymptome von Schizophrenie), aber in geringerem Maße für Schizophrenie.
Wie dem auch sei, mich ärgert die Medikamentengläubigkeit der Psychiatrie. Damit macht man es sich zu leicht. Mir gefällt das, was der Psychoanalytiker Darian Leader sagt. Er berücksichtigt die eigenen Lösungen, die sich ein Patient überlegt. Er arbeitet nicht darauf hin, Patienten an die allgemein übliche Wirklichkeit anzupassen, sondern will herausfinden, woraus die Wirklichkeit des jeweiligen Patienten besteht. Es scheint, als würde er das Besondere jeder einzelnen Geschichte beleuchten und ernst nehmen. Im Übrigen hat die bekannte Schweizer Ärztin Marguerite Sechehaye schon vor hundert Jahren Ähnliches gesagt. Zeigt nicht all dies, wie kompliziert das Phänomen ist?

ein bärenstarker Kerl mit einer überwältigenden Fantasie, der sich alle dichterischen Freiheiten nahm. Er stand regelmäßig vor meiner Tür, um mich zu fragen, ob ich mitkäme in die Kneipe. Der andere, Piet, trieb sich auf der Straße herum, schlief unter Brücken und Sträuchern und suchte sich hier und da ein warmes Bett. Dann führte er leise Selbstgespräche, rieb sich die Hände und quoll über von wundersamen Geschichten und magischen Weisheiten. Er hatte sich angewöhnt, kurz und heftig an meine Fensterscheibe zu klopfen.

Ich erinnere mich, wie ich einmal von dem vertrauten Klopfen am Fenster hochschreckte: Den Kopf gegen die Scheibe gepresst, steht Piet da, kreideweiß im Gesicht, die runden Augen weit aufgerissen und starr auf mich gerichtet. Es ist ein kalter Tag. Als ich die Tür öffne, schlüpft er hinein. Er weiß, dass mein Gasofen brennt, vielleicht ist auch noch etwas zu essen im Haus, mag er denken. »Du bist der Herr Smit vom Gericht«, sagt er.

»Komm rein«, sage ich. Gestört ist Piet zweifellos, aber Randfiguren wie er suchen meine Nähe, und ich bin froh darüber. Ich bekomme hier mehr Besuch als in der Wohnung, in der ich zusammen mit meiner Freundin gelebt habe.

Piet liegt ausgestreckt auf dem Boden, eine ganze Weile spricht er so leise, als hätten wir einen gemeinsamen Geheimplan. »Wir machen ein Konstruktionsbüro auf«, schlägt er im Tonfall eines Verschwörers und mit den Gebärden eines Zauberers vor. Ich sage nichts, ich fühle mich gut.

»Dann müssen wir ein Logo entwerfen«, fährt er fort. Wir können nicht genug davon bekommen, den Fantasien des anderen zuzuhören, in unsere Geschichten einzutauchen, ich fühle, dass wir auf derselben Wellenlänge sind und denke daran, Motels im Systembau 200 Mal zu multiplizieren, wie in dem Song *200 Motels* von Zappa. Mit dem, was Piet sagt, bekommt der Plan plötzlich eine viel größere Bedeutung.

»Dann ist das beschlossene Sache«, sage ich. »Wir gründen eine Gesellschaft und mieten einen Tresor für unsere Pläne.«

Piet räumt seine Hosentaschen aus, auf der Suche nach Zigarettenpapier, aber zum Vorschein kommen nur ein abgebrochener Schlüssel, zerfetzte Bustickets und ein zerrissener Stadtplan. Auf der Straße wimmelt es von den Spuren der Anwohner, das habe ich schon immer spannend gefunden. Achtlos weggeworfene Einkaufszettel, Einwickelpapier, Lieferscheine – all diese Spuren sind Signale. Ich lese sie ebenso neugierig auf wie Piet.

Er fragt mich, ob ich etwas zu essen im Haus habe. Ich sage, dass ich am Morgen meine Stütze abgeholt und mich mit Essen eingedeckt habe. Das könne ich auftischen. Wäre super, findet er. Ich lege mich neben ihn vor den Gasofen, mit dem Essen, das ich auf einer großen Silberschale arrangiert habe.

Piet isst wie ein Vögelchen.

»Schlag zu. Nimm noch mehr«, sage ich. Gemeinsam veranstalten wir ein Bacchanal. Rückblickend denke ich, dass es einfach nur Spaghetti waren. Piet redet pausenlos, liegt neben mir, steht auf, legt sich wieder hin, aber er ist so unruhig, dass er immer wieder aufstehen muss.

Ich weiß nicht mehr warum, aber plötzlich reicht es mir.

»Verschwinde!«, sage ich. Ich packe mein Fleischermesser und halte es ihm unter die Nase. »Du glaubst mir nicht? Siehst du das? Siehst du das?«

Lachend blickt er auf das Messer, steht auf und geht zur Tür, zeigt auf das Messer und sagt: »Ach, was soll das denn?«

Nicht nur der vorbeidonnernde Stadtbus lässt die Wände erzittern, hinzu kommt noch das Gestampfe der Rammmaschinen in der Nähe. Die Fensterscheiben klirren. In den Leitungsrohren hallt es nach. Die Holzdielen vibrieren. Der Stuck an der Decke bröckelt stellenweise ab. Ich werde immer ängstlicher in meiner Zigarrenkiste, die sich wie ein zitternder Resonanzkörper anfühlt. Es gibt Nächte, in denen ich mich nicht mehr traue, in meinem Bett zu schlafen, stattdessen mache ich ein Nickerchen unter dem schmalen Holztisch und scheiße in einen Plastikeimer.

Ich lebe jetzt mit meinem Haus wie eine Schildkröte in ihrem Panzer und mache mit jedem Eindringling kurzen Prozess. Die Geräusche meines Untermieters, eines Niederländisch-Lehrers, der im Stockwerk über mir wohnt, irritieren mich. Seine Schritte auf den Holzdielen, der Wasserhahn, der auf- und zugedreht wird, das Radio, der Pfeifkessel, all die häuslichen Geräusche machen mich kirre. Außerdem lässt er die eine oder andere Bemerkung fallen, wenn er mich in meinen dreckigen Klamotten und Schuhen im Bett liegen sieht oder mich kotzend über der Kloschlüssel antrifft. Sein leicht besorgter Blick wird mir zu viel – Farben, Türen, Ritzen, schon all das sendet eine Botschaft an mich aus, meine Welt ist übervoll, das Letzte, was ich brauchen kann, ist auch noch die Message von einem Besserwisser. Ich nehme seine schafsledernen Stiefel und stelle sie auf das Dach seiner Ente, die auf der Straße vor dem Haus parkt. Ich versetze seiner Tür einen harten Tritt. Weg ist er.

Über den Innenhof blicke ich auf eine Finanzbehörde, in ein Zimmer, in dem ein korrekt gescheitelter Beamter seiner Arbeit nachgeht. Was macht der da? Ich finde diesen Mann genauso störend wie jemanden, der mir zu dicht auf den Pelz rücken will.

Während ich noch überlege, wie ich ihn aus meinem Blickfeld verbannen könnte, wird meine Aufmerksamkeit auf etwas gelenkt, das sich im Garten hinter dem Haus abspielt. Ich höre, wie sich meine Nachbarn über mich lustig machen, sie wissen, dass ich in Padua war. Die Nase an die Scheibe gepresst, schaue ich nach unten in den Garten. Da sitzen sie mit Freunden, mit einem Klick öffnen sie Bierflaschen und verteilen die Karten, inmitten von Chips und Nüssen, Gekicher und Getuschel, das mich ausschließt.

Von irgendwas begeistert, wedelt der Freund der Nachbarin mit seinen langen Armen durch die Luft und dreht sich zu dem Fenster, hinter dem ich stehe. Will er mich provozieren? Ist er der Anführer? Hetzt er die anderen gegen mich auf? Was amüsiert sie so? Was haben diese anderen Freunde bei meinen Nachbarn zu suchen? Ich kann nicht mehr ruhig atmen, in meiner ohnmächtigen Wut klettere ich aufs Dach und schneide mit Vaters Schlachtermesser die Antennenkabel durch. Es knistert. Jetzt fühle ich mich ein bisschen besser. Wieder in meinem Zimmer, mache ich kurzen Prozess, ich renne mit Armen voller Besteck und Hausrat zum Fenster und schmeiße den ganzen Kram nach unten. Auch der letzte erbärmliche Stuhl muss dran glauben. In dem wilden Durcheinander des Trümmerhaufens sehe ich Kunst.

Ich lasse den Blick über meine Bücher schweifen und spüre das unbezähmbare Verlangen, sämtliche Bücher, die mich so fasziniert haben, zu zertrampeln, kaputtzumachen, zu vernichten. All diese Texte haben in mir den Keim für die Gedanken gelegt, die in meinem Kopf herumtoben. Ich reiße den Umschlag von Huxleys *Die Pforten der Wahrnehmung* ab, ein Buch, in dem die

Welt transformiert und wiedergeboren wird, *Tijd en creativiteit* (Zeit und Kreativität) von Hugenholz, in dem es um die Klassifizierung von Menschentypen geht, kommt ebenfalls nicht ungeschoren davon. Die tierische Zeit, die technische Zeit – weg damit. Gefolgt von *Robopaten* von Yablonski. Als ich *Eine Grube um schluchzend hineinzufallen* von Rudy Kousbroek in den Händen halte, taucht blitzartig ein Bild vor mir auf. Ich kam aus dem Theatercafé, es schneite heftig, ein großer Kerl rempelte mich an und beschimpfte mich. Ich konnte mich nicht beherrschen und schlug zu. Das Mädchen, das neben ihm ging – ich kannte sie – verlor das Gleichgewicht, als wir in unserem Gerangel gegen sie prallten. Und während sie vom Bürgersteig auf die Straße taumelte, sah ich ein Auto ankommen. Ich versuchte, sie wegzuziehen, konnte aber nicht verhindern, dass sie angefahren wurde. Tags darauf habe ich das Mädchen im Krankenhaus besucht, ich wollte ihr Kousbroeks Buch schenken, das ich für sie mit kleinen Zeichnungen versehen hatte. Das kam bei ihr gar nicht gut an, sie lehnte mein Geschenk ab. Jetzt zerreiße ich es. Der nächste Umschlag, den ich vernichte, gehört zu *Cockpit* von Jerzy Kosinski, ein Buch das mich einmal sehr beeindruckt hat. Als ich *Auf dem Weg zur vaterlosen Gesellschaft* von Alexander Mitscherlich entdecke, nehme ich einen Stift und kritzele das ganze Vorblatt mit Anmerkungen voll. Mitscherlich versteht es, das Normale und das Absonderliche miteinander zu verbinden. Jemanden mit einem Messer zu operieren, gilt als große Kunst, aber jemanden mit einem Messer zu ermorden, ist ein Verbrechen – wobei doch beides dieselben Fertigkeiten verlangt. Schon früher hatte ich in diesem Buch alles Mögliche an den Rand geschrieben. Meine Handschrift ist so klein, dass ich sie kaum noch entziffern kann, ausgenommen die Wörter »Hitler«, »vaterlos« und *Haus ohne Hüter* – Heinrich Böll«.

Den *SS-Staat* von Eugen Kogon lege ich zur Seite, dieses Buch wollte ich meinem Vater zum Geburtstag schenken. Bei Sartres *Die Transzendenz des Ego* halte ich kurz inne. Was ist Bewusstsein? Was ist gemeint mit dem Begriff »ich«? Sind »ich« und »er« nicht Synonyme? Ich switche gern zwischen »Twan« und »ich«, das lockert das Ganze auf, sonst wäre es doch zu eintönig und langweilig.

All diese umschlaglosen Bücher, in denen so viele meiner Gedanken und Ängste stecken, nagele ich auf meinen langen Holztisch, als wäre er ein Amboss. Mit jedem Hammerschlag schmiede ich die Bücher um und empfinde dabei ein Gefühl der Wärme. Um die festgenagelten Bücher binde ich einen Strick. Das Resultat befriedigt mich. Gleich darauf reiße ich das Schutzgitter des Gasofens herunter. Der Boden ist wie leergefegt, es gibt keinen Stuhl mehr, auf den man sich setzen könnte.

Ich bin total erschöpft und habe das Gefühl, mich auf Treibsand zu bewegen. Es gibt nur noch Fragmente, Bilder und Assoziationen, über die ich keine Kontrolle habe, alles scheint sich außerhalb meines Willens abzuspielen. Ich erkenne, dass ich meine Probleme nicht mehr lösen kann, ich habe keine Arbeit, keine Freundin, keine Zukunft, am Horizont schimmert nur noch die Verlockung, mich jetzt ganz in das Irresein fallen zu lassen – als Zuflucht, als Angebot aus Schwäche.

Jetzt, wo mein Widerstand gebrochen ist, schlägt der Wahnsinn zu. Ich zerhacke die Terrazzoplatten an der Außenwand meines Hauses. Als ich wieder in meiner Wohnung bin, kommt mir eine geniale Idee. Ich werde einen Durchbruch in eine Zwischenwand machen. Das Loch muss etwa 80 x 80 Zentimeter groß werden. Mein Zeichentisch steht noch da. Ich mache einen Entwurf, schmücke die Zeichnung mit einer Briefmarke der Republik Indonesien, klebe mein Passfoto und ein Pflaster darauf, stelle komplizierte Berechnungen an, die weit mehr als das Loch selbst betreffen, und füge alles zu einer Baubeschreibung zusammen.

Auf den Bauantrag schreibe ich: »Interne Umbauten. Durchführung, Koordination und Berechnung: keine Ausschreibung. Pegel des Küchenbodens = Amsterdamer Pegel = 0, Höhe = 333,691517 cm.« Ich kopiere die fünf Seiten für mein Archiv, die Originale stecke ich in eine Mappe, auf die ich schreibe: »Antrag auf den Durchbruch von Toilette und Küche, 12 Uhr 56 Greenwich Time.«

Vom Leiter der Abteilung Bauaufsicht der Gemeinde Den Bosch bekomme ich Antwort: »Sehr geehrter Herr …, hiermit teile ich Ihnen mit, dass der von Ihnen am 5. und 12. Juni 1979 eingereichte Plan für interne Umbauten in Ihrer Wohnung nicht in Bearbeitung genommen werden kann, bevor mir nicht die beigefügten Formulare vollständig ausgefüllt vorliegen. Ferner muss die Hälfte der anfallenden Gebühren entrichtet werden … Abschließend bitte ich Sie, bautechnisch korrekte Zeichnungen vorzulegen, sowohl von dem jetzigen als auch von dem geplanten neuen Zustand.«

Ich nehme das Schreiben mit einem Achselzucken zur Kenntnis, währenddessen singt Trini Lopez im Radio »If I had a Hammer«.

I'd hammer in the morning, I'd hammer in the evening. All over this land I'd hammer out danger. I'd hammer out a warning. It's the hammer of justice, it's the bell of freedom.

Ich greife mir ein Beil und hacke über dem Spülbecken ein Loch in Form eines Bügeleisens. Eine Nische, eine magische Form. Ein Platz für eine Marienfigur.

Es klingelt an der Tür. Immer hartnäckiger. Ich mache die Tür einen Spalt auf.

»Bei uns sind Beschwerden über Sie eingegangen«, sagt einer der beiden Polizisten, die vor meiner Tür stehen.

»Über mich?«

»Alle reden über Sie. Jetzt gucken Sie mal nicht so verschreckt. Sie veranstalten einen unglaublichen Lärm mit ihren Umbauarbeiten, indem Sie die Zwischenwände in Ihrer Wohnung einreißen.«

»Ich bin hier allein.«

»Aber die Nachbarn klagen über einen Höllenlärm.«

»Ich weiß von nichts. Sie stören mich bei der Arbeit.« Ich zeige auf die Marienfigur, die ich unter dem Arm habe. »Wie Sie sehen, ist das hier keine Zwischenwand. Ich will dieser Figur gern ihren angemessenen Platz geben.« Und kehre ihnen den Rücken zu.

Ich habe kein Geld mehr, um meine Wohnung zu heizen. Auf meinen Fensterscheiben prangen wochenlang Eisblumen. Der eisige Wind bläst durch die undichten Rahmen. Auf der Flucht vor der Kälte gehe ich auf die Straße, in eine Kneipe. An der Tür versperren mir drei Süd-Molukker den Zutritt, jeder mit einem Bierglas in der Hand. Ich versuche, sie zur Seite zu schieben, aber sie lassen sich nicht wegschieben. Sind noch mehr von ihnen da? Steht hinter diesen Scheißkerlen vielleicht der Rest des Clans? Was wollen sie von mir? Meine Augen suchen den dunklen Raum ab, vergeblich. Ich werde ihnen zeigen, dass ich mich nicht kleinkriegen lasse, und winde mich an dem Trio vorbei. In diesem Augenblick zerschlagen sie ein Bierglas in meinem Gesicht.

»Haut ab!«, brülle ich. Ich spüre, wie ich mit einer verblüffenden Kraft um mich schlage. Links und rechts treffen meine Fäuste die drei im Gesicht. Die zusammengeströmten Kneipengäste weichen zurück, und ich schaffe es, mir die Angreifer vom Leib zu halten.

Nie wieder habe ich diese Kneipe betreten – und auch keine andere. Noch immer habe ich die Narbe von dem Glas, das der Kerl in meinem Gesicht zerschlagen hat.

Nachdem die Wunde im Krankenhaus genäht worden ist, mache ich in einem Fotofix im Bahnhof Fotos von meinem übel zugerichteten Gesicht. Ich muss einen Beweis haben. Dann fahre mit dem Rad durch die dunkle Nacht auf der Autobahn nach Utrecht. Wer steckt hinter dem Komplott? Was soll das? Will man mich aus dem Weg räumen? Ganz sicher hat die Niederländisch-Chinesische Gesellschaft ihre Hand im Spiel. Aber mich fertigzumachen, ist nicht so einfach, wie sie denken, ich werde ihnen zeigen, dass ich weiß, was sie im Schilde führen. Endlos streckt sich die schwarze Straße vor mir aus. Dicht über dem Horizont hängt ein überwältigend großer Mond, schwer wie ein Mühlstein. Plötzlich ist da ein Stück der Straßendecke aufgebrochen. Teer klebt an meinen Reifen. Die Straße vor mir ist jetzt leer. Noch sechzig Kilometer. Weiden, Weiden und nochmals Weiden. Die Luft ist blau und kalt, ich fühle mein Blut langsam fließen. Ich steige vom Rad und schlafe unter einem Gebüsch ein.

Der Morgen dämmert schon, als ich mich wieder aufs Rad setze, eine lange Reihe Scheinwerfer blendet mich. Ich fahre bis zur Alten Gracht und halte vor dem Gebäude der Niederländisch-Chinesischen Gesellschaft an. Seit Jahren bin ich hier Mitglied. Ich stecke die Fotos von meinem verwüsteten Gesicht in einen Umschlag und schreibe in großen Buchstaben darauf: »Das kommt davon, wenn ihr eure Leute gegen mich aufhetzt.«

Nachdem ich den Umschlag eingeworfen habe, fahre ich nach Hause zurück und klebe auf meinen Briefkasten einen Zettel mit der Mitteilung: »Ich mache ein paar Wochen Urlaub in Paris.« Dann fahre ich zum Haus meiner Eltern.

Vater ist kurz verdutzt, als er meine zusammengeflickte Nase sieht und sagt: »Ach, eine Schnittwunde.«

Ich reagiere nicht.

Mutter hält mir einen Zettel unter die Nase, auf dem sie fein säuberlich aufgelistet hat, wie viel Geld ich mir von ihr geliehen habe. Für Kopien. Für eine Decke. Für ein Handtuch. Unter dem Strich steht der Gesamtbetrag von fünfundzwanzig Gulden. Sie hat früher in einem Büro die Buchhaltung gemacht, darin war sie richtig gut.

Ich gehe nach draußen, automatisch nehme ich den Weg am Wassergraben entlang zum Schlachthof, aber kurz bevor ich dort ankomme, kehre ich um, ich bin ausgebrannt, ich kann nicht mehr. Als ich ins Wohnzimmer komme, sehe ich Vater und meinen jüngsten Bruder miteinander tuscheln. Was treiben die da? Warum flüstern sie? Bestimmt lachen sie mich aus. Vater murmelt irgendwas von Harken im Gemüsegarten und steht auf, um nach draußen zu gehen. Ich nehme die Milchflasche vom Tisch und zerschlage sie auf seinem Kopf.

Ich empfinde einen unbezwingbaren Hass und Widerwillen gegen alles, was mit Kneipen, Alkohol und Den Bosch zu tun hat. Den Bosch ist für mich zu einer Stadt des Horrors geworden, zu einem Ort historischer Alpträume und Ängste, die mir an jeder Straßenecke auflauern. Ich will heraus aus dieser bleischweren Atmosphäre. Am liebsten würde ich alles auslöschen. Ich will einen Neuanfang. Ohne meine alte Identität.

Wenig später habe ich einen Termin bei einem Notar. Körperlich geht es mir gut, aber mental bin ich nicht mehr bei mir.
»Ja, ich habe Sie durchaus verstanden«, sage ich.
Es dringt noch gerade zu mir durch, dass der Notar mir einen misstrauischen Blick zuwirft. Er fragt sich sicher, warum ich es so eilig habe, mein Haus zu verkaufen.
»Sie wollen dem Verkauf also ohne Weiteres zustimmen?«
»Ja. Sonst stünde mein Haus ja nicht zum Kauf.«
»Sie wollen nicht weiter verhandeln? Es geht hier doch nur um eine Offerte.«
Ich sehe, wie er dem Händler, der mein Haus für einen Apfel und ein Ei kauft, einen unbehaglichen Blick zuwirft. Der weiß nur zu gut, dass ich nicht mehr alle Tassen im Schrank habe, aber er verzieht keine Miene.
»Wieso? Hier ist meine Unterschrift«, sage ich und ziehe einen Strich. Mir fallen die Augen halb zu, ich halte mich an der polierten Tischplatte fest – nur nicht mehr reagieren müssen, Hauptsache, ich kann jetzt gleich gehen.

Die Nachbarn verlieren mich aus den Augen, sie denken, dass ich vielleicht wieder in der Psychiatrie bin. Ich drifte ab.

Zu gleicher Zeit tippt ein Mitarbeiter des Sozialpsychiatrischen Dienstes einen Bericht, der in meine Akte aufgenommen wird. *»12–79. Der Vater mit nervösen Beschwerden, verursacht von seinem Sohn Twan, der schon früher, 1976, im Haus Padua in Boekel wegen Schizophrenie aufgenommen war. Der mittellose Sohn hat keine Einsicht in seine Krankheit und wirft seinen Eltern die Einweisung in Padua vor. Er soll laut seinem Vater mäßig verwirrt sein, es liegen momentan keine Gründe für eine Zwangseinweisung des Sohnes vor, dennoch halte ich eine Behandlung und Betreuung des Sohnes und der Eltern für sehr notwendig.«*

Filetieren
(2012)

▷   Twan liebt das Halbdunkel in seinem Zimmer, wo seine Bücher und Sportsachen einen festen Platz haben. Sein Haus ist seine Welt im Taschenformat, in der er gerne untertaucht. Die Zimmerdecke hat er zum Bug eines Schiffes umgebaut. Das Holz gibt Wärme, die Form ist stromlinienförmig. Man wird bei ihm keine herumliegenden Decken, Tücher oder Kissen finden, ein Raum muss nüchtern sein. Demnächst will er noch ein paar Fensterrahmen streichen. Mit dem Rest ist er zufrieden: altrosa, lindgrün, tomatenrot, kornblumenblau, zitronengelb.

Die Tageszeitung fällt auf die Matte. Er hebt sie auf und nietet gewohnheitsmäßig zuerst das Chaos der losen Seiten mit Heftklammern zusammen. Wenn das erledigt ist, kann er das Haus verlassen. Er nimmt den Brief von TNT, der auf dem Tisch liegt, in die Hand. Als Absender hat der Postbote darauf geschrieben: »Kommando Dienstleistungszentren – Verteidigungsministerium.« Das kann nichts Schlimmes bedeuten. Er wird gleich in die Buchhandlung mit einer angeschlossenen Poststelle gehen, die von einem neugierigen Ehepaar betrieben wird. Die Frau ist ein Klatschmaul, eine Spinne im Netz des Dorfes, und auch der Mann redet hinter dem Rücken anderer.

Als er aus der Tür tritt, fällt sein Blick auf die abblätternde Farbe an der Hauswand. Er ist in der Stimmung, etwas dagegen zu unternehmen und geht in den Malerladen, in dem er sich wie in einem Süßwarengeschäft vorkommt. Fast wie in Trance geht er zu einem Regal mit den Farbfächern, die er sich lange anschaut. Ein intensives Gefühl kriecht über seinen ganzen Körper, er wird fast verrückt vor Freude an den Farben, er fühlt sie, riecht sie, sieht sie, er ist verloren. Stundenlang könnte er sie ansehen. Für kurze Zeit vergisst er, wo er ist, den Laden, die Menschen, in diesem Augenblick ist er kein Technischer Zeichner, kein Mann der künstlich vorgeschriebenen Struktur, er ist ganz er selbst. Hätte er nur aus seinen Farbstudien einen Beruf und sich als Experte einen Namen machen können, dann wäre er in einen Kreis von Wissenschaftlern aufgenommen worden, wo man ihm aufmerksam zugehört hätte. Das ist nicht passiert, er hat den Zug verpasst, und in seinem Kopf sind nur Gedanken, auf die niemand wartet.

»Kann ich Ihnen helfen?«

Ganz von Weitem ist ihm bewusst, dass ihn jemand anspricht, aber er hat keinen Blick für seine Umgebung, die er normalerweise nicht aus den Augen lässt. Schnell dreht er sich um, er muss aus dem Laden heraus, bevor das Farberlebnis zu verblassen droht. Die erste Empfindung ist die schönste, die will er festhalten und nicht der Alltagswelt preisgeben.

In der Buchhandlung stöbert er zuerst zwischen den Neuerscheinungen herum und entscheidet sich für ein Buch über Dialekte. Ein geschicktes Ablenkungsmanöver denkt er, während er der Ladenbesitzerin an der Kasse das Buch und den Brief von TNT herüberreicht. Er weist sich aus, unterschreibt und nimmt den Umschlag entgegen.

»Das macht dann 16,29«, sagt sie.

»Die Belagerung von Den Bosch«, kommt ihm spontan über die Lippen. Er hofft, dass andere seine Gedankensprünge△ witzig finden. Aber er erntet nur einen verständnislosen Blick.

Er wartet, bis Karin kommt, um mit ihr zusammen den Bericht durchzugehen. Es dauert noch zwei Tage, bis sie da sein wird, aber er wartet. Die Zeit kriecht dahin.

Als sie an dem vereinbarten Tag sein Wohnzimmer betritt, fällt ihr auf, dass er den Tonkrug, den sie ihm vor Kurzem aus Ghana mitgebracht hatte, repariert hat. Sie fand es schade, dass auf der Reise ein Stück vom Rand abgebrochen war. Aber er hatte das überhaupt nicht schlimm gefunden. »In Gedanken sehe ich dich da laufen, eine zerbrechliche Gestalt mit einem schweren Rucksack auf dem Rücken. Du hast den Krug nur für mich mitgebracht, ein Unikat von the middle of nowhere. Du musst mir unbedingt noch sagen, wie die Töpferin hieß.«

»Das werde ich für dich herausfinden. Sie hat ihn aus pulverisierten Scherben gemacht«, hatte sie gesagt.

▷ Mit Karin tausche ich Bücher über Schizophrenie aus. Sie hat mir das Buch *Schizophrenie. Subjektive Erfahrungen und kognitive Untersuchungen* von Robert den Bosch gegeben, in dem es heißt, dass »eine eigenartige Ausdrucksweise mit der unzureichenden Unterdrückung irrelevanter Assoziationen« zu tun hat. Und an anderer Stelle wird gesagt: »Sprachstörungen werden in der Regel als Denkstörungen betrachtet. Wenn Wörter keinen Sinn machen, wird das entsprechend für das Denken gelten, so die Begründung. Aber das ist falsch.« Meine Wortschöpfungen werden wohl auch unter diese »Abweichung« fallen. Dass ich meiner Sprache keine Zügel anlege, hat für mich eher etwas mit Poesie zu tun.

»Die Qualität ist schlechter als die der Krüge aus dem dreizehnten Jahrhundert, die man aus der Inneren Dieze in Den Bosch gefischt hat. Das sagt etwas über den Stand der Technik aus.«

Später mailt er ihr: »Ich habe den dunklen Krug mit weißem Ton ausgebessert. Ich werde die reparierte Stelle nicht anmalen, damit mache ich deutlich, dass er repariert worden ist. Das steigert den emotionalen Wert, ich beginne, den Krug zu lieben. Die Wiederherstellung von Gegenständen und Gebäuden hat meiner Meinung nach mit einem Faible für die taktile Erfahrung eines vielfachen Berührens von Dingen zu tun. Diese Zuneigung, mit der man Dinge bei sich wohnen lässt und sich an sie gewöhnt, kann man nicht fertig in einem Laden kaufen.«

Sie setzt sich an den Tisch und legt ihren Schreibblock und das Etui neben sich.

»Ich bin gespannt auf den Bericht … was ist?«, fragt sie und sieht ihn an.

»Dieses ganze Zeug«, sagt er. »Ich will nicht, dass auf diesem Tisch etwas herumliegt. Ein Gegenstand mehr wirkt so dominant, dass sich meine ganze Aufmerksamkeit nur noch darauf konzentriert. Wenn du da bist, herrscht hier sofort Chaos.«

Sie lächelt, steht auf und stellt ihre Tasche im Flur ab.

»Den Rest brauche ich«, sagt sie, während sie sich wieder setzt.

»Ich nehme es mir selbst übel, dass ich mich über so eine Nichtigkeit aufregen kann. Meine Künstlerfreunde, bei denen ich früher ein und aus ging, hatten ihre verräucherten Zimmer vollgestopft mit Umzugskartons, Schränken und allen möglichen anderen Sachen. In einem solchen Chaos stach nichts mehr hervor, alles wurde zu einem Hintergrundgeräusch.«

Eine Zeit lang schweift er in Assoziationen ab, sie hört ihm zu.

»Lass uns mit dem Gutachten anfangen«, sagt sie schließlich und zieht den Stapel Papiere aus dem großen Umschlag.

Geraume Zeit wenden sie sich dem Bericht zu. Ginge es nach ihm, würde er hier und da ein kleines Stück lesen, doch sie geht das Gutachten von vorne bis hinten genau durch. Als es an einer Stelle um die familiäre Situation geht, fragt sie ihn nach seinen Erfahrungen im Schlachthof. Er weiß nicht, warum. Für ihn ist die Sache ganz einfach.

»Ich will nicht alles filetieren«, sagt er. Es klingt schroff.

»Ich verstehe deinen Widerstand«, sagt sie. »Aber ich habe keine Ahnung, wie es in einem Schlachthof zugeht oder in einer Familie wie der, in der du aufgewachsen bist. Darum frage ich nach. Nackte Tatsachen reichen nicht. Ich muss mir eine Vorstellung machen können, um in dem Buch ein lebendiges Bild zu zeichnen.«

Eine Weile ist es still.

»Ich hasse meine Eltern nicht«, nimmt er das Gespräch wieder auf. »Ich bin immer loyal geblieben. Ich habe abgewartet, was mein Vater von mir verlangte, und habe es dann getan.«

Er geht in die Küche, um Kaffee zu kochen, aber der ist alle.

»Ich bin gleich wieder da«, sagt er. »Solltest du raus wollen, den Schlüssel lege ich unter den Blutstein an der Haustür.«

»Den Blutstein hast du also noch!«, hört er sie erstaunt rufen, als er die Tür fast schon hinter sich zugezogen hat.

Auf dem Weg zum Supermarkt führt er ein Zwiegespräch mit sich. Ist es Zufall, dass er ihr begegnet ist? Oder steckt etwas dahinter? Oder jemand? Aber wer? Jetzt hat er die Möglichkeit, das herauszufinden, und er muss es unbedingt wissen. Wenn sie sein Vertrauen missbraucht, kann ihm das ziemlich egal sein. Was hat er schon zu verlieren? Wenig. Er blinzelt mit den Augen, das alles lässt ihn nicht kalt. Gleichzeitig ist er davon überzeugt, dass sie nichts gegen ihn unternehmen wird, er hat gute Gründe, ihr zu vertrauen.

Als er zurück ist, bleibt er kurz draußen vor dem Haus stehen, um durch das Fenster hereinzuschauen. Er sieht sie am Tisch sitzen, ein Glas Wasser in der Hand, den Blick auf den Laptop gerichtet. Er ist noch nie zuvor nach Hause gekommen, wenn schon jemand da war. Ihm klopft das Herz bis zum Hals, als er in die Küche geht, Kaffee kocht und schließlich den Küchenschrank öffnet. Die losen Geldscheine, die er auf ein Regalbrett gelegt hatte, sind noch da. Jetzt weiß er, woran er mit ihr ist.

Bedächtig setzt er sich an den Tisch, er hat sein Quäntchen Misstrauen abgeschüttelt. Und gleichzeitig empfindet er Scham. Von seinem Test hat sie nichts mitbekommen, sie ist noch immer in das Gutachten vertieft.

»Wie steht's mit dem Kaffee?«, erinnert sie ihn.

»Ach ja, der Kaffee.« Er geht wieder in die Küche und kommt mit zwei Tassen zurück.

»Super«, sagt sie begeistert. »Sollen wir uns jetzt mal die letzten Seiten ansehen?«

»Ich bin schon überrascht«, sagt er. »Es war doch schlimmer, als ich gedacht hatte. Bitterer. Trauriger. Meine Lage wird schärfer formuliert, als ich sie irgendwie verschwommen in Erinnerung habe. Ich kann das Ganze als Kinderkrankheiten abtun, aber die haben dann ziemlich lang gedauert. Als Momentaufnahme von vor vierzig Jahren scheint die Diagnose richtig zu sein. Allerdings haben andere die Situation wohl dramatischer eingeschätzt als ich selbst.«

Lange Zeit war er der Meinung, das ganze Elend habe mit seiner Zwangseinweisung in Padua begonnen, als die Gefühle von Angst, Chaos und Kontrollverlust ihn überfluteten. Jetzt sieht er, dass es schon viel früher Signale gegeben hat, die auf die drohende Katastrophe hindeuteten.

Sie nickt und schaut auf das Datum.

»Das ist interessant, dieses Gutachten wurde *fünf Jahre vor* deiner Aufnahme in die Psychiatrie erstellt. Der Psychiater beim Militär kommt zu derselben Diagnose wie der in Padua, nur ist es hier viel dringlicher formuliert.«

Er blättert noch einmal durch die Akte.

»… *Untauglichkeitserklärung 1. Oktober 1971 … empfohlen wird ein ausführliches Gespräch mit diesem nervösen, introvertierten, angespannten jungen Mann in psychischer Not, der meiner Meinung nach mit Sicherheit niemals seinen Militärdienst wird ableisten können. Ich bitte Sie um Ihre Einschätzung …*«

Das Schreiben ist von dem Oberst unterzeichnet und an den Bezirkspsychiater gerichtet. Dann das Gutachten des Psychiaters.

»*Dieser emotionslos wirkende junge Mann verabscheut das Militär, das Gebrüll, Uniformen. Am stärksten belastet ihn, dass er in letzter Zeit das Gefühl hat, sich selbst entfremdet zu sein, dass er nicht mehr er selbst ist und keinen Kontakt mehr herstellen kann, weder zu Jungen noch zu Mädchen. Er findet bei ihnen nicht die Atmosphäre, die er braucht. Fühlt sich mental anders als andere … Langsam formulierender Mann, der sehr schwierig im Umgang ist, der Intellekt scheint gut, Depersonalisation, inkohärentes Denken. Verhalten: schizoide Persönlichkeit, depressiv.*

Stark kontaktgestört, keine Zukunftsperspektive, sehr suspekte Familienanamnese. Keine Freunde, isoliert sich. Stimmung: angstbesetzt, manchmal paranoid. In keiner Weise anpassungsfähig. Sehr asthenische Persönlichkeit, labil und unerwachsen. Prognose: infaust (ungünstig). Tendenz zu psychotischen Reaktionen. Empfehlung: nicht wehrdiensttauglich T5. Grund der Untauglichkeit: psychiatrische Persönlichkeit, schizoider, kontaktgestörter Junge, Depersonalisation und inkohärentes Denken. Konklusion: schizoid. Cave Schizophrenie!! Kommt in der Familie vor!!«

Bestimmt hält sie mich für ein ganz armes Schwein, denkt er. Obwohl – sie interessiert sich schon ihr Leben lang für Psychologie und Psychiatrie. Sie hat ihm erzählt, dass sie früher mit Interesse die Klienten beobachtet hat, die zu ihren Eltern nach Hause kamen.

In Anbetracht seiner psychiatrischen Gutachten sollte er mit seinem neuen Arbeitsplatz zufrieden sein. Er schlägt die Akte zu, schiebt die Papiere wieder in den Umschlag und sagt: »So gesehen, geht es mir jetzt doch eigentlich ganz gut, oder? Ich denke immer, Schizophrenie hat mit dem Umfeld zu tun, und ich habe das Gefühl, dass mit den richtigen Leuten um mich herum alles in Ordnung ist. Oder sehe ich das zu positiv?«

»Es läuft gut. Auf jeden Fall hier bei dir zu Hause oder wenn du in der Natur bist. Aber sobald ein wenig mehr los ist – sei es, wir sitzen nach dem Mountainbiken in einem Café oder sind auf einem Parkplatz – setzt du deine Maske auf. *Geht doch bitte,* sieht man dich denken, wenn zu viele Menschen um dich herum sind. In solchen Momenten möchte ich am liebsten zu dir nach Hause zurück.«

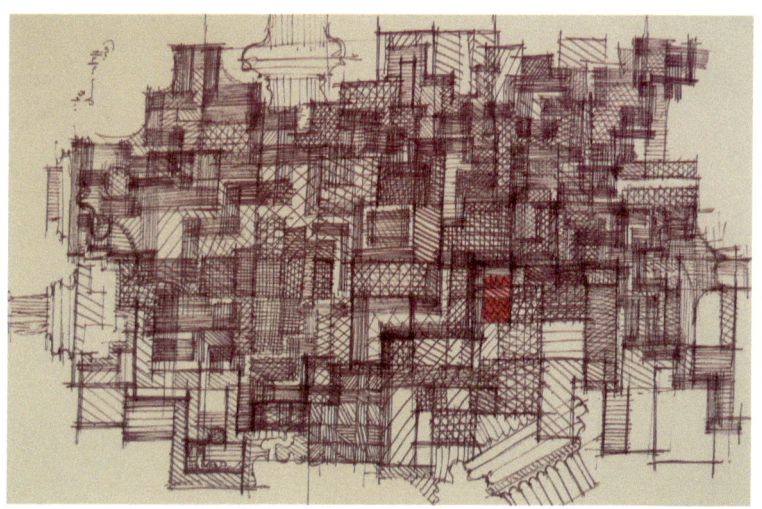

Sein Dorf mit einem (roten) warmen Fleck - sein Haus, Anfang der Neunzigerjahre

»Trägt nicht jeder eine Maske?«

Übergangslos zieht er einen Karton zu sich herüber und sagt: »Hör dir an, was ich hier gefunden habe. Psychosedokumente. Texte und Bücher, vollgekritzelt mit psychotischen Eruptionen.«

Geraume Zeit erzählt er.

Er hat ein Buch über Schizophrenie in der Hand, in das er am Rand zahllose Anmerkungen, Jahreszahlen, Namen und Stichwörter geschrieben hat. Sie lässt sich darauf ein, liest und fragt zum Schluss: »Ich verstehe deine Anmerkungen nicht so ganz, ich sehe keinen Zusammenhang zwischen dem Text und deinem Kommentar.«

»Was meinst du?«

»Ich weiß nicht, aber ...«

»Ist das nicht deutlich? Das sind Assoziationen.«

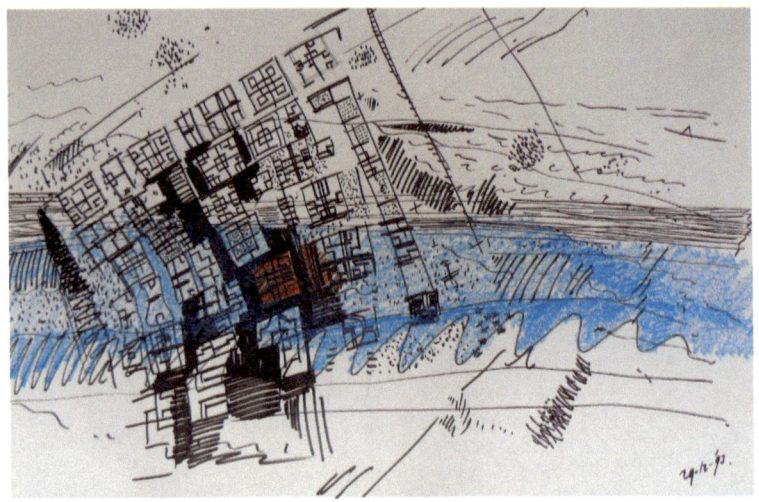

Eigenes (warmes) Haus an der Willemsvaart (Kanal), 1993

Er stopft das Buch in den Karton zurück und nimmt das nächste heraus, das auch wieder voller Anmerkungen ist. Er legt es ihr hin und kommentiert ausführlich, während er über ihre Schulter mitliest.

»PS. Da ist noch etwas, das ich sagen möchte …«

»Mir ist schon ganz schwindlig, ich habe das Gefühl, in ein Gestrüpp von Assoziationen geraten zu sein«, unterbricht sie ihn.

»Einfach nur durchhalten.«

Sie greift zu einem Heft, vollgeschrieben mit Texten, gefolgt von einigen Zeichnungen.

»Das hier finde ich interessant. Auch diese Zeichnung mit einem Stadtplan und den Sachen, die du hineingeklebt hast. Und dieses rote Haus, ist das dein Haus?«

»Diese Zeichnungen verweisen darauf, dass ich mich ausgeschlossen fühlte.«

»Da gibt es sehr vieles, das ich mir gern genauer anschauen würde. Aber ich muss dir ja immer zuhören.«

Er streckt den Rücken und sagt: »Ein neuer Gedanke knüpft bei mir an ein Wort oder den Teil eines Wortes an, das mir gerade im Kopf herumspukt, nicht an den Inhalt. Es wäre einfach fantastisch, wenn jemand meine Assoziationen nachvollziehen könnte.«

»Manchmal klappt das. Aber du machst oft große Sprünge von einem Thema zum anderen, wobei du die Bindewörter weglässt.«

Das Kinn in die Hand gestützt, schaut sie ihn freundlich an.

»Natürlich erspare ich mir die Bindewörter. Die sind doch auch nicht nötig, oder?«

»Manchmal hörst du mitten in einem Satz auf und starrst mich intensiv und schweigend an. Ich verstehe dann nicht, warum du in diesem Moment Spannung aufbauen willst.«

Sie schlägt eine Seite mit vielen Anmerkungen auf.

»Siehst du?«, fährt sie fort, »viele deiner Texte sind so geschrieben, wie du sprichst. Du fragst dich vielleicht, warum ich auf deine erste Mail reagiert habe. Ich war beeindruckt, dass du auf jegliches Blabla verzichtest und gleich auf das Wesentliche kommst. In deinen weiteren Mails fiel mir auf, wie willkürlich die Punkte und Trennungsstriche gesetzt waren. Mitten in einem Satz machst du einen Punkt. In den Überschriften, in einem Betreff verbirgt sich eine eigene Welt – sie haben selten einen direkten Bezug zu dem nachfolgenden Text, sondern sind rein assoziativ. Das ist oft sehr spannend. Bei den Texten selbst ist auffällig, wie du von einem zum anderen kommst. Am Anfang habe ich in deine Mails zuerst Leerzeichen und -zeilen eingefügt, um sie klarer zu strukturieren. Auch heute noch muss ich deine Texte mehrmals lesen, um alles zu verstehen. Aber inzwischen weiß ich, dass es die Mühe wert ist: Es ist faszinierend und immer wieder auch amüsant, deinen Gedankengängen zu folgen. Und manchmal verbirgt sich dahinter eine derart komplexe Gedankenwelt, dass ich ins Schwitzen gerate.«

»Na hör mal.« Sie äußert sich anerkennend über seine tiefsinnigen Kommentare, über die sinnvollen Informationen, die er ihr gibt, die interessanten Anlagen, die er hinzufügt.

»Du vergisst nie, um was ich dich bitte. Du antwortest sofort. Wir können nahtlos zusammenarbeiten. Dadurch kann ich mich gut in dich hineinversetzen, und die Geschichte kann sehr lebensecht werden.«

»Ein positives Echo nehme ich gerne an. In meinem Alltag erlebe ich so etwas allerdings nicht. Dann mache ich die Tür hinter mir zu und lasse die anderen in ihrem aufgeregten Geschwätz über den Europacup und die Vorkommnisse im Dorf schwelgen. Dann fühle ich mich wie eine Quelle an Fähigkeiten, auf die niemand wartet, an Wissen, das niemanden interessiert. Unbemerkt weiterzuleben, ist offenbar das Einzige, wozu ich in der Lage bin. Noch 580 Tage, denke ich dann.«

»Sollen wir eine Runde skaten?« schlägt Karin vor.

Nachdem er sich umgezogen hat, drückt er ihr ein paar Gelenkschützer in die Hand. »Probier die doch mal an. Nicht mehr so nachlässig ab jetzt. Hast du deinen Helm?«

Unterwegs rast ein Auto haarscharf an ihr vorbei, mit einem harten Ruck zieht er sie auf den Randstreifen und sagt mit heiserer Stimme: »Das hat mir doch gerade einen Adrenalinstoß versetzt. Hätte ich die Möglichkeit gehabt, ich wäre auf den Kerl losgegangen. Früher, Karin, habe ich mich manchmal brutal geschlagen. Da sind die Glasaschenbecher nur so durch die Luft geflogen.«

Vom Rauch verschluckt
(1980–1987)

▶ Du bist doch noch vollkommen ahnungslos«, sagt der Kerl, der mir gegenübersteht. Er schiebt seinen fleischigen Kopf nach vorn. Ich sehe nur verschwommen, zwinkere und erkenne eine klobige Gestalt mit einem breiten Kreuz. Er lässt eine Kette über seinem Kopf kreisen, während er mich unverwandt anstarrt. Mit der anderen Hand greift er hart nach meinem Handgelenk. »Denk dran: Wenn du klug bist, machst du genau das, was wir dir hier sagen.«

Ich schweige.

Er hält mir die Kette vors Gesicht.

»Du hast keine Angst? Das werden wir ja noch sehen!« Er schnippt mit den Fingern unter meiner Nase und fragt, ob ich wisse, wie es im Knast zugeht. Nein? Das hatte er sich schon gedacht. In diesem Fall würde er mir empfehlen, zu tun, was er mir sagt. »Und steh da nicht so rum!«

Ich reagiere auf nichts und gehe weg.

So geräuschlos und unsichtbar wie möglich bewege ich mich innerhalb des nichtssagenden Gebäudes an der Umgehungsstraße von Tilburg, wo ich gegen Bezahlung einen Schlafplatz – sechs Mann in einem Zimmer – und eine warme Mahlzeit bekomme. Nach dem Verkauf meines Hauses hatte ich vollkommen aufgelöst bei meinen Eltern Unterschlupf gesucht. Daraufhin hatte meine Mutter eine Bekannte eingeschaltet, um mich hier, im Obdachlosenheim »Patertje Poels«♠ unterzubringen. Die anderen Gäste dort sind Obdachlose und Stadtstreicher, psychiatrische Patienten und Randfiguren der Gesellschaft mit einer kriminellen Vergangenheit. Niemanden scheint zu interessieren, was mit mir passiert. Meine größte Sorge besteht darin, mich aus allem herauszuhalten. Ich habe keine Beziehungen, Bekannten oder Freunde mehr, ich kann nichts anderes mehr tun, als abzuwarten. Es ist eine zukunftslose Zeit, ich hänge herum, lese Zeitung und laufe durch die Straßen. Treu meiner Gewohnheit, alles schwarz auf weiß festzuhalten, zeichne ich den Gebäudeplan. Um mich herum quellen die Aschenbecher über, der Flur ist mit Zigarettenkippen übersät. Aber ich rauche und trinke nicht mehr, und von den Medikamenten habe ich mich schon lange verabschiedet.

Obwohl ich mich wie ein Zombie fühle, bin ich mit meiner Buchhaltung auf dem neuesten Stand. Auf der Rückseite einer Rechnung notiere ich meine Erwerbsminderungsrente und die Kosten für Patertje Poels. Zombie oder nicht – ich bewahre mir meine Rechen- und Zeichenfähigkeiten.

▶ Aus dem Obdachlosenheim *Patertje Poels*, ursprünglich eine Anlaufstelle für »Mittellose, Süchtige, Verwirrte und Verzweifelte«, ist inzwischen die staatlich anerkannte Tagesstätte *Traverse* geworden. Patertje (Pater) Poels war damals ein Begriff, davon zeugt auch das Buch *Een dwars bestaan* über den »Brotpater« Gerrit Poels, der bis ins hohe Alter nachts durch die Stadt radelte, um an den Häusern Bedürftiger Brot an die Türklinken zu hängen. Vor ein paar Jahren habe ich dieses Buch erstanden, obwohl ich mich kaum an den Pater erinnern kann, der damals immer unterwegs war. Mir ist so, als habe er mich nicht gemocht.

Es gibt keinerlei Privatsphäre mehr. Frühmorgens werden wir geweckt und aus dem säuerlich riechenden Schlafsaal geworfen.

»Soll ich dir mal was sagen?« Der Kerl mit der Kette taucht wieder vor mir auf.

Ich schweige.

»Und?«

Ich sage nichts.

»Glaubst du, dass du dich hier vor allem drücken kannst?«

»Nein.«

»Glaubst du, dass ich eine Macke habe?«

»Nein.«

»So bekloppt bin ich nämlich auch wieder nicht, dass ich dich nicht umlegen könnte. Kapierst du?«

Sein Blick ist knallhart.

»Ja«, sage ich und entferne mich langsam.

»Du glaubst das nicht, he? Du denkst, dass ich nicht gegen dich ankomme, he?«, ruft er mir nach.

Aus der Entfernung beobachte ich, wie Autos in Brand gesteckt werden, ich sehe den Terror der Dealer, Schlägereien wegen nichts, Selbstmorde. Jeden Tag steht ein Anwerber vor der Tür, um Leute für Arbeiten im Schlachthof in Tilburg zusammenzutrommeln. Mir wird ganz übel und ich denke: Das kann ich zwar gut, aber ich mache das nicht mehr.

Eine ältere Chinesin sucht Kontakt zu mir und klammert sich an mich. Einen Moment lang denke ich: *China – I Ging – Papierdrachen – interessant*, aber als wir uns in der Kantine an den Resopaltischen gegenübersitzen, fühle ich mich so beklommen, als stünde ich mit einer Unbekannten in einem Aufzug.

Ich schweige wie ein Grab. Die einzigen Gefühle, die zu mir durchdringen, sind Scham und Verzweiflung. Wer bin ich, was ist los, wo bin ich? Ich kann kaum glauben, dass ich wirklich da bin, wo ich bin. Aber es ist so. Ich spüre messerscharf, wie aussichtslos meine Lage ist. Zusammengekauert in einer Ecke lebe ich, ohne zu leben.

Mutter schreibt mir: »Lieber Twan, herzlichen Glückwunsch zu deinem 31. Geburtstag. Wo bleibt die Zeit. Kein Wunder, dass sich unsere Nasen langsam aber sicher immer mehr dem Erdboden nähern. Die Zeit ist kurz, genieße sie, auch wenn es nur bei einer Runde Kaffee und Kuchen zwischen all den Stationierten ist. Hier ansonsten nichts Besonderes. Mach was draus und alles Gute, Grüße, Mutter.«

Ich stecke den Brief weg.

Die Zeit scheint stillzustehen. Weil ich mich um nichts mehr zu kümmern brauche und nicht einmal mehr meinen Hund habe, der ausgeführt werden muss, fühle ich mich wie betäubt. Wachsam bin ich nur im Schlafsaal, wo ich die Nähe und die Alkoholfahnen meiner Zimmergenossen ertragen muss und von jedem Knurren und Schrei hochschrecke, den sie im Schlaf von sich geben.

Ich fühle mich durch all die Gewalt um mich herum so erbärmlich und schutzlos, dass ich meine Eltern frage, ob ich nach Hause kommen kann. Mutter schickt mir einen Brief: »Twan, in deinem Heim von Patertje Poels kannst du nicht ewig bleiben. Ich werde dir ein paar Adressen von Pensionen schicken. Davon gibt es in Brabant ungefähr 10, ohne Leitung, nur für Essen und Trinken ist gesorgt. Wenn du dahin willst, geht das innerhalb von Tagen, also immer. Du hast die Wahl. Ich habe mein Bestes getan. Grüße Mutter.

Lustlos lege ich den Brief beiseite.

▲

Jetzt fängt die Strafe an – dieses Gefühl habe ich, als ich in die neue Pension umgezogen bin.▲ Sie liegt ziemlich abgelegen, für sich allein, an einem langen, unbefestigten Weg. Es gibt nur Wald, soweit das Auge reicht. Und keinen Verkehrslärm, das einzige Geräusch ist der Gesang der Waldvögel. Sehr selten, nur wenn der Wind aus einer bestimmten Richtung kommt, hört man in der Ferne das Gebrumm eines landwirtschaftlichen Geräts.

▶ In Gedanken nenne ich die Pension immer »die Kolonie von Berlicum«. Sie wurde 1920 von der Mutter des Mannes gegründet, der sie betrieb, als ich dort war, und diente der Unterbringung von Obdachlosen und Landstreichern. Bis heute ist sie in Händen derselben Familie und noch immer keine reguläre Pflegeeinrichtung, sie erhält keine staatlichen Gelder. Nach wie vor lautet ihre Devise, den Bewohnern möglichst viel Verantwortung zu übertragen. Allerdings wird jetzt ein Tagesprogramm und Hilfe bei finanziellen Fragen oder bei der Arbeitsvermittlung angeboten. Darüber hinaus gibt es inzwischen mehr Mitarbeiter, darunter auch Pfleger und einen Sozialarbeiter. Zumindest steht das auf ihrer Website. Vor Kurzem wurde das Heim von der lokalen Unternehmervereinigung als »Unternehmen des Jahres« ausgezeichnet. Aber der Dichter, der dort genau wie ich seine Zelte aufgeschlagen hatte – allerdings zwanzig Jahre später und viel kürzer – nennt es ein »semikriminelles Chaos«. Der gegenwärtige Leiter läuft ständig mit einem großen Messer herum, weil er sich bedroht fühlt. Wie dem auch sei, ich habe dort nichts mehr verloren.

Mitten im Wohnraum, in dem immer ein starker Essensgeruch hängt, steht ein großer Ofen, in dem alle Arten von Abfall, auch Plastikreste, verbrannt werden. Im Winter schlägt der Qualm nach innen, die grobschlächtigen Kerle, die an dem langen Tisch sitzen, können sich während des Essens kaum sehen, sie werden vom Rauch verschluckt.

Der Winter geht vorüber – ich weiß nicht recht wie, alles geht an mir vorbei – und es wird Frühling.

Ich bekomme einen Brief von meinem jüngsten Bruder: »Hallo Twan, Nachricht vom Festkomitee, ob du mal eben 30 Gulden überweisen willst.«

Ich schicke ihm das Geld. Peinlich genau führe ich jede Woche über meine Ausgaben Buch. In diesen Kalender trage ich auch alles ein, was mich sonst noch beschäftigt. Ich liste meine alten Wohnanschriften auf und schaue nach, was das I Ging dazu sagt. Erde Ochse, Erde Affe, Ochse Wasser. Plötzlich schießen mir andere Gedanken durch den Kopf. Ich schreibe sie auf: »25.000 Tote in Algier. Katastrophengebiet. China, Totenreich. Schlachter, von Kafka inspiriert. Licht und Lichteinfall. Labyrinth der Sinne.«

Ohne Frau, ohne Kinder, ohne Freunde, lebendig begraben in den Wäldern, in einer Pension voller muskelbepackter Schläger und armseliger Vogelscheuchen mit fettigen Haarsträhnen, von denen einige nach Pisse stinken, die sich mit leeren Blicken anstarren oder feindselig belauern, während ich mich gegen die zwielichtige Umgebung wappne und mich möglichst taub zu stellen versuche, um das Schreien und Fluchen nicht zu hören, habe ich das Gefühl, nur durch trotzige Willenskraft zu überleben.

Eines Nachmittags, als die meisten Bewohner in der Werkstatt sind und es relativ still ist, höre ich Geschrei. Es kommt aus dem Garten hinter dem Haus. Zusammen mit einem anderen Bewohner gehe ich hin.

»Aha! Also du warst das!«, sagt der Herr des Hauses, ein dominanter, missgünstiger Kerl mit fuchsroten Haaren.

Vor ihm steht ein Bewohner, ein lernbehinderter, schmächtiger Junge.

»Du hast diese Wohnung in Brand gesteckt!«

»Das waren doch nur ein paar Bretter«, stottert der Junge. Er kann sich nur schwankend auf den Beinen halten. Offensichtlich ist er ziemlich betrunken.

Der Pensionsbetreiber, ein starker ehemaliger Bergarbeiter, hält dem Jungen seine geballte Faust unter das Kinn: »Willst du das?«

Ein Schlag bleibt aus. Aber plötzlich schleift er den Jungen an seinen langen blonden Haaren in die Küche. Der magere Junge wehrt sich, aber er ist dem vierschrötigen Pensionschef kräftemäßig hoffnungslos unterlegen. In dem Augenblick, in dem dieser triumphierend auf sein taumelndes Opfer blickt, springen ich und der andere Zuschauer ihm in den Nacken. Mit ein paar harten Schlägen zwingen wir ihn zu Boden.

Verdutzt liegt er da, als seine Söhne auf den Lärm hin heranstürmen und Ordnung schaffen.

Lange reden der Pensionsbetreiber und ich kein Wort miteinander, bis er als Erster aufgibt.

Nach einem Jahr in der Pension bemerke ich die geringsten Veränderungen im Verhalten der komischen Vögel, die hier ein

Dach über dem Kopf gefunden haben. Ich sehe, wie ein Unruhestifter mit der Zeit immer ruhiger wird. Bei den meisten schleifen sich die scharfen Kanten allmählich ab.

Von Mutter kommt ein Brief: »Ich schreibe dir einfach nur so, um mich ein bisschen nützlich zu machen. Wie geht's dir?« Besuche oder Anrufe bekomme ich selten. Na und, was soll es mir auch bringen? Einmal ruft Vater an, um zu erzählen, dass er sich um seine Schwägerin Sorgen macht, die »schon einen ganzen Tag mit niemandem geredet hat«. Ich habe mich beherrscht und bin nicht darauf eingegangen.

Einmal kommt Mutter in Begleitung einer Freundin vorbei, eingehüllt in eine 4711-Wolke, ein Duft, den ich aus warmen Sommertagen kenne. Aber sie kommen nicht weiter als bis zur Türschwelle, wo sie ein bisschen albern kichernd fragen: »Na, wie geht's?« Danach setzen sie sich zum Schwatzen auf eine Bank im Wald und lassen mich zurück. Ich bleibe störrisch stehen und denke, dass sie zwar hartnäckig den Papst verteidigt, mich aber meinem Schicksal überlässt. Mutter, die mich, meiner Erinnerung nach, nie auf den Schoß genommen hat, die nie mit mir geschmust hat, denn das, so hat sie erzählt, hätte ich nicht gewollt.

Treu und brav bezahle ich Kost und Logis. Im Haushalt fällt viel Arbeit an, und das wird wohl der Grund sein, warum der Chef mich fragt, ob ich gegen Bezahlung den Küchendienst übernehmen wolle. Ich stehe ein Stück von ihm entfernt und betrachte seine kleine, aber kräftig gebaute Statur und seine dicken Waden. Die wurstförmigen Beine ragen idiotisch aus den zu kurzen Hosen. Sein Gesicht ist mit Akne-Narben übersät, die kleinen

Augen blicken misstrauisch in die Welt. Sein Tonfall duldet keinen Widerspruch, und er macht auf mich den Eindruck, dass er lieber in seinem alten Beruf als Bergarbeiter geblieben wäre. Da ich nichts anderes zu tun habe, sage ich ja. Disziplin hatte ich immer schon, und wenn mich jemand um Hilfe bittet, springe ich ein. Er wendet sich gleich wieder ab, als hätte er am liebsten mit keinem seiner Gäste näheren Kontakt.

Mit dem Küchendienst kann ich die Zeit totschlagen und mich vor den anderen in Deckung bringen. Der Vorteil ist, dass ich in der Küche nah an der Nahrungsquelle sitze, das gibt mir ein Gefühl von Macht. Todernst, als würde ich mich in mein Schicksal ergeben, packe ich meine Aufgaben an. Ich putze die Fenster, schäle Kartoffeln für zwanzig, dreißig Leute, hacke und spalte im Winter Brennholz. Schlachte Hühner und Tauben. Daran merke ich, dass die Sucht, zu der das Töten führen kann, lange Zeit anhält. Dreizehn Jahre nach meinem letzten Arbeitstag auf dem Schlachthof ertappe ich mich dabei, wie ich mich darauf freue, Hühner zu schlachten. Nachdem ich ihnen routiniert den Hals umgedreht habe, werfe ich die Köpfe achtlos auf den Boden, senge die Körper ab und rupfe sie, während ich den ekligen Geruch des feuchten Gefieders einatme. In hohem Tempo, sicherlich die Frucht jahrelanger Erfahrung, schneide ich das Fleisch in Stücke. Die Arbeit fühlt sich angenehm vertraut an, sie geht mir leicht von der Hand.

Eines Tages, ich schlachte gerade Tauben für die Suppe, kommt ein widerwärtiger, baumlanger Kerl auf mich zu, sein Gesicht ist fleckig, und mit seinen Händen könnte er ohne Weiteres einen Menschen erwürgen. Meistens dämmert er auf der Couch vor sich hin, aber jetzt will er etwas von mir.

»He, du da!«, sagt er grinsend. »Hast du Feuer?«

Ich rühre mich nicht vom Fleck, eine halb gerupfte Taube in der Hand. Aufmerksam schaue ich ihn an. Mein Rücken wird feucht.

»Kein Feuer für deinen Kumpel?«

Ich schweige.

»Du erledigst also Aufträge für den Blödmann?« Es klingt spöttisch.

»Noch was?«, sage ich, während ich weiter die Taube rupfe.

Plötzlich fasst er mich am Handgelenk.

»Gib mir Geld.«

»Wer sagt, dass ich Geld habe?«

»Natürlich hast du Geld. Mich kannst du nicht für dumm verkaufen.«

Ich sehe ihm direkt in die Augen und brumme mit einer Stimme, bei der es mir selbst eiskalt über den Rücken läuft: »Ich kann ein Schwein schlachten, also auch dich.« Mit einem Ruck reiße ich mich los. Ich gehe davon aus, dass dieses Pack sich nicht so gut aufs Schlachten versteht wie ich.

»Du? Das solltest du besser lassen. Kapierst du?« Seine Augen verengen sich zu Schlitzen.

Ich blicke auf den Korb mit Tauben, die ich noch schlachten muss, nehme eine weitere Taube heraus und drehe ihr brutal den Hals um.

»Ach, mit so was kannst du mir nicht drohen. Du bist ein ganz Komischer, du. Na, wir sehen uns bestimmt noch, warte es nur ab«, sagt der Junkie.

Das Asyl ist ein Hexenkessel, Emotionen brodeln überall, nur die Mahlzeiten geben dem Tag eine gewisse Struktur. Ich bin immer auf der Hut. Hier laufen gefährliche Gestalten herum, manche komplett irre, andere aggressiv oder kriminell oder Alkoholiker. Oder einfach nur beschränkt, denke ich, als einer von ihnen auf mich zukommt, um zwei Fünfguldenscheine zu wechseln, sie in seinen Händen hin und her dreht und nicht bemerkt, dass einer von beiden ein Tausendguldenschein ist. Als ich ihm das sage, läuft der Mann weg und beschwert sich, dass ich nicht wechseln will.

Niemand erfährt von mir, warum ich hier bin. In all den Jahren sehe ich fast zweihundert Bewohner kommen und gehen. Dreizehn sterben hier. Ich habe eine genaue Liste mit Namen und Todesfällen geführt. Selbstmord. Mord. Eine Überdosis. Eine Schlägerei. Ein Unfall. Dass meine jetzige Umgebung so riskant ist, trifft mich mehr, als dass hier so viel gestorben wird.

Eines Morgens, als ich gerade Kartoffeln schäle, höre ich, wie eine Gruppe Frauen das Haus betritt. Sie statten dem Asyl einen Arbeitsbesuch ab und werden vom Chef herumgeführt. Aus den Augenwinkeln erkenne ich die Frau, die mich vor Jahren gefragt hat, ob ich an einer Arbeitsgruppe der Niederländisch-Chinesischen Gesellschaft teilnehmen wolle. Von einem Moment zum anderen bekomme ich kaum noch Luft. Ich hatte Kontakt zu ihr, als ich mich nach einem Chinesischkurs erkundigt habe. Damals muss ich wohl einen guten Eindruck gemacht haben, sonst hätte sie mich nicht zu der Arbeitsgruppe eingeladen. Aber als später jemand in der Kneipe ein Bierglas in meinem Gesicht zerschlagen hat, nahm ich an, dass diese Vereinigung dahintersteckte, um mich zum Schweigen zu bringen. Dieser Gedanke trübt selbst jetzt noch meinen Blick.

Wie erstarrt sitze ich auf der Couch im Wohnraum, einen Eimer mit Kartoffelschalen und einen mit Wasser vor mir. Ich beuge meinen Kopf so tief über den Kartoffeleimer, dass der Besuch mein Gesicht unter den langen Haaren nicht sehen kann. Auf meiner Stirn steht der kalte Schweiß, mein Herz rast. Ich hoffe, dass die Gruppe hinter mir zu der Treppe läuft, die nach oben führt und niemand ein Wort mit mir wechseln will. Erst bei dem Geräusch ihrer polternden Schritte auf den Holzstufen hinter mir atme ich erleichtert auf.

Es ist mein zweites Jahr in den Wäldern. Die Zeit scheint nicht zu verstreichen. Vielleicht ist der Begriff von Zeit an diesem verlassenen Ort weniger wichtig als in der Stadt. Nach wie vor habe ich keinen wirklichen Kontakt zu einem der Bewohner oder irgendwem sonst.

Mit der ruhigen Unbeirrbarkeit eines Busses, der auf der freien Busspur fährt, stehe ich morgens um acht Uhr auf, gehe in die Küche, räume den Frühstückstisch ab und den Geschirrspüler ein. Die Bewohner mit Vollpension sind schon in die Werkstatt gefahren. Ich lasse das Frühstück aus und begnüge mich mit Halbpension. Der Pensionsbetreiber sitzt am Küchentisch und stellt eine Einkaufsliste zusammen, während ich die Kartoffeln für das Abendessen schäle, das Fleisch schneide und die Sellerieknollen kleinhacke.

»Schon wieder Suppe«, sagt einer der Bewohner, als er die Küche betritt.

»Ja, schon wieder Suppe«, sagt der Chef. »Grab du mal den Boden hinter der Scheune um.«

Schweigend arbeiten wir weiter.

»Ich geh zum Supermarkt«, sagt er nach einiger Zeit und steht auf.

Mit einem Auge achte ich auf mein Messer, mit dem anderen beobachte ich eine umherirrende Gestalt, die auf das Haus zukommt.

»Achtung«, sage ich. »Der sieht betrunken aus.«

»Höchst ärgerlich. Der wird auf die Piste gehen. Bis gleich.«

Nachdem ich Kaffee gekocht habe, putze ich die Küche. Danach hacke ich Holz.

Mit mehr als zwanzig Leuten sitzen wir um zwölf Uhr am Tisch, nur Männer – bis auf die Putzkraft gibt es keine einzige Frau in dem Heim. Jeder fällt ohne viel zu reden gierig über sein Essen her. Der Chef sagt zu einem Jungen, der wie ein Gespenst aussieht: »Pflück gleich mal die Bohnen im Garten.« Alles in allem, so geht es mir durch den Kopf, sind wir eine hoffnungslos isolierte Gruppe von zwanzig bis dreißig gescheiterten Männern, dazu der Inhaber der Pension.

Während ich abräume und den Abwasch erledige, macht der Chef die Haushaltsbücher für die Wäscherei fertig.

»Was hältst du von dem neuen Bewohner?«, fragt er mich unvermittelt.

Er meint den kleinen Mann, der mit seiner ganzen Körpersprache zum Ausdruck bringt: Hier bin ich, seht zu, was ihr mit mir anfangt, das ist jetzt euer Problem.

»Nicht unproblematisch.« Er weiß verdammt gut, dass ich jeden scharf beobachte.

»Aha, nun ja, ein Obdachloser bleibt ein Obdachloser.«

Er macht nicht viele Worte, die Pension ist für ihn eine gute Einkommensquelle und keine Missionsstation. Und Lust, mit den Obdachlosen komplizierte Gespräche zu führen, hat er erst recht nicht. Die Leute lassen es wohlweislich bleiben, mit ihm über sich zu reden. Aber zumindest ist er bemüht, jedem eine Arbeit zu beschaffen.

Wenn mein Küchendienst beendet ist, setze ich mich aufs Fahrrad oder jogge. Das strukturiert meinen Tagesablauf. Beim Sport beschäftige ich mich mit kleinen Gedankenspielen, neugierig und spielerisch lasse ich mich auf alle möglichen Assoziationen ein. Meine Überlegungen, meine intellektuellen Paraphernalien sind mein einziges Gepäck. Gleichzeitig werde ich immer introvertierter. Wenn mir zufällig ein Wanderer entgegenkommt, fühle ich mich gestört. Optisch und akustisch verletzt das mein relatives Wohlbefinden in der Einsamkeit des Waldes, zerstört die Stille, die ich in vollen Zügen einatme und die nur ab und zu durch das angenehme Zwitschern eines Vogels unterbrochen wird. Dann erinnere ich mich an die wenigen Male, als meine Freundin vor sich hin summend hinter mir auf dem Fahrrad saß.

Wenn ich zurückkomme, sage ich dem Chef, dass ich duschen werde, bevor ich das Abendessen vorbereite.

Es wird wie immer eine monotone Mahlzeit, bei der die Bewohner ihr Essen in sich hineinstopfen und triviales Zeug reden. Jemand hat das Radio angemacht, durch den Raum tönen einige Befehle des Chefs. Innerhalb einer Viertelstunde ist das Kratzen des Bestecks auf den Tellern verstummt, fast jeder hat seinen Platz verlassen. Das ist mein tägliches Ritual.

Abends ziehe ich mich in mein Zimmer zurück, hier gibt es nur ein Bett, einen Tisch und einen Schrank sowie die beiden einzigen Dinge, auf die ich nicht verzichten kann – mein Rennrad und meine Schlittschuhe. Das fette Essen liegt mir schwer im

Magen, ich mache das Fenster auf und schließe die Tür ab. Ich bin froh, mein Zimmer nicht mit einer Horde röchelnder und schnarchender Unbekannter teilen zu müssen, wie das in dem Asyl von Pater Poels der Fall war.

Den größten Teil des Abends verbringe ich damit, Dinge herauszufinden. Nach wie vor geht es um Fraktale und auch um die Plastische Zahl. Lesend und rechnend suche ich nach der Schnittmenge in den Beziehungen von Plastischer Zahl und I Ging. Ebenso zwangsläufig fülle ich ganze Hefte mit Anmerkungen zu Artikeln und einzelnen Wörtern aus Zeitungen: Kabbala – Kabale – Mitspracheklamauk. Registrieren ist ordnen. Potpourri – Brummtopf. Mir fällt auf, dass meine präzise Handschrift sehr klein geworden ist. Meiner Sprache lege ich keine Zügel an, ich habe niemanden zum Reden außer mir selbst. Die Sätze, die ich mit dem Chef wechsle, bestehen nur aus wenigen Worten. Ich schneide Zeitungsartikel aus, in denen über erfolgreiche ehemalige Kommilitonen und Künstler aus meinem alten Bekanntenkreis berichtet wird, ich verfolge ihr Leben auch weiterhin. Manchmal beneide ich die Männer, die Karriere machen, die wissen, wie man sich bei den richtigen Leuten einschleimt und deren Sprache übernimmt, es stimmt mich ein wenig traurig und konfrontiert mich mit meinem abgebrochenen Leben. Aber ich bezweifele, ob ich das soziale Klima an einer Universität jemals ausgehalten hätte. Ich könnte Anstreicher oder Steinmetz sein, aber in einer Fabrik oder einem Großraumbüro würde ich mich niemals eingewöhnen.

Mein Radio läuft leise, ich höre »My Life in the Bush of Ghosts« von Brian Eno. Auch wenn ich kaum noch weiß, wer ich bin und was ich früher einmal gemacht habe, hat mir meine Umgebung eines nicht nehmen können: mein Bedürfnis zu lesen. Mein Kopf hat mich nicht verlassen. Wie so oft verbeiße ich mich auch heute Abend in die Systematik des I Ging, das nach wie vor meine Bibel ist, die ich regelmäßig zu Rate ziehe. Ich lasse Horoskope von dem Tag meiner Zwangseinweisung in Padua anfertigen. Steht dieses Datum in den Sternen?

Nachts gehe ich in der Erwartung zu Bett, von Lärm aus dem Schlaf gerissen zu werden. Die Nächte sind voller Unruhe, daran kann ich mich kaum gewöhnen. Noch vor Sonnenaufgang werde ich von einem Polizeiauto geweckt, das auf dem Kiesboden vor dem Gebäude scharf bremst.

»Du hast offenbar ein Abo auf Säufer!«, höre ich einen Polizisten mit lauter Stimme sagen. »Wir liefern ihn jetzt schon zum zweiten Mal innerhalb von 24 Stunden hier ab.«

»Kann ich was dafür?«, sagt der Betreiber des Heims. Er spricht wie immer zu laut.

»Arschlöcher! Lasst mich los!«, brüllt der Bewohner.

Ich höre seine unsicheren Schritte auf der Holztreppe und ziehe mir die Wolldecke über den Kopf. Ich denke zurück an die geschützte und ruhige Atmosphäre in Padua, wo es nur meine Wirklichkeit gab. Auch als ich durch Den Bosch geirrt bin, steckte ich in einem Kokon, wurde meine Wirklichkeit nicht angetastet. Aber hier in diesem seltsamen Mischmasch devianter Menschen am Rand der Gesellschaft fühle ich mich schutzlos und unsicher, ich fühle mich sozial verwundbar, und das schmerzt mehr als die psychische Verletzbarkeit, die ich zuvor erfahren hatte. Ich bin ein Outcast. Ein Paria. Notgedrungen beziehe ich meine Kleidung aus der Altkleidersammlung, ich bin nicht beschränkt, aber ich habe den Anschluss an die Gesellschaft verpasst. Mit dem Gedanken, dass ich vor allem darauf achten muss, mit niemandem aneinanderzugeraten, schlafe ich wieder ein.

Herbst, Winter, Frühling, Sommer.
Herbst, Winter, Frühling, Sommer.
Herbst, Winter, Frühling, Sommer.

Jahrein, jahraus bleibe ich in der Küche, am Herd, bei den Essensvorräten und dem Brennholz und nachmittags auf meinem Fahrrad.

Im Rückblick auf diese Zeit sehe ich, dass ich in den ersten Jahren alles automatisch und ohne nachzudenken abgespult habe. Nach etwa drei, vier Jahren wird mir meine Situation allmählich bewusst. Die Kehrseite ist, dass ich mich von nun an wie eingesperrt fühle.

Immer wenn jemand aus der Welt da draußen vorbeikommt, fühle ich mich wieder im Stich gelassen, und es geht mir durch den Kopf, dass aus mir vielleicht niemals der Mann werden wird, der ich zu werden gehofft habe. Besucher kreuzen manchmal unversehens auf und sind ebenso schnell wieder verschwunden. Entfernte Schatten, plötzlich auftauchende Geister. Voller Neid beobachte ich einen halbwüchsigen Jungen von einem großen Bauernhof in der Nähe. Er kauft Zigaretten bei einem der Heimbewohner, der einen fliegenden Handel betreibt. Wenn ich den Jungen auf meinen Fahrradtouren manchmal mit dem Trecker herumfahren sehe, denke ich, dass er als einziger Sohn irgendwann den Betrieb seines Vaters übernehmen wird und schon in seinem Alter so viel mehr Chancen hat, als ich jemals haben werde. Auch wenn ich mitbekomme, wie sich die Söhne des Pensionsbetreibers mit ihren Freundinnen treffen, in den Tag hineinleben und zur Schule gehen, ist das ein Affront für mich. Diese Unbekümmertheit, mit der sie alle Probleme ignorieren – ich kann mir nicht vorstellen, dass ich dem Leben jemals so sorglos, so selbstverständlich begegnen werde. Es ist gerade einmal vier Jahre her, da habe auch ich in dieser Außenwelt gelebt. Aber ich erinnere mich sehr gut daran, dass ich mich schon damals zu nichts aufraffen konnte, selbst wenn sich durchaus Möglichkeiten boten. Und ja, meine Kneipenbesuche waren nichts anderes als ein Zwangsritual, das ich mir Tag für Tag selbst auferlegt hatte.

Dennoch sträubt sich mein Hirn noch hartnäckig und verbissen, und obwohl ich mir nur eine geringe Chance gebe, muss ich nach einem Ausweg suchen.

An einem Sommerabend in meinem vierten Jahr beschließe ich, einen Plan zu machen, um von hier wegzugehen und ein achtbarer Bürger zu werden – ein eigenständiges Leben zu führen, wird mir nur dann gelingen, wenn ich mir einen spartanischen Lebensstil verpasse und meinen Alltag nach einem festen Muster strukturiere. Systematisch lege ich das Geld beiseite, das ich mit meinem Küchendienst verdiene, außerdem bleibt von meiner Invalidenrente immer etwas übrig. Sparen lässt sich mit meinem Charakter gut vereinbaren. Zudem habe ich das Glück, dass die Sparzinsen bei etwa 12 Prozent liegen.

Fast unbemerkt arbeite ich Schritt für Schritt auf eine selbstständige Existenz hin, zufrieden mit jedem kleinen Erfolg. Ich will nichts überstürzen, will einen Rückfall vermeiden. Aus der Zeitung schneide ich den Satz aus: »Wer nicht durchhalten will, sollte gar nicht erst anfangen« und klebe ihn in meinen Kalender.

Radfahren und Joggen sind zu einer Gewohnheit geworden, die mir gut gefällt. Da ich beim Sport ins Schwitzen gerate, habe ich das Bedürfnis, jeden Tag zu duschen und mehr auf meine Körperpflege zu achten. Duschen wird zu einem neuen Strukturelement in meinem Tagesablauf. Hätte ich bloß mehr Sport getrieben, statt mich in den Alkohol zu flüchten, denke ich hin und wieder. Ein geregelteres Leben wäre mir besser bekommen.

Der Herbst kommt, der Winter kommt und geht, und ich schäle noch immer in der Küche Kartoffeln und drehe meine Runden durch den Wald und an den Bauernhöfen vorbei. Ich hacke Holz, schlachte Hühner, putze die Fenster. Ich gehe nie in die Stadt, was habe ich da noch verloren?

Die Tage kommen und gehen, und ich bin immer da. Als hätte ich meinen bleischweren Anker in den Wäldern ausgeworfen.

Es gibt keine Abwechslung in den sieben Tagen einer Woche.

Heute in einem Jahr werde ich dasselbe tun wie heute.

Übermorgen in einem Jahr werde ich dasselbe tun wie heute.

Ohne wie gewohnt Nachrichten zu notieren, ohne Assoziationen zu Papier zu bringen, bleibt mein Kalender bis auf den wöchentlichen Saldobetrag leer. Die Zeit verstreicht, auch wenn ich es kaum merke.

Der Sommer geht in den Herbst über, und die dämmrigen Tage scheinen sich endlos hinzuziehen. Beharrlich suche ich weiter nach den kleinsten Lücken, um meinen Kreis zu erweitern. In meinem fünften Jahr in den Wäldern werde ich Mitglied in einem Eissportverein. Mit Fahrrad, Zug und Bus brauche ich einen großen Teil des Tages, um zu dem Eislaufstadion zu kommen. Einige Jungs in dem Club amüsieren sich über meinen Eifer und meine Entschlossenheit. Sollen sie doch, meine einzige Sorge ist, dass meine Adresse, dieses tonnenschwere Etikett, nicht bekannt wird.

Im Eisstadion beobachte ich die anderen. Mein Blick auf Frauen hat sich verändert. Bis dahin habe ich Frauen als minderwertig betrachtet, ich war der Meinung, sie wären nur mit Gefühlen beschäftigt und dächten kaum nach. Auf der Eisbahn beginne ich zu begreifen, dass diese Sicht mit Mutter, dem Prototyp eines schwachen Menschen, zu tun hat. Obwohl sie auch durchaus hart sein konnte, denke ich gleich darauf verbittert. Meine technische Ausbildung, während der ich wenigen Frauen begegnet bin, hat meinem Frauenbild auch nicht unbedingt gut getan. Auf der Eisbahn sehe ich, wie fürsorglich Mütter mit ihren Kindern umgehen können, wie achtsam sie sind, wie viel sie einstecken können, wenn ihre Kinder quengeln, und welche Energien sie freisetzen, um für sie da zu sein.

Ich beobachte die anderen nicht nur, ich lasse sie nicht aus den Augen. Es ist mir zur zweiten Natur geworden, Augen und Ohren aufzusperren, um die Netzwerke, die Menschen gesponnen haben, zu durchschauen. Wer kennt wen? Mein kriminalistischer Blick macht mich misstrauisch und reserviert im Umgang.

»Was guckst du so?«, fragt ein Schlittschuhläufer.

Ich zucke mit den Schultern.

Inkognito, habe ich beschlossen, werde ich durchs Leben gehen. Dazu bin ich weggegangen aus der Stadt. Aber ich muss äußerst wachsam sein, um nicht ›entdeckt‹ zu werden. Selbst zum Zahnarzt gehe ich mit Angstgefühlen. Im Behandlungsstuhl fühle ich mich auf feindlichem Gebiet, vielleicht muss ich allerlei persönliche Fragen beantworten, so unverfänglich sie auch sein mögen, wobei ein Zahnarzt doch eigentlich nicht viel redet und ich als Patient erst recht nicht. Und doch muss ich in diesen kurzen Momenten etwas von meiner Persönlichkeit preisgeben. Auch hier hängt meine Adresse wie ein Damoklesschwert über mir, jeder weiß, wer in diesem einsamen Waldgebiet haust, und zu allem Überfluss kennt sich der Zahnarzt auch in Den Bosch offensichtlich gut aus. Als er mich fragt, warum ich umgezogen bin, sage ich: »Umständehalber.«

»Welche Umstände?«, fragt der Zahnarzt.

»Umständehalber«, wiederhole ich. Er belässt es dabei.

Einmal besucht mich Vater in der Pension. Während er in seinen Manteltaschen nach Zigarettenpapier sucht, erzählt er von der guten Ernte des Pflaumenbaums in seinem Garten. »Eine gute Ernte«, wiederholt er, als ich nicht reagiere. »Hast du keinen Aschenbecher für mich?«, fragt er schließlich. Er wartet, bis ich eine Untertasse auf den Tisch stelle. Ich überlege, ihn zu fragen, wie er das Buch *Der SS-Staat* fand, das ich ihm vor Jahren zum Geburtstag geschickt hatte und auf das er nie reagiert hat. Stattdessen frage ich ihn, wie ihm das Rentnerdasein gefällt.

Als er wieder gegangen ist, sagt der Pensionsbetreiber: »Das muss ganz schön schwer sein für deinen Vater, hierher zu kommen.« Ich weiß, dass er Vater besucht hat, als ich wegen eines Eingriffs im Krankenhaus war. Worüber haben sich die zwei damals unterhalten?

»Und warum?«, frage ich mit einem letzten Rest an Trotz.

So habe ich hier zum sechsten Mal Geburtstag. An zwei kann ich mich vage erinnern, einmal gab es Kuchen, ein anderes Mal kam einer meiner Brüder zu Besuch.

»Wie lange bist du schon hier?«, fragt ein neuer Bewohner.
»Sechs Jahre.« *Hospitalisiert*, denke ich gleich darauf. Ich weiß nicht, warum ich mir in diesem Moment so sicher bin, dass dies mein letztes Jahr sein wird – aber diese prophetische Erkenntnis behalte ich für mich.

Eines Morgens sagt der Pensionsbetreiber mit seiner lauten Stimme: »Mir ist nicht entgangen, dass du Disziplin hast.«

Einen Moment lang zweifle ich an seiner Aufrichtigkeit, aber ich beschließe, es als Kompliment aufzufassen.

Während er für jeden Bewohner die Waschlisten kontrolliert, sagt er: »Such dir eine Frau, dann kannst du das alles hier von mir übernehmen. Ich habe lange genug gearbeitet.«

Diese Bemerkung versetzt mich in Schrecken. Merkwürdig! Das sagt er zu mir? »Daraus wird nichts«, sage ich schnell.

Mein siebtes Jahr im Heim bringt etwas Neues. Eines Morgens lese ich in der Lokalzeitung, dass in einem Nachbardorf staatlich geförderte Eigentumswohnungen gebaut werden. »Kleine Wohnung, große Ruhe.« Im Handumdrehen habe ich die Kosten überschlagen: Erstkäufer bekommen einen Zuschuss von 50.000 Gulden geschenkt, unter der Bedingung, dass sie die Wohnung die ersten zehn Jahre nicht verkaufen. Ich kann meine ganzen Ersparnisse einzahlen – 60.000 Gulden – und habe minimale Hypothekzinsen von 5,5 Prozent. Bei einem Informationsabend schaue ich mir erst mal an, wie der Hase läuft. Ich denke vor allem daran, welche Vorteile es hätte, in diesem verschlafenen Dorf zu wohnen – hier gibt es keine Kneipenszene, wie ich sie aus Den Bosch kenne. Und da auch Geschäfte Mangelware sind, würde ich der Verlockung, Bücher, Musik und Fotoausrüstung zu kaufen, leicht widerstehen können. Während ich die Infos nur mit halbem Ohr aufnehme, gehen meine Gedanken zum Chef der Pension. Ich vertraue ihm nicht, ich habe in den vergangenen sechs Jahren viele unvorhersehbare explosive Ausbrüche von ihm erlebt. Ich bin überzeugt davon, mit einer so hohen angesparten Summe seinen Argwohn zu wecken, auch wenn ich nichts Illegales getan habe. Würde er nachrechnen, ob es stimmen kann, dass ich so viel Geld beiseitegelegt habe? Würde er neidisch werden? Würde er gewalttätig werden? Ich beschließe, ihm meinen Kauf zu verschweigen und lasse die entsprechende Post an die Adresse meiner Eltern schicken. Ich befrage das I Ging, um etwas über den Bauunternehmer zu erfahren.

Nach einer gewissen Zeit mache ich mich auf meinem alten Fahrrad auf den Weg zu dem Baugelände, aber ich kann meine Parzelle nicht lokalisieren. Mir fehlt der Mut, jemanden um Auskunft zu bitten, und ich will schon wieder umkehren, als ich den Bauleiter auf mich zukommen sehe. Unter dem Arm hat er eine Mappe. Er fragt mich nach meinem Namen und steckt mir dann eines der Blätter zu. Ich nehme den Bogen in die Hand und sehe, dass es die Namensliste der neuen Eigentümer ist.

»Sind Sie von Parzelle zehn?«

»Ja.«

Umständlich fährt er mit dem Finger über meine Anschrift auf der Liste. Weckt die Adresse des Asyls seinen Argwohn? Ganz bestimmt.

»Können Sie das denn bezahlen?«

»Ja.«

Auch die Gemeinde, die das Projekt subventioniert, misstraut mir. Ich muss in der Geschäftsstelle vorbeikommen. Der Beamte der Aufsichtsbehörde für das Bau- und Wohnungswesen stellt weitere Forderungen. Ich soll eine höhere Vorauszahlung leisten als die anderen Käufer.

»Wir wollen eine Sicherheit«, erklärt er.

»Kein Problem«, sage ich. Ich bin nicht zu erschüttern. Ich wage den Sprung. Ohne Hoffnung, ohne Erwartungen.

Der Bau dauert ein Jahr. Das Gras wächst schneller, als die Arbeiten voranschreiten. Jetzt, wo das Ende in Sicht ist, vergeht die Zeit noch langsamer, und nach all den Jahren fällt mir das Warten nun am schwersten. Zum ersten Mal kaufe ich wieder Malerleinwand und große Tuben Farbe. Aber ich fange nichts damit an. Immerhin mache ich eine Liste mit zukünftigen Ausgaben für mein Haus: ein Herd und ein Staubsauger. Außerdem schneide ich eine Anzeige aus, in der eine »Wunderpflanze« angeboten wird – ein drei Meter hoher, lebender Bambusvorhang, der alles verbirgt.

Ich mache mir Gedanken über die Qualität der Wohnung, verfüge aber nicht über das einschlägige Wissen, um den Bau regelmäßig zu kontrollieren. Die Realität eines eigenen Haus geht zum Teil an mir vorbei. Im Frühjahr notiere ich, an welchem Tag um wie viel Uhr der Baukran aufgestellt wurde. Auf die Frage, die ich dazu dem I Ging stelle, kommt das Bild »Das Schöpferische«. Vom Tag des Richtfests lasse ich von einem Büro ein Horoskop anfertigen.

Ich muss weiterhin den Küchendienst erledigen, machen, was mir aufgetragen wird, meinen Sparplan einhalten und so tun, als stünden keine großen Veränderungen an. In meinen Kalender trage ich ein: »Der Zementboden ist gegossen.«

Als ich eines Morgens in der Küche sitze und Kartoffeln schäle, geht das Telefon.

»Ein Bauunternehmer«, sagt der Pensionschef, als er mir misstrauisch den Hörer reicht.

»Die Bodenfliesen müssen gelegt werden. Sollen wir die standardmäßig weißen nehmen oder andere?«, fragt der Bauunternehmer.

Mir tritt der Schweiß auf die Stirn. Mein Blick folgt dem Pensionschef, der schon wieder mit einem anderen Bewohner beschäftigt ist.

»Normal Standard«, antworte ich kurz.

Als ich mein Mietverhältnis kündige, bekomme ich zu meinem Erstaunen kaum eine Reaktion.

Psychosewolke
(2012)

▷ Jetzt machst du mich aggressiv.«
Er wirft ihr einen vorwurfsvollen Blick zu. Sie hat gerade mit Empathie auf die schwierige Zeit seiner Zwangseinweisung in Padua reagiert.

Sie sagt nichts, fragt nur mit den Augen.

Er erklärt ihr, dass Padua für ihn weniger schmerzhaft war als die sieben Jahre in dem Asyl in den Wäldern und die langen einsamen Jahre danach. Als sie von ihm wissen will, warum das so ist, kehrt er ihr erneut den Rücken zu.

»Lieber nicht in der Scheiße rühren.«

Daraufhin schweigen beide eine Weile.

»Am liebsten zeigst du mir nur dein Archiv, oder?« Es klingt besorgt. Was sie sagt, ist für ihn weniger wichtig, als wie sie es sagt. »Ich frage doch nur, um mich so gut wie möglich in dich und in das, was du durchgemacht hast, hineinversetzen zu können.«

»Wenn ich etwas gefragt werde, setzt sich bei mir automatisch ein zweigleisiges System in Gang: Ich bewege mich auf einem breiten und auf einem schmalen Gleis. Das breite Gleis ist allgemein und kann nicht gegen mich verwendet werden. Das schmale ist meine persönliche Geschichte. An diesem Gleis knabberst du, es wird immer schmaler. Ich habe das Gefühl, entjungfert zu werden. Vor allem, wenn es um Themen geht, auf die in der Gesellschaft mit Ablehnung reagiert wird. Denen gehe ich lieber aus dem Weg. Dazu gehört der Schlachthof. Oder Schizophrenie. Es ist nach wie vor schwierig, mich von dem Stigma »Schizophrenie« zu befreien – es ist ein Etikett, das mir andere, die angeblich besser darüber Bescheid wissen, verpasst haben.△ Das hat mich anfällig für Angriffe von außen gemacht.

▷ Früher wurde der Begriff »Spaltungsirresein« verwendet, ein unmöglicher Ausdruck. Der normale Bürger dachte, dass eine multiple Persönlichkeit gemeint war. Der Begriff »Schizophrenie« wurde 1908 von dem Psychiater Eugen Bleuler eingeführt, der das Spalten (griech.: *schizein*) der verschiedenen psychischen Funktionen (griech.: *phrene*) als ein wichtiges Merkmal dieser Krankheit ansah. Er brachte damit die Kluft zwischen der Gedanken- und Gefühlswelt der Patienten zum Ausdruck. Die Interpretation von Informationen im Gehirn weicht von der Wirklichkeit ab. Aber dieser Begriff schuf nur noch mehr Verwirrung und Vorurteile. Auf die Bemerkung Bleulers, seine Patienten seien ihm fremder als die Vögel in seinem Garten, entgegnete der Antipsychiater Laing, dass der Psychotiker auch »einfach nur ein Mensch« ist. Laing versuchte, sich in die Welt des Patienten hineinzuversetzen und in Kontakt zu treten mit dem »Outsider«, der von allem, einschließlich von sich selbst, entfremdet ist.
Welches Etikett auch immer die Psychiater uns verpassen mögen, Menschen, die als schizophren abgestempelt werden, haben ein erhöhtes Selbstmordrisiko und laufen eher Gefahr, arbeitsunfähig zu werden. Etwa die Hälfte der Betroffenen bedarf ständiger Betreuung und so weiter, und so weiter. Und ebenfalls nicht zu rütteln ist meiner Meinung nach an der Tatsache, dass Leute nach wie vor nicht begreifen, was Wahnvorstellungen und Halluzinationen sind, geschweige denn, dass sie die anderen, weniger sichtbaren Symptome kennen. Daher kommt auch die Angst vor Schizophrenen, denke ich. Man *hat* nicht Schizophrenie,

Es ist die Frage, wie ernst du noch von Leuten genommen wirst, wenn sie wissen, dass man dich für schizophren erklärt hat – und somit als jemand giltst, der nicht mehr normal tickt, der kein Recht auf eine eigene Meinung oder was auch immer hat, als jemand, der aggressiv und gefährlich ist.«

Er redet weiter über die gesellschaftlichen Normen des idealen Bürgers. Man muss effizient und ehrgeizig sein. Wer dieser Norm nicht entspricht, ist gestört oder gescheitert. »Fällt dir nicht auf, welche Schimpfwörter auf der Straße üblich sind? Man ist und bleibt ein Loser«, sagt er. Stille, Einsamkeit, alles, was darauf hindeutet, dass jemand sich zurückzieht, macht der Gesellschaft Sorgen. Dass die Gesellschaft darauf aus ist, »Loser« in das System zurückzuholen, damit sie der Norm der Masse entsprechen, widerstrebt ihm.△

»Gruppenzwang hat in extremer Form zum Faschismus geführt. Vielleicht ist das der Grund, warum ich Menschen, die Macht

▷▷▷ wie man eine Erkältung hat, nein, im Volksmund *ist* man schizophren. Die Krankheit fällt mit der Persönlichkeit zusammen. Das eine Mal fühlt es sich für mich so an, als hätte ich sie, das andere Mal, als wäre ich sie. Das hängt von der jeweiligen Situation ab, und die beiden Empfindungen gehen fließend ineinander über.

▷ Die Psychologin Marguerite Sechehaye sagte vor etwa hundert Jahren: »Wenn wir versuchen, zwischen dem Schizophrenen und uns eine Brücke zu schlagen, tun wir das oft in der Vorstellung, ihn in die Wirklichkeit – unsere Wirklichkeit – zurückzuholen und auf unsere eigenen Normen zu verpflichten. Das spürt er und wehrt logischerweise diesen Eingriff in seine Persönlichkeit ab.« Genau das ist es: Es geht mir um die Akzeptanz und Anerkennung meines Anders-Seins.

über mich hatten, in meinen Psychosen als Braunhemden gesehen habe. Ich will mir selbst nicht zu viel Anpassung abverlangen. In einem Buch von Oliver Sacks habe ich gelesen, dass manche Menschen gar nicht so glücklich waren, nachdem man ihre krausen Ideen geglättet hatte – das Buch will ich unbedingt noch einmal lesen. Ich will ich selbst bleiben und lebe lieber bescheiden und im Verborgenen, als mich an eine Gruppe anzupassen.«

Sie schaut ihn freundlich an. Offenbar sucht sie nach einer Möglichkeit, ihn zurückzuholen. Nachdem es eine Weile still war, sagt er: »Manchmal habe ich bestimmte Gefühle auch ganz einfach vergessen. Zuerst muss ich Gefühle haben, dann muss ich mich daran erinnern – und sie danach auch noch in Worte fassen können. Außerdem finde ich den Kampf gegen Emotionen wichtiger als die Emotionen selbst.«

Er blickt zur Seite, um zu sehen, ob sie ihm überhaupt noch zuhört.

»Indem du deine Gefühle eindämmst, schaffst du dir vielleicht eine gute Lebensgrundlage. Im Übrigen finde ich es mutig, dass du so aufrichtig bist. Wie fühlst du dich dabei, auf diese Weise mit deiner Vergangenheit umzugehen?«

»Es fällt mir leichter, über meine psychotische Zeit vor dreißig, vierzig Jahren zu reden als über mein gegenwärtiges Leben. Die Psychosen hatten noch etwas Exklusives. Außerdem habe ich sozusagen in einem Kokon gesteckt. Mein Alltag hingegen ist trostlos und öde, ich habe kein soziales Netzwerk. Das wird mir jetzt schärfer bewusst.«

Er richtet sich auf und sagt dann: »Mit meiner Umgebung kommuniziere ich im Grunde gar nicht. Der Austausch beschränkt sich auf Banalitäten, was ich immer als entfremdend empfinde.

Und enttäuschend. Als gäbe es sonst nichts. Die Kommunikation zwischen uns beiden läuft super. Ich bin sehr froh, dass es dir gelingt, in mich hineinzublicken. Manchmal empfinde ich das inzwischen als selbstverständlich, aber weil du die Einzige bist, kann von einer Selbstverständlichkeit wohl kaum die Rede sein. Es amüsiert mich sogar, wenn du dich über mich lustig machst, ohne dabei verletzend zu sein. Das ist vollkommen neu für mich. Genau wie dein weiter Blick, der in einem so scharfen Kontrast zu dem engen Blickfeld der Leute um mich herum steht. An den mentalen Striptease, den wir betreiben, würde ich mich bei niemandem sonst heranwagen. Auch nicht bei einem so genannten Fachmann. So legen wir also langsam Schicht für Schicht frei. Hin und wieder tun die Nadelstiche ganz schön weh, aber ich finde, dass ich das aushalten muss.«

»Was könnte es dir bringen, deine Lebensgeschichte zu erzählen?«

»Ich bin ein Einzelgänger und hinterlasse keinerlei Spuren. Indem ich meine Geschichte aufzeichne, wird mein Leben vielleicht für einen kurzen Moment in den Köpfen der Leser nachklingen. Noch wichtiger ist, dass meine Lebensgeschichte nicht mehr auf Treibsand gebaut ist, keine Aneinanderreihung einzelner Ereignisse, die sich einzig und allein in meinem Kopf abspielen. Ich kann mir mein Leben jetzt erklären. Ich spüre, wie eine gewisse Ruhe über mich kommt. Meine Geschichte preiszugeben, erleichtert mich.«

»Isolation besteht nur in Isolation«, sagt sie. »Jetzt, wo du die Isolation mit mir teilst, verflüchtigt sie sich da?«

Er lächelt. »Wie Gefangene nach jahrelanger Haft die Freiheit manchmal nicht gut verkraften und sich nach ihrer Zelle zurücksehnen, so erinnere ich mich sehr selten an die vollkommene Einsamkeit. Dieses Allein-Sein ist auch ein Selbstschutz. Mein nacktes, entblößtes Ich, tja, das hat durchaus noch so seine Tücken.«

Während er sie weiterhin anschaut, sagt er: »Durch den Kontrast zwischen meinem alltäglichen Lebensumfeld und dem Kontakt mit dir fühle ich mich an meinem Arbeitsplatz manchmal noch mehr wie in einem Gefängnis. Aber ich brauche dich als Gegenpol. Du rüttelst mich wach. Du bist ein Katalysator, durch den ab und zu ein Urgefühl freigesetzt wird.«

Nach einem langen ungezwungenen Schweigen fragt sie: »Hast du schon mal daran gedacht, dass schizophrene und so genannte normale Menschen auch viele Gemeinsamkeiten haben?«

»Angst, allein dazustehen? Angst vor Kontrollverlust?«

»Ja. Das sind doch allgemeine Ängste und Ungewissheiten. Und jeder hat das Verlangen nach Anerkennung.«

Er tippt ihr leicht auf den Arm und sagt: »Und was bringt *dir* unsere Zusammenarbeit?«

Sie schenkt sich eine Tasse Tee ein und denkt nach. Sie ist überrascht: Es ist das erste Mal, dass er ihr eine Frage stellt.

»Im Allgemeinen interessiere ich mich mehr für die so genannten Loser als für Siegertypen. Das sind in meinen Augen Leute, die einfach so weitermachen wie sie es immer getan haben, während ich in deiner Lebensgeschichte Kampf und Durchhaltevermögen erkenne ... Mich interessiert deine Energie, Probleme selbst zu lösen. Ohne Medikamente hast du deine eigenen Bewältigungsstrategien entwickelt. Das finde ich stark und tapfer.«

»Ach, ich weiß nicht«, brummelt er und macht eine abwehrende Gebärde.

»Und im Übrigen«, macht sie weiter, »könnte man auch von mir behaupten, dass ich eine Anomalie habe. Ich hatte schon immer ein Interesse für das ›Abweichende‹ und das ›Extreme‹, das ich fassbar machen wollte. Ich weigere mich, auf diejenigen, die nicht der Norm genügen, herabzuschauen. Sieh dir nur mal meine Reiseromane an. Und das trifft auch auf dieses Buch zu. Mir ist bewusst, dass diese ›andere Welt‹ immer auch Teil der eigenen Welt ist.«

Mit einem leichten Kopfnicken gibt er zu erkennen, dass er ihr zugehört hat. Dann geht er zu einem Schrank und nimmt aus dem untersten Fach einen Karton heraus.

»Diesen Karton«, sagt sie halb nachgiebig, halb neugierig. »Den sehe ich inzwischen mit geschlossenen Augen vor mir.«

»Das kommt heute dran«, sagt er und vermutet, dass sie heimlich nachschaut, ob der Boden in Sicht kommt.

»Hauptsache, es geht nicht um deine Lieblingstheorie. Die drei Jahre, die du an deiner Farbanalyse gearbeitet hast, diese ganze Anstrengung, das hat für mich etwas leicht Deprimierendes.«

»Wieso? Ich habe sehr viel von mir selbst da hineingesteckt. Ich habe von einem Durchbruch geträumt. Diese Hoffnung habe ich immer noch nicht aufgegeben.«

Sie möchte von ihm wissen, wie sein Interesse für die Farbenanalyse überhaupt entstanden ist.

»Auf der Toilette im Asyl. Ich habe auf die Rauputzwände geschaut und darüber nachgedacht, wie ich diese willkürliche Struktur in ein Ordnungssystem bringen könnte. In meiner Farbanalyse geht es um Struktur, ausgedrückt in Farbunterschieden.

Er sieht ihr an, dass sie ihm nicht mehr zuhört und gibt ihr zu verstehen, dass sie sich mit dem Karton beschäftigen soll, in den er immer wieder neue Sachen stopft, die er auf dem Dachboden entdeckt und wichtig für das Buch findet. Sie faltet die Papiere auseinander und sieht sie durch, sie findet ganz unterschiedliche Sachen, von einfachen Film- und Buchrezensionen bis hin zu komplizierten Dingen, die sie aufgrund mangelnder Vorkenntnisse nicht beurteilen kann – wie beispielsweise ein Buch über Fraktale. Sie stößt auf zahllose Anmerkungen, auf ein Buch, in das Zettel, Kinokarten, Zeitungsausschnitte, Cartoons, GPS-Routen von alten Befestigungsanlagen eingeklebt sind, und auch auf einen Bausatz für eine Camera obscura.

Sie wird sich sicherlich fragen, wie sie aus dieser Fülle an Rohmaterial jemals eine Geschichte machen soll. Ihm fehlt jedoch das Bindemittel, er kann unmöglich all die Einzelteile zusammenfügen. Er hat zwar alle Details systematisch erfasst und in seinen Aufzeichnungen und seinem Gedächtnis abgespeichert, aber die einzelnen Elemente sind nicht richtig miteinander kombiniert. Und oft geht es um nicht greifbare Erfahrungen, die bedeutungslos zu werden drohen. Deshalb will er sie gründlich informieren und ihr die ganze Bandbreite an größeren und kleineren Ereignissen präsentieren.

Eine Zeit lang beantwortet er ihre Fragen. Kurze Zeit später gibt er ihr einen kleinen Stapel Bücher. Gezielt greift er eines heraus, *Die Ordnung der Dinge. Eine Archäologie der Humanwissenschaften* des französischen Philosophen Michel Foucault, und schlägt die Seite auf, die sie lesen soll. »1973 gekauft und immer wieder gelesen. Wissenschaftlich, aber sehr spannend«, sagt er.

Sie legt es beiseite und greift nach *Wahnsinn und Gesellschaft*, auch von Foucault.

»Aber hallo, ich habe das hier nicht ohne Grund bereitgelegt.«
Er schlägt *Die Ordnung der Dinge* erneut auf, jetzt die erste Seite, auf der das Gemälde *Las Meninas (Die Hoffräulein)* von Velásquez aus dem Jahr 1656 abgebildet ist. Damit gewinnt er ihre Aufmerksamkeit. »Es ist ein Bild im Bild, das sich die Umstehenden anschauen, die man nur in einem Spiegel im Hintergrund sieht. Komplexer und rätselhafter könnte es nicht sein. Velásquez hat etwas gemalt, das es nicht gibt. Das gibt mir einen Kick. Das Gemälde ist ein Puzzle mit einer historischen und ästhetischen Bedeutung.«

»Aha, die Wirklichkeit als Heimsuchung.«

»In meinem Zimmer in dem Heim in den Wäldern habe ich dieses Bild endlos studiert und die Seitenränder des Buches mit Anmerkungen vollgeschrieben – Vergleiche und philosophische Betrachtungen. Außerdem habe ich eine Art Grundriss von der Darstellung auf diesem raffinierten Gemälde gemacht. Mein Leben lang hat es mich fasziniert, in Schichten über und unter den Dingen – außerhalb der Dinge an sich – herumzustochern.«

»Der Stapel wird schon kleiner«, sagt er mit einem Augenzwinkern und gibt ihr das andere Buch von Foucault.

Sie schlägt es auf und zeigt auf die Passage, wo es heißt, die Sprache der Psychiatrie sei ein Monolog der Vernunft über den Wahnsinn. Aufmerksam schaut sie sich an, was Twan an den Rand geschrieben hat, Vergleiche, Daten, Orte, Formeln. Er tippt mit dem Zeigefinger auf ein Textfragment und dann auf ihren Arm: »Lass dich nicht durch die Komplexität abschrecken. Und ansonsten kannst du hier immer wieder reinschauen, um zu begreifen, was mich beschäftigt hat.«

Ihrem Gesichtsausdruck entnimmt er, dass ihr Interesse in Unverständnis umschlägt.

»Möchtest du jemanden in unser Projekt einbeziehen? Nein, oder?«, fragt er plötzlich. Er hat das merkwürdige Gefühl, die Gedanken und Pläne eines anderen lesen zu können. Das passiert ihm häufiger.

Sie erwidert, dass sie es für keine schlechte Idee hielte, mit einem Psychiater zu sprechen, um ein paar Dinge, die ihr in seiner Geschichte auffallen, besser zu verstehen.

»Und wer sollte das sein?« Er wüsste nicht, an wen sie sich wenden sollte.

»Das muss ich noch herausfinden, ich werde dich einbeziehen.«

Plötzlich möchte er gern allein sein. Einigermaßen überstürzt will er sie verabschieden, aber an der Haustür ändert er im Bruchteil einer Sekunde seine Meinung und möchte, dass sie bleibt. Seine Gefühle schlagen oft schneller um als das Wetter in den Bergen. »Wie lange wird es dauern, bis du alle Informationen beisammen hast?«, fragt er.

Sie stehen in der Türöffnung, sie ist auf dem Sprung, zu gehen. Er hofft, dass es noch etwas zu tun gibt, aber sie geht hinaus und steigt in ihr Auto. Laut rechnet er ihr vor, wie viele Stunden sie damit verbracht haben, in seiner Vergangenheit zu graben.

»Wir müssen abwarten. Ich weiß es nicht. Vorläufig haben wir jedenfalls noch eine Menge zu tun«, sagt sie aufgeräumt.

Partir c'est mourir un peu, geht ihm durch den Kopf, und er hält die Autotür fest.

»Noch etwas anderes. Hat es nicht etwas von Selbstverherrlichung, Eitelkeit, meine Lebensgeschichte aufzuschreiben, so als wäre sie etwas ganz Besonderes? Das geht mir eigentlich gegen den Strich.«

»Mach dir darüber keine Sorgen«, erwidert sie, während sie die Scheibe herunterdreht und die Tür zuzieht.

Er steckt seinen Kopf hinein und sagt: »Es bringt mich immer wieder durcheinander, dass wir an meiner Geschichte arbeiten. Das beeinflusst auch meinen Alltag. Zum Glück kann ich die beiden Welten – das Buch und meine Arbeit – voneinander trennen. Auch wenn ich manchmal in Versuchung gerate, mich auf der Arbeit zu verplappern.«

Sie lächelt nachsichtig.

»Das verstehe ich. Aber jetzt muss ich los.« Sie winkt ihm zu, als sie wegfährt.

Lange schaut er ihr nach. Seine Haustür steht noch auf. Kurze Zeit später fährt er mit dem Rad in die Buchhandlung in Den Bosch, um *The New Black: Mourning, Melancholia and Depression* von Darian Leader zu kaufen. Für Karin. Er wird sie auch auf eine Dokumentation über Trauer hinweisen, die in der kommenden Woche im Fernsehen laufen wird.

Er steigt auf seinen Dachboden. Mehrmals im Jahr sichtet er die Sachen, die er hier aufbewahrt. Sein Dachboden und seine Schränke sind wie ein Museumsarchiv, in dem er alles gesammelt hat, was für ihn zu einer vergangenen Zeit gehört. Er kniet sich vor die Kartons mit vollgekrakelten alten Schreibheften, Briefen, Dokumenten und Zeichnungen. In all ihrer Schlichtheit sind die Dinge treu. Die Mappen liegen ihm sehr am Herzen. Während er einen Blick hineinwirft, ist er auch froh, dass die Außenwelt hiervon nichts weiß, er schämt sich dafür, wie er sich in der Öffentlichkeit benommen hat und manchen Leuten zur Last gefallen ist. Während er die Dinge durch seine Hände gleiten lässt, fällt ihm auf, dass er über das, was geschehen ist, genau Buch geführt hat – und das wahrscheinlich noch bis zum letzten Tag tun wird, denn fast zwanghaft hält er die Mappen nach wie vor auf dem neuesten Stand.

Mit den Kartons geht er in sein Arbeitszimmer. Obwohl die Angaben nach Jahreszahlen geordnet sind, ist das Ganze ein einziges Tohuwabohu, da sein Geist so lange einem unkontrollierten Schlingerkurs gefolgt ist. Nun ist es an der Zeit, ordnend einzugreifen. Er schüttelt die Hefte auf seinem Tisch aus, Dutzende Hefte, mit einer kleinen, präzisen Handschrift vollgeschrieben. Briefe, Skizzen, Passfotos, noch mehr vergilbte Fotos, ein Bild aus der Zeitung von seiner Vorschulklasse – er ist der Junge mit dem gestreiften Pulli in der hinteren Reihe. Seine Passfotos ordnet er in einer Reihe an, sodass eine fließende Bewegung zu entstehen scheint, als wäre sein Gesicht in bestimmten Intervallen gefilmt worden. Ruhig analysiert er die Gesichtszüge auf jedem Bild und sieht, wie er sich allmählich verändert.

Hier in seinem Zimmer kann er mit seinen Erinnerungen allein sein. Deshalb hat er die Fotos und Zeichnungen in den vergangenen Jahren viele Male studiert und die Schriftstücke wieder und wieder gelesen. Wird er jemals in der Lage sein, für das, was das »Dreckszeug« bei ihm anrichtet, Worte zu finden? Er sieht sich all seine Kritzeleien in den Büchern an: Gedanken, Assoziationen, Themen, Titel anderer Bücher, Zeilen aus Songtexten und inzwischen verschwommene Erinnerungen an Dinge, die er gelesen hat. Warum versucht er, seine psychotische Vergangenheit auf diese Art und Weise lebendig zu erhalten?

Er kommt nicht weiter, als dass er Intimität zwischen sich und dem Papier erlebt. Seine Erinnerung an die Heftigkeit der Psychosen hat etwas von Heimweh – ein Gefühl, für das er immer noch nicht die richtigen Worte finden kann. Wenn er doch nur wieder so intensiv empfinden könnte wie damals, aber auf eine gesunde Art, ohne all den Sinn-Unsinn drum herum. Ohne dass er sich wieder auf Treibsand bewegt, ohne dass es seine Kräfte übersteigt. Intensives Erleben ist ihm leider so gut wie fremd geworden. Er vermutet, dass Karin dieses Gefühl durch ihr starkes Engagement für unterschiedliche Themen und Menschen durchaus kennen wird – während er an den Rand einer Psychose geraten muss, um in irgendetwas vollkommen aufgehen zu können. Er blättert noch einmal durch die Psychose-Aufzeichnungen und kommt zu dem Schluss, dass seine Erinnerung das Einzige ist. Sie ist sein Geheimnis.

Nachdem er einen selbst verfassten Text von 1971 gelesen hat, setzt er sich an seinen PC:△ »2012: Im Nachhinein betrachtet, ist es ein mühsamer Text, schwer, ziemlich vage – und das für einen Jungen von 21. Es ist todernst gemeint, es geht um jemanden,

▷ Der Psychoanalytiker Darian Leader sagt in *What is Madness?*, ein Buch, das ich direkt, nachdem es erschienen war, gekauft hatte, dass Schreiben für den Psychotiker sehr wichtig ist, weil es ihm Ruhe gibt. Vielleicht habe ich deshalb in meinen psychotischen Episoden so viel zu Papier gebracht. Vielleicht tut es mir auch aus diesem Grund gut, an der Aufzeichnung meiner Lebensgeschichte mitzuarbeiten, auch wenn es manchmal konfrontierend ist. Nehme ich Karin in Anspruch, damit sie mir meine Vergangenheit zurückgibt? Um ein Problem zu lösen, das außerhalb meiner Macht liegt? Ich selbst schaffe es nicht, in meine Vergangenheit zurückzugehen, weil meine Aufmerksamkeit im der sein Leben konstruieren will, *machbar* machen will, zu Recht natürlich – aber so natürlich ist das nicht. Die Frage bleibt, warum ich in diesem Alter so sehr darum ringe, mein Leben in die richtigen Bahnen zu lenken ... Schäme ich mich für diesen Text? Ein wenig, weil ich dachte, dass alles, was ich damals geschrieben habe, stimmte. Die Sprache und der bemühte Stil, archaisch ... Warum habe ich nicht alles ins Kaminfeuer geworfen, all den Kleinkram, die Fragmente und Textkollagen – das ganze wirre Zeug? Wahrscheinlich, weil man wie ein Archäologe noch Jahrhunderte später in einer Senkgrube alles Mögliche aus einer bestimmten Zeit findet und versucht, es zu einem Puzzle zusammenzufügen.

Systematisch sortiert er die Hunderte von Dokumenten, Briefen und Zeichnungen aus den psychotischen Episoden. Irgendwo muss er eine Grenze ziehen, und er wählt die Jahre zwischen 1970 und 1979 als den wichtigsten Zeitraum aus, in dem er seine Besessenheit in zahllosen Anmerkungen zu Papier gebracht hatte. Er wühlt sich weiter durch das Material und stellt zu seiner Bestürzung fest, dass schon vor dieser Zeit einiges gründlich

▷ ▷ ▷ mer wieder von neuen Assoziationen absorbiert wird. Dazu brauche ich sie. Um ihr zu helfen, habe ich ihr Listen mit Angaben zu meinen Wohnorten, von meinen Zeichnungen und von meinen psychotischen Episoden geschickt. Dadurch ist mir klar geworden, wo und wann mein Leben aus dem Ruder gelaufen ist. So war es 1979 deutlich schlimmer als 1976, während ich immer gedacht hatte, dass 1976, das Jahr der Zwangseinweisung, der Tiefpunkt war. Dass ich in den Jahren um 1979 unter dem Radar abgetaucht war, sehe ich erst jetzt ein. Manchmal ertappe ich mich bei dem beinahe heiteren Gedanken: Wenn das Buch fertig ist, kann ich sterben.

schief läuft und Anfang der achtziger Jahre noch etwas unterschwellig brodelt. Auch wenn er in dem Asyl in den Wäldern seine Beobachtungen geordnet aufgeschrieben hat, erinnert er sich nur zu gut daran, wie stark die mystische Erfahrung war. Offenkundig war er ein Spielball seiner Gedanken, die er seinerzeit im Griff zu haben glaubte. Jetzt wird ihm bewusst, dass er fast nichts kontrollieren konnte. Rückblickend erstaunt es ihn, dass die Phase, in der er in seine Psychosen hineingeglitten ist, so lang war. Die Vereinsamung in seinen Angstzuständen hat er noch am deutlichsten vor sich.

Er nummeriert deutlich lesbar jede einzelne psychotische Episode. Das Ordnen schafft Grenzen und gibt ihm Ruhe, er kann kaum aufhören, am liebsten würde er es in einem Zug zu Ende bringen, aber er muss noch seine Butterbrote für den nächsten Tag schmieren und anschließend sofort ins Bett.

Nachdem er eine Woche lang jeden Abend daran gearbeitet hat, hat jetzt alles seine Ordnung. Die datierten Blätter packt er auf einen ordentlichen Stapel, den er links neben sich legt. Mit kräftigen, schnellen Zügen überträgt er die Daten auf ein leeres Blatt, nimmt einen Bleistift und schraffiert sie. Das Resultat ist eine grafische Wolke, die sich aus rund 300 Zahlen zusammensetzt. Wie deutlich zu sehen ist, nimmt die Häufigkeit der psychotischen Episoden 1976 stark zu, explodiert 1978 und 1979, um in den nachfolgenden Jahren langsam abzuebben.

In Barondes *Moleküle und Psychosen*[12] sucht er ein Foto von einem Gehirn heraus und kopiert es. Die Abbildung zeigt, dass in den Gehirnen von schizophrenen Patienten eine Bumerangform

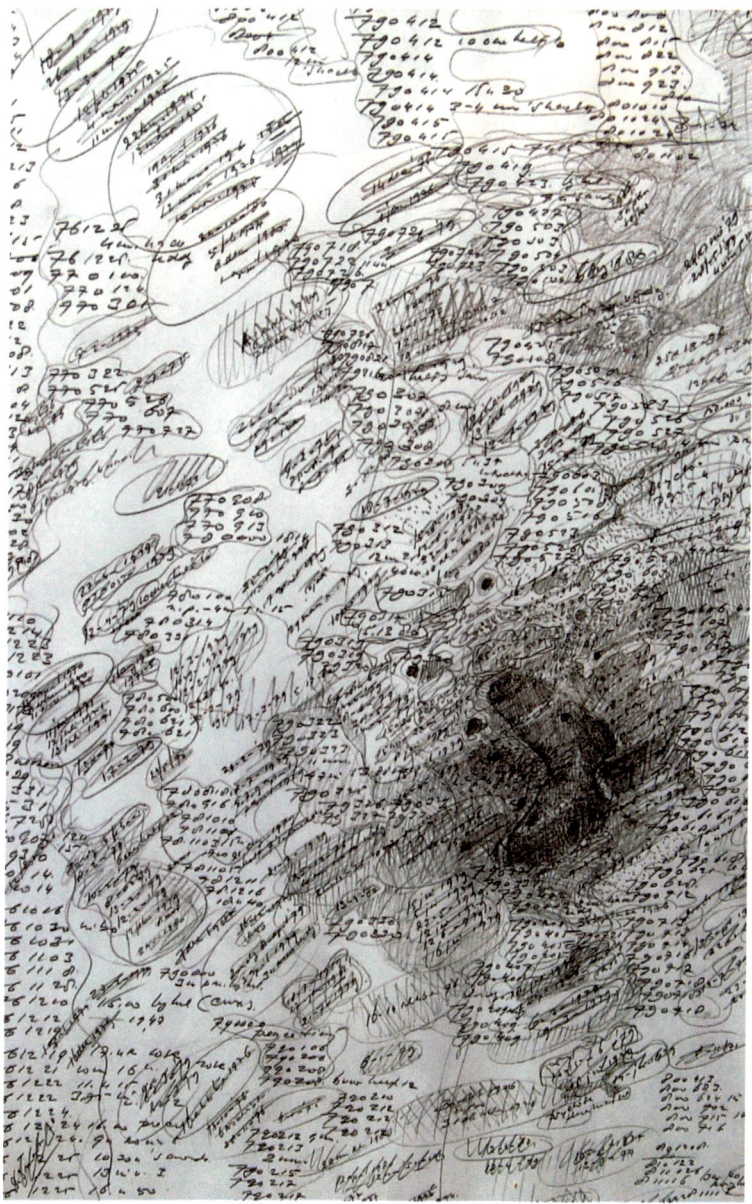

Datenwolke Psychose (während der Arbeit am Buch), 2011

zu erkennen ist. Er lässt seinen Finger über die Bildunterschrift gleiten: »... jede Psychose hinterlässt Schädigungen im Gehirn. Durch Psychosen entsteht ein Verlust an Hirnmasse, es gibt weniger Verknüpfungen als bei nicht psychotischen Menschen ...«

Er würde gern darauf beharren, dass dies auf ihn nicht zutrifft, aber die Aussage gibt ihm durchaus zu denken. Andererseits, so denkt er, funktionieren seine Sinnesorgane überdurchschnittlich gut, viele andere Menschen scheinen verkümmerte Antennen zu haben. Mit einer energischen Bewegung klebt er den Bumerang in die Gewitterwolke seiner psychotischen Erfahrungen. Zufrieden vergleicht er das ursprüngliche Durcheinander an Daten mit den Zahlen in der Wolke. Er hat aus Stroh Gold gemacht, das Elend hinter der Datenwolke versteckt.

Er steckt seine Schätze – Briefbündel, Schreibhefte und Fotos – wieder in die Umschläge und trägt sie auf den Dachboden zurück.

Er entspannt sich in seinem Sessel, der seinem Körper angepasst ist. Es war ein beruhigender Tag.

»Unser Twan sorgt schon für sich«
(1987–2006)

▶ In den umliegenden Häusern ist jeder damit beschäftigt, sich einzurichten. Ich bin schnell fertig, mir fehlt das nötige Geld und ich genieße die leeren Räume. Bis auf einen Tisch, einen Sessel, einen Schrank und ein Bett ist in den Zimmern nichts. Den gefliesten Boden fege ich mit weit ausholenden Schwüngen, wie ein Mädchen stolz und bedächtig seine langen Haare bürstet. In den Fugen auf meiner Terasse pflanze ich Kräuter an. Kurze Zeit später taucht mein Nachbar einfach so in meinem Garten auf und fragt, was das werden soll. Ich bin erschrocken, das ist übergriffig. Demnächst steht der Bursche bei mir im Haus. Ich ertrage es nicht und lasse die Kräuter verkümmern. Um die Grenze zwischen dem öffentlichen Weg und meinem Garten zu verbarrikadieren, pflanze ich einen Baum. Den Ausschlag bei der Auswahl hat die rote Farbe seiner Blätter gegeben, ich habe keine Ahnung, zu welcher Art er gehört oder wie groß er werden wird. Auf dem Markt kaufe ich einen Blumenstrauß für mich selbst.

»Hast du etwas gutzumachen?«, fragt jemand im Vorübergehen.

»Nein, überhaupt nicht«, antworte ich. Zu Hause stelle ich die roten Rosen in einer Vase auf den weiß gefliesten Boden. Nicht so sehr die Blumen, die monochrome Farbe finde ich schön.

Zurückgelehnt in dem einzigen Sessel in meinem Wohnzimmer, beginne ich, in *A Mathematical Theory of Communication* von Claude Shannon zu lesen.▲ Je weiter ich in dem Buch komme, desto klarer wird mir, dass ich dort keine Antworten auf meine Fragen finden werde.

Mein Garten hinter dem Haus grenzt an eine Weide, auf der eine Herde Kühe grast. Ich schaue aus dem Fenster und atme die Stille ein. Die Ruhe. Eine Oase. Ein Ozean der Freiheit. In meinen Astrologiekalender klebe ich die Ankündigung eines Vortrags: »Das geht uns alle an. Die genetische Manipulation von Dr. H. Schellekens.« Aber ich gehe nicht hin. Ich schneide auch eine Anzeige der Kunstakademie in Tilburg für ein Kunststudium aus, aber ich werde nichts damit machen. Auch zu den I Ging-Arbeitsgruppen, die in Brabant angeboten werden, gehe ich nicht.

Peinlich genau führe ich Buch über meine Lebenshaltungskosten, meine Zeitpläne für das Eisstadion und meine Laufzeiten.

▶ Claude Shannon, der Begründer der Informationstheorie und der mathematischen Theorie der Kryptografie, schrieb dieses Buch 1949, in meinem Geburtsjahr. Er rekonstruiert hier die ganze Wegstrecke, die von der Informationsquelle über die Botschaft, die Hintergrundgeräusche und den Kanal zum Empfänger verläuft. Die Schemata haben mir sehr gefallen. Vor allem die Themen »Hintergrundgeräusche«, »Vorhersehbarkeit« und »Irrtümer« haben mich damals für kurze Zeit fasziniert. Die Hintergrundgeräusche würde ich nur zu gern auf das für mich erträgliche Maß reduzieren. Ich wollte versuchen, den Finger in die Wunde zu legen: Wie verläuft Kommunikation? Aber ich habe in dem Buch nicht gefunden, wonach ich gesucht habe und letztendlich Shannons Schemata für meine Farbmodelle verwendet.

Als ich einige Zeit in dem neuen Haus wohne, habe ich eine Verabredung, Vater und Mutter kommen zu Besuch. Vater glaubte es nur halb, als er hörte, dass ich ein Haus gekauft hatte. Ihm muss die ganze Sache sehr fragwürdig vorgekommen sein. Dennoch hat es den Anschein, als würde er einen schwachen Abglanz des Sohnes sehen, den er einmal vor Augen hatte.

Auch mein Bruder ist völlig platt und hat neidisch gefragt: »Du bist nur auf dem Fahrrad durch die Gegend gefahren und kannst dir ein Haus kaufen? Na ja«, hat er hinzugefügt, »unser Twan sorgt schon für sich.«

Das ist tatsächlich so, aber sie haben keine Ahnung, wie, und es gibt niemanden, der danach fragen würde.

Während ich durch einen Spalt in der Gardine meine Eltern kommen sehe, geht mir durch den Kopf, dass es vielleicht auch sehr schwer gewesen sein muss, eine große Familie zu haben, immerhin haben sie es geschafft, sieben Kinder satt zu bekommen. Vater trägt eine Hose, die er immer noch bis unter die Achseln hochzieht, eine zu kurze Krawatte und ein abgewetztes Sakko.

»Hier, Twan«, sagt er und stellt einen Pappkarton auf den Boden. Er war so nett, mir ein paar Pflanzen für den Garten mitzubringen. Er zeigt auf die roten Zweige eines Strauches.

»Ein roter Hartriegel. Und ein paar Fettpflanzen.« Er nennt noch einen weiteren Pflanzennamen, den ich nicht richtig verstehe.

»Solche Pflanzen stehen auch bei den anderen im Garten«, entgegne ich.

»Das sind meine stärksten Pflanzen. Vermehren sich problemlos«, sagt Vater, während er sich mühsam aufrichtet.

»Ich werde sie einpflanzen. Aber ich weiß noch nicht, wo.« Ich gebe mir alle Mühe, die Begeisterung meines Vaters zu teilen, aber es gelingt mir nicht. Aus seiner Hosentasche holt Vater ein Rizla-Blättchen und ein Päckchen Tabak und dreht sich eine Zigarette. Er geht zum Fenster.

»O ja, hier möchte ich auch wohnen«, sagt er mit leiser Stimme bei der Aussicht auf die Weide.

Ich spüre, wie meine Gesichtszüge erstarren. Vater neidisch? Ich habe so viele Jahre auf alles verzichten müssen, und jetzt will Vater das Haus einfach so in Beschlag nehmen? Das grenzt an Diebstahl.

Es entsteht ein ungemütliches Schweigen.

»Mit Arbeit wird es wohl nichts mehr«, vermutet Vater.

»Das hier hat schon mal geklappt, dann wird es mit der Arbeit wohl auch noch hinhauen«, entgegne ich in einem scharfen Ton.

Ich dirigiere meine Eltern auf die Terrasse, wo der Garten noch brach liegt. Mutter geht mit unsicheren, kurzen Trippelschritten, als hätte sie sich verlaufen, eingehüllt in ihre 4711-Wolke. Als sie sich gesetzt hat, ahne ich, dass sie ihren sicheren Platz in nächster Zeit nicht verlassen wird.

Ich schenke uns allen Tee ein und lege eine Packung Kekse auf den Tisch.

»Was hast du noch mit dem Garten vor?«, fragt Vater.

»Asphaltieren.«

Geraume Zeit ist es ganz still.

»Warum«, fragt Mutter plötzlich mit ihrer blechernen Stimme, »hast du keine Freundin? Du bist doch ein flotter Bursche.«

Ich fühle, wie ich die Zähne aufeinanderbeiße, mein Blick trübt sich – ein neues Gefühl, ich habe immer gedacht, dass ich keine Tränen vergießen könnte. Ich atme tief durch, ich lasse mir nichts anmerken.

»Der Zug ist schon lange abgefahren«, sage ich mit einem traurigen Lächeln, denn meine Eltern werden nie verstehen, dass eine Beziehung keinen Sinn mehr hat, dass mir die Lust vergangen ist, etwas mit einer Frau anzufangen, ganz zu schweigen von der Erinnerung an den Moment, als meine Freundin mich verlassen hat, der Sex wegfiel, ich meine Arbeit verlor. Und dass ich eventuelle Kinder nicht genetisch belasten möchte – unsere Familie hat einen kollektiven Schiffbruch erlitten. Zudem muss ich nur an meine Jugend zurückdenken, die alles andere als unbeschwert war.

Nein, keine Frau, ich werde auf der nach unten offenen Twan-Skala genau 0,000 Aktionen starten. Meine einzigen Ausflüge sind der Zahnarzt, der Supermarkt und eine Tasse Kaffee in Den Bosch. Es ist auch kein Drama, dass meine Eltern mich nicht verstehen, das ist nicht neu, und ich schenke noch ein Tässchen Tee nach.

Mutter sagt, es wundere sie, dass sie trotz ihrer sieben Kinder nur vier Enkelkinder habe.▲ Keiner von beiden spricht aus,

▶ Von den sieben Kindern in unserer Familie haben die vier Brüder sich dafür entschieden, kinderlos zu bleiben. Einer meiner Brüder sagt in diesem Zusammenhang immer, dass Mutter nicht direkt ein Vorbild für ihn ist. Mit meinen anderen Brüdern habe ich darüber nie gesprochen. Eine meiner Schwestern bekam mit achtzehn ein Kind, und dabei blieb es auch, und die andere, das Sorgenkind, bekam drei. Wenn jemand mich nach meinem Kinderwunsch fragt, antworte ich: »Sein halbes Leben schlägt man sich mit seinen Eltern herum,

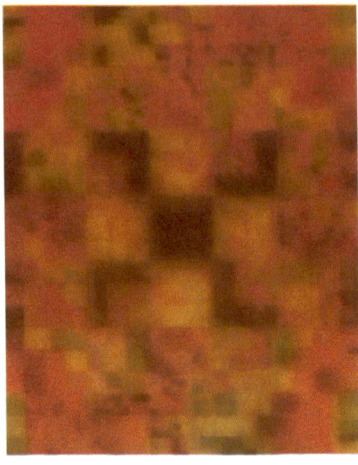

Farbstudie – Mosaike, ca. 1995

dass einer meiner Brüder inzwischen psychotisch geworden ist und nach einem Aufenthalt in einer psychiatrischen Klinik zurzeit in einer betreuten Wohngruppe lebt. Auch die Probleme anderer Geschwister sind kein Thema. Natürlich weiß ich nicht, was sie wirklich denken. Möglicherweise meinen sie, es läge an uns, wir hätten nur einen anständigen Beruf ergreifen müssen, vielleicht haben sie sich aber auch in ihr Schicksal ergeben.

Kurz darauf besuche ich Vater im Krankenhaus. Er macht ein Auge auf und guckt mich böse an, als ich ein paar Fotos von ihm

▸▸▸ die andere Hälfte mit seinen Kindern. Das mache ich nicht.« Aber in Wirklichkeit vermute ich, dass es keine glücklichen Kinder geworden wären, sie hätten irgendwelche genetisch bedingten Schäden gehabt. Mit etwa zwanzig habe ich zu Vater gesagt: »Diesen Stammbaum führe ich nicht weiter. Mein Samen fällt auf felsigen Boden, wo er verdorrt.« Vater fand diese Bemerkung unmöglich. Meine Cousins und Cousinen väterlicherseits haben Familien mit drei, vier Kindern gegründet.

mache. Auf dem Rückweg komme ich an dem Haus des Arztes vorbei, der seinerzeit meine Zwangseinweisung veranlasst hat. Der Arzt ist schon vor Jahren gestorben. Gut so, der kann mir nicht mehr übel mitspielen. Ich ertappe mich bei Hassgefühlen gegenüber denjenigen, die dafür gesorgt haben, dass ich in der Psychiatrie gelandet bin. Auch wenn die Aufnahme vielleicht notwendig war, symbolisch steht sie für so vieles mehr.

Zu Hause, in meinen asketisch gehaltenen Räumen, stürze ich mich wieder ins Programmieren. Ich habe mir einen neuen PC gekauft und schreibe ein Programm für Farbsysteme. Die Programmiersprache ist eindeutig, sie ist berechenbar und zuverlässig, unabhängig von Interpretationen oder Personen. Ich bin stur und ausdauernd und habe Freude an dieser intellektuell anspruchsvollen Sache. Die Farbsysteme erfordern meine ganze Aufmerksamkeit.

Mein Alltagstrott wird durch Vaters Tod unterbrochen. Am Abend zuvor hatte ich ihn noch angerufen.

»Du kriegst jetzt bestimmt viel Besuch. Ich warte, bis der größte Andrang um dein Bett abgeflaut ist. Danach komme ich.«

»Dann gucke ich mir vielleicht schon die Radieschen von unten an.«

»So schlimm wird's wohl nicht werden.« Ich hielt das für eine seltsam pessimistische Äußerung.

Am nächsten Tag ist Vater gestorben.

Nach der Beerdigung mache ich einen Lageplan vom Familiengrab. Danach verschlafe ich einen Monat lang alle Nachmittage. Ich denke, dass ich Kummer fühlen müsste, aber ich weiß nicht, wie ich das zum Ausdruck bringen soll, ich fühle nichts als

Müdigkeit und klinke mich fieberhaft wieder in meinen Alltag ein.

Drei Jahre lang. Das Resultat der Farbsysteme ist für mich eine ästhetische Offenbarung. Meine Modelle sind wunderschön. Sie berühren mich so tief, dass mich fast ein Zittern überkommt. Endlich habe ich das Ergebnis jahrelanger einsamer Arbeit vor Augen, die farbigen Mosaike sind voller Emotion und Bedeutung. In ihnen steckt eine faszinierende Entwurfsgeschichte, die ich in vielen logischen Schritten entwickelt habe, in deren Verlauf einige Grundmuster ans Licht gekommen sind, die ich endlos spielend und denkend weitergesponnen habe. Technischer und analytischer Erfindungsgeist – gepaart mit Sinnlichkeit. Die Modelle haben nichts mehr mit meinem ursprünglich naturalistischen Zeichenstil zu tun, sie sind abstrakt und technisch.

Die Zeichnungen sind komplex, die Farbkodierungen vollkommen einleuchtend. In all diesen Kodierungen spürt man, dass das Chaos bezwungen ist. Wenn ich mir die Farbsysteme anschaue, sehe ich eine Glut, die meine Wahrnehmung intensiviert. Das Magische von damals kündigt sich wieder an.

Ich habe das starke Bedürfnis, jemandem zu erzählen, was ich in den letzten Jahren gemacht habe, aber mir wird klar, dass ich niemanden habe, meine innere Welt an niemandem testen kann, dass ich mich all die Jahre nur meinem eigenen intellektuellen Zeitvertreib gewidmet habe, mich monoman mit Farben und Programmen im Kreis gedreht habe, wie man theoretisch endlos im Kreisverkehr fahren kann, ohne auf Hindernisse zu stoßen. Durch meine Isolation hat meine innere Welt nur noch mehr Raum bekommen, fast wollüstig habe ich mich in meinen verschrobenen Gedankengängen gesuhlt. Ich kotze mich an, mir ist speiübel von all dem Wühlen und Stochern, von dem selbst ausgedachten Spiel, nicht mehr als ein Zeitvertreib. Für mich selbst von gewaltiger Bedeutung – aber was bedeutet all das für irgendjemanden sonst außer mir?

Was treibt mich um?

Jetzt, wo ich ein paar wasserdichte Grundmuster habe, kann ich mein weiteres Leben damit verbringen, sie in eine andere Form zu gießen. Ein nie endendes, introvertiertes Spiel spielen. Vage spüre ich die Bedrohung, dass das nicht gut ausgehen kann. Wenn ich so weitermache, liegt eine Psychose auf der Lauer.

Ich muss versuchen, meine Isolation zu durchbrechen, ich werfe einen Blick auf meinen Kontostand, und mir wird klar, dass ich zu wenig Geld habe, um die Flügel ausbreiten zu können. Ich werde arbeiten müssen. Außerdem will ich von der Stütze weg, erst dann kann ich wirklich unabhängig leben. Inzwischen lasse ich von einigen wichtigen Dingen ein Horoskop erstellen. Vielleicht bekomme ich dadurch eine Antwort auf die Frage, was ich mit meinem weiteren Leben anfangen soll. Ich kann mich noch sehr gut erinnern, dass sich diese Zeit, als der Druck, Geld zu verdienen, so stark war, quälend langsam hinzog. So wie das letzte Jahr in dem Heim, als ich auf mein Haus gewartet habe.

Ich nehme meinen ganzen Mut zusammen, gehe zum Arbeitsamt und sage am Schalter: »Ich suche Arbeit.«

Kurze Zeit später sitze ich einem Mitarbeiter gegenüber, der meine persönlichen Daten heraussucht.

»Ich beziehe schon über vierzehn Jahre eine Erwerbsminderungsrente, aber ich fühle mich jetzt wieder in der Lage, zu arbeiten«, wiederhole ich und beuge meinen Kopf nach vorn, damit er mich gut versteht.

»Sie?«, sagt der Mitarbeiter und wühlt in der Akte.

»Ja, ich.«

»Sie laufen bei uns unter ›nicht vermittelbar‹. Es sollte Ihnen klar sein, dass Ihre Chancen nach so vielen Jahren minimal sind. Es gibt eine Menge arbeitsloser Männer, und jeder hat seine eigene problematische Geschichte. Aber Sie ...«

»Ja, natürlich. Aber ich will ernsthaft arbeiten. Wann können Sie einen Termin für mich machen?«, frage ich. Ich habe vor, den Raum erst dann zu verlassen, wenn ich festen Boden unter den Füßen habe.

»Bei bestimmten Leuten weiß man nie, woran man ist. Suchen Sie etwas im Baugewerbe?

»Aber ja, dringend.«

Er fängt meinen Blick auf, und ich erkenne in seinen Augen, dass er es sich anders überlegt und mir vielleicht doch helfen will. Ich habe sogar das merkwürdige Gefühl, dass er mich mag.

Auf seine Bitte hin zimmere ich einen Lebenslauf zurecht: »Ein Jahr TH Architektur, drei Jahre Akademie für Architektur ... von 1977 bis 1979 Technischer Zeichner bei archäologischen Ausgrabungen und Katalogisierung von Funden.« Ich zögere nicht, aus den Jahren im Asyl – Kartoffeln schälen und Rad fahren – ›technischer Dienst in Wohngruppe‹ zu machen. Kompetenzen: Archivarbeiten im Rahmen historischer Forschungen und analytische Fähigkeiten, PC-Kenntnisse: MS-DOS. Hobbys: Wettkampfsport und Mitglied der Niederländischen Vereinigung für Farbstudien. Wegen Burnout für arbeitsunfähig erklärt. Momentan in guter Verfassung, um arbeiten zu können.«

Nach einem misslungenen Versuch bewerbe ich mich als Technischer Zeichner in einer Fabrik. Der Arbeitsvermittler hatte mir angeboten, mitzukommen und bei dem Bewerbungsgespräch dabei zu sein, aber ich gehe lieber allein. Das Ganze dauert nicht lange. Ich stolpere über ein paar technische Fachbegriffe. Auf die Frage, ob ich noch bestimmte Wünsche habe, sage ich: »Kann ich um vier Uhr gehen, um Schlittschuh zu laufen?« Das ist nicht möglich.

Ich werde angenommen, unter dem Vorbehalt einer langen Probezeit.

Ab jetzt geht jeden Morgen um Viertel vor sieben der Wecker. Ich dusche und rasiere mich nackt vor dem Spiegel. Nachdem ich in meine Hose und mein T-Shirt geschlüpft bin, klemme ich meine Tasche mit den Butterbroten unter das Spannband des Gepäckträgers und fahre eine Dreiviertelstunde zur Fabrik. Da liegt das abartige Dorf, eingebettet in ein riesiges Industriegebiet. Für mich bedeutet es einen Abstieg, an diesen verhassten Ort zurückzukehren.

Ich suche mir den Weg über den Asphalt, durch ein Labyrinth riesiger Hallen und Lagerschuppen, an diesem nebligen, grauen Wintertag wirken die gigantischen Schuppen und Hallen wie freischwebend, ein Gebäude ist fabrikmäßiger als das andere. Ich komme an einer Fabrik für Hunde- und Katzenfutter vorbei, der Kadavergeruch toter Ratten steigt mir in die Nase.

»He! Wie geht's?« Ein Bekannter aus dem Schlittschuhclub steigt gerade aus seinem Auto.

»Oh, arbeitest du hier?«, frage ich, während ich bremse und von meinem Fahrrad springe. Es ist dieser Kerl mit dem Backsteinkopf – ein handgefertigter Backstein hat auch solche Rillen.

»Ja, als Produktmanager.«

»Was ist das für ein bestialischer Gestank hier. Habt ihr keine Luftfilter?«

Er zuckt mit den Schultern.

»Ich komme gerade von einer Dienstreise aus den USA zurück. Ich habe da eine Fabrik besichtigt, in der Hamburger für Hunde produziert werden.«

»Hoffentlich riechen die appetitlicher als das Hundefutter, das hier hergestellt wird«, sage ich.

»Ich muss jetzt weiter«, sagt er und schlägt mit einem lauten Knall die Autotür zu.

Ich mache Anstalten, meinen Mund zu öffnen, um noch etwas zu sagen.

»Bis bald im Eisstadion«, sagt er, jetzt etwas nachdrücklicher.

Die nächste Halle ist die Fabrik, in der ich arbeiten werde. Ich schließe mein Fahrrad ab und schaue auf das weiße Gebäude, das aus Stahlprofilen hochgezogen ist. Ohne das geringste Zögern drücke ich die schwere Metalltür auf, die quietschend hinter mir ins Schloss fällt. Vor mir liegt die Fabrikhalle, der Geruch von nassem Beton schlägt mir entgegen, ich höre die Geräusche einer Membrane und eines fahrenden Lkws. Ich rieche den Gestank von verbranntem Stahl, ein Stück weiter sind Schweißer an der Arbeit. Ich fasse an das Geländer der steilen Wendeltreppe und steige nach oben. Auf dem Treppenabsatz im ersten Stock bediene ich die Stechuhr. Ich gehe hoch in den zweiten Stock, wo Resopaltische und -stühle sowie drei megagroße Getränke- und Kaffeeautomaten stehen. Ich habe keinen Mantel, den ich aufhängen müsste, ich trage keinen Wintermantel, ich ziehe immer nur ein T-Shirt oder einen Pullover an. Ich drücke die Tür zum Konstruktionsbüro auf. Die Wände und die Decke bestehen aus vorgefertigten Platten. Die Jalousie vor den Fenstern ist geschlossen, über den Computern hängen grelle Neonröhren, der Boden ist gefliest. Auf einem Schrank stehen diverse Pokale, die beim Bogenschießen gewonnen wurden.

Nach einem kurzen Rundgang durch die Produktionshalle und einer noch kürzeren Vorstellungsrunde sitze ich an meinem Arbeitsplatz.

»Du hast noch zwanzig Jahre vor dir«, sagt der Personalchef kurze Zeit später im Vorbeigehen. Ich fasse das wie eine Urteilsverkündung auf, aber ich kann nicht mehr zurück.

Jeden Tag gehe ich in die Fabrik und erledige meine Arbeit mit einer Ausdauer und Entschlossenheit, über die sich die anderen lustig machen. Meine Hingabe ist ein guter Nährboden für faule Witze. Ab und zu scheint sich bei meinen Kollegen eine leichte Unruhe breit zu machen. Ich spüre ihre Blicke und hoffe, dass meiner unerschütterlichen Miene nichts zu entnehmen ist. Dennoch gibt mir die Arbeit den entscheidenden Kick, meinen Alltag zu bewältigen. Ich trage sie wie einen Tarnanzug, sie verleiht mir den Anschein, ein Teil der Gesellschaft zu sein. Wie meine Mitgliedschaft im Schlittschuhclub. Mit Arbeit und Sport stülpe ich mir die Maske eines anständigen Bürgers über.

Es ist ein völlig neues Leben, in dem ich mir ernsthaft alle Mühe gebe, meine Arbeit gut zu machen. Aber durch die Digitalisierung des technischen Zeichnens vermisse ich das sinnliche Gefühl des mir vertrauten Materials. An die Hierarchie und das dominante Verhalten mancher Kollegen kann ich mich nur schwer gewöhnen. Die langen Jahre in den Wäldern haben mich vor der Arbeitswelt abgeschirmt. Mit unbewegter Miene, ohne die Spur eines Lächelns, komme und gehe ich.

Ständig habe ich das Gefühl, dass etwas Schlimmes passieren könnte, eine feste Anstellung ist eigentlich zu schön, um wahr zu sein. Für mich ist das Leben voller Fallstricke. Immer wittere ich Gefahren in meiner nächsten Nähe. Was könnte schief gehen? Schon bald stellt sich heraus, dass einer der Kollegen aus demselben Netzwerk kommt, in dem auch ich einmal gesessen habe. Er ist ein Bekannter einer Nachbarin aus meiner psychotischen Zeit und verkehrt in der Kneipe, in der mir jemand ein Bierglas im Gesicht zerschmettert hat. Ich treffe meine Vorsorgemaßnahmen und sage möglichst wenig. Vorläufig geht alles gut.

Jetzt, wo ich mir neue Fertigkeiten aneigne, vergeht die Zeit wie im Flug, ein Jahr ist plötzlich gar nichts mehr. Mein Arbeitsleben fühlt sich ganz anders an als die Zeit im Heim und die drei Jahre in meinem eigenen Haus, als ich die Farbmodelle ausgearbeitet habe. In wenigen Wochen fängt schon wieder ein neues Jahr an – mittlerweile mein fünftes in der Fabrik.

Aber dann, sehr plötzlich, kippt das Ganze, und der Alltagstrott schlägt zu. Ab jetzt ist ein Jahr wie das andere. Ich lebe in einer kleinen Welt, und mir wird bewusst, dass ich keinen anderen Platz mehr finden werde, an dem ich mich mehr entwickeln könnte. Dieses Leben mit denselben Kollegen und der festen Struktur in meiner Freizeit wird immer so bleiben. Obwohl ich daran gewöhnt bin, allein zu sein, scheint der Tag kein Ende zu nehmen. Auch in meiner inneren Welt bemerke ich keine Veränderungen. Abends und an Wochenenden meide ich die Orte, an denen ich früher immer war, ich bleibe viel zu Hause. Es gibt Abende, an denen ich nur darauf warte, dass es Nacht wird, in der mich weder die Stimme noch die Anwesenheit eines anderen Menschen stören wird – allein in meinem Bett. Meine Emotionen sind abgeflacht, ich bin ziemlich initiativlos. Meine Gefühle sind zugeschneit. Oft überkommt mich ein Gefühl der Leere. Werktags erfülle ich meine Pflicht, aber wenn die Stunden in der Fabrik vorüber sind, beginnt der andere Dienst, der meiner selbstverordneten Struktur. Ich fühle mich wie ein Mönch, der ein Leben lang seine Pflicht erfüllt. Auf allem, was mich umgibt, liegt eine dünne Staubsticht, die nicht aufwirbelt, weil ich mich zu Hause kaum bewege. Ich warte und warte, um zum guten Schluss aus Schuldgefühl meine Küche zu wischen.

Ab und zu siegt die Neugier über meine Blockaden. Dann überkommt mich ein vorsichtiger Optimismus, und ich wage mich wie eine Maus aus meinem Loch und besuche Ausstellungen. Einmal sehe ich mir im Cobra Museum lange das Werk von Antonio Saura an. Diese Serie von Kruzifixen – anarchisch gemalte, missgestaltete Christusfiguren – faszinieren mich. Ebenso wie eine Ausstellung des berühmten Sonderlings Francis Bacon. Ich mag seinen Mix aus unrealistischer und realistischer Darstellung, seine teils deformierten Portraits und die Art und Weise, wie er die dunklen Seiten und Ängste des Menschen abbildet.

In dem oberen Raum bleibe ich vor einem Bild einer in zwei Teile gehackten Kuh stehen.

»Besonders lustig ist das nicht«, sagt eine ältere Frau neben mir. Ihr Gesicht scheint wie aus Balsaholz geschnitzt.

»Nein. Es ist kein Stillleben mit einem Usambaraveilchen. Seine Bilder haben Flair, und das, wo er doch die halbe Zeit total betrunken ist.«

»Von Meisterhand gemalt«, sagt die Frau.

»Von Meisterhand gebraut ... Grolsch Bier.«
»Was könnte er mit dieser in der Mitte durchgehackten Kuh meinen?«
»Gespaltenes Tier, gespaltene Psyche.«
»Darauf bin ich noch gar nicht gekommen.«
Ich stehe da, verblüfft über mich selbst. Normalerweise hasse ich es, wenn jemand neben mir steht und sich dasselbe Bild anschaut. Das stört meine Wahrnehmung. Jetzt hoffe ich, dass mein Gedankensprung sie vielleicht zum Nachdenken bringt.
»Menschen, die geschlachtete Tiere malen, überschreiten meiner Meinung nach Grenzen, begehen einen Tabubruch«, sage ich abschließend, froh, dass ich einen kleinen Sieg über mein destruktives soziales Verhalten errungen habe.

Auf dem Weg nach Hause muss ich mein Verlangen gewaltsam hinunterschlucken. Es tut mir weh, dass ich meine alte Kreativität verloren habe. Ich denke zurück an einige meiner früheren Bilder von Menschenmassen, von deformierten und amputierten Körpern, an die biblischen Szenen, an die Darstellung eines Fötus.
Sie waren persönlich und dramatisch. Schwermütig. Sogar die Zeichnungen, die ich für Fritzi gemacht habe. Bei dem Gedanken an ihren Namen spüre ich einen stechenden Schmerz in meinen Augen, ich versuche, die Erinnerungen aufzuhalten, die in mir aufsteigen. War das Zeichnen vielleicht nur eine Art Therapie? Steckten die Zeichnungen nicht voller Frustrationen und Tatendrang? Hatte ich ein Statement abgeben wollen? Oder waren meine Bilder nur Vorboten meiner Psychosen? Durch meine technische Ausbildung war mein Stil abstrakter

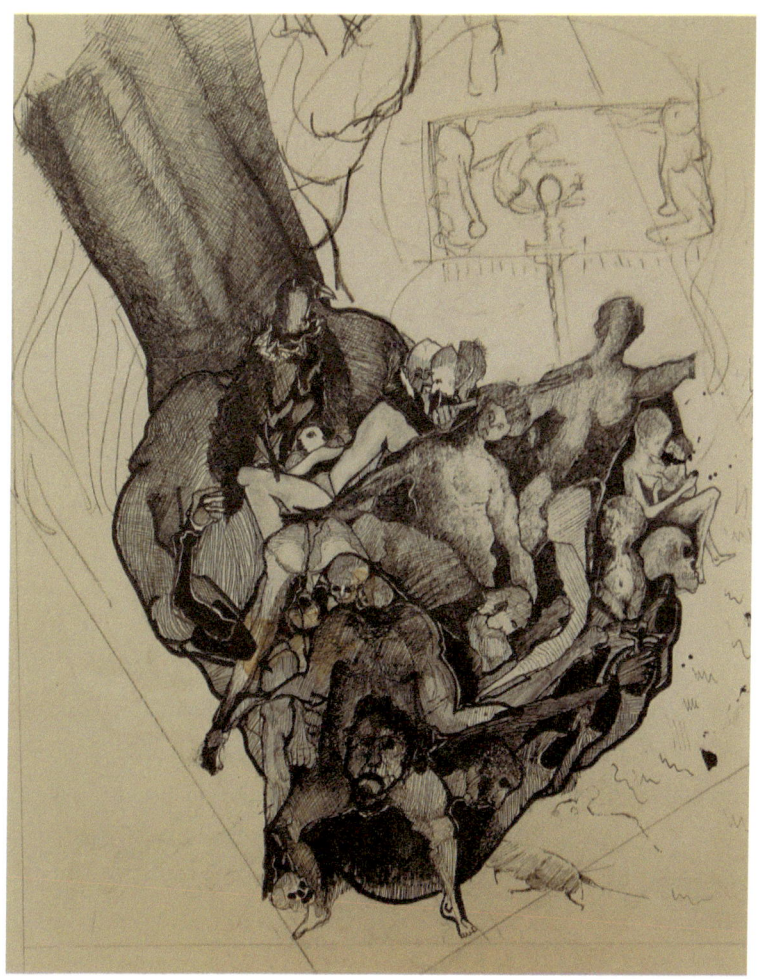

Eine Handvoll Menschen, ca. 1967

geworden. In einem letzten Impuls, als ich endlich meinen eigenen Platz gefunden hatte, habe ich mathematische Kompositionen gemacht, die strengen Regeln gehorchten, die ich mir selbst auferlegt hatte. Durch das digitale Zeichnen in der Fabrik

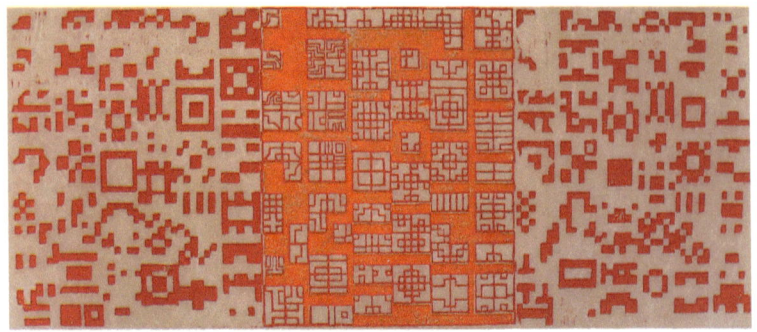

Mathematische Kompositionen, ca. 1995

habe ich mit dem Malen aufgehört. Den ganzen Tag klicke ich Icons an und gebe Zahlen ein. Sind meine Kreativität und Fantasie dadurch zerstört worden? Kann ich eigentlich noch freihändig zeichnen?

Meine Ausstellungsbesuche inspirieren mich, aber die Idee, wieder mit dem Malen anzufangen, schiebe ich weiterhin vor mir her. Im Urlaub fotografiere ich, mache verrückte, komplexe Fotos, die mir gefallen. Manchmal frage ich mich, ob ich irgendwann einmal mit meinem Skizzenblock an diese Orte zurückkehren werde. Je länger ich es vor mir herschiebe, desto stärker wird mein Verlangen. Die Einfälle zu ordnen, alles vorzubereiten und zu überdenken, ist mir derart über den Kopf gewachsen, dass ich vermutlich erst sehr spät dazu kommen werde, all das auszuführen. Außerdem: Für wen soll ich das machen? Mit wem kann ich es teilen? Dass es niemanden gibt, mit dem ich das tun könnte, macht mich im Grunde noch einsamer und isolierter. Und der Gedanke, dass meine Arbeit schon von vorneherein meinen Ansprüchen nicht genügen wird, hilft mir natürlich auch nicht weiter.

Mir wird bewusst, dass meine Kreativität ohne soziale Kontakte chancenlos ist, aber ich fühle mich sozial tot. Das Eisstadion, das Café in Den Bosch, in dem ich am Samstagmorgen eine Tasse Kaffee trinke, das Konstruktionsbüro – das sind anonyme Orte, an denen ich mit anderen umgehe, ohne mich auf eine echte Beziehung einzulassen. Im Grunde ist mir das Leben der anderen fremd. Wieso tun sie ganz offensichtlich ständig Dinge, ohne sich Gedanken darüber zu machen? Muss ich mir vorstellen, dass die anderen größtenteils alles routinemäßig erledigen, dass sie eine Art eingebauten energiesparenden Mechanismus besitzen? Ich will Kontakt, aber mir ist klar, dass das nur möglich ist, wenn ich mein ungebremstes Assoziationsvermögen zügele. Ich müsste mich selbst verleugnen, und das will ich nicht. Eine andere Möglichkeit ist, dass ein anderer mich so akzeptiert wie ich bin, mein Anders-Sein normal findet.

»Lass mich allein, ich will doch schließlich nichts«, sage ich plötzlich laut zu mir selbst. Ich bin nicht verpflichtet, auf Menschen zuzugehen, ich habe ein Recht auf Einsamkeit.

Einige Jahre lang besuche ich Mutter jeden Tag im Pflegeheim. Ich finde es ärgerlich, dass ich dafür oft auf mein Schlittschuhtraining verzichten muss, aber ich halte es für meine Pflicht. Mutter beschwert sich bei den Pflegern, dass ich sie nie besuche. Während ich ihre kalten Hände halte, um sie zu wärmen, ertappe ich mich bei dem Gedanken, dass ein Pflegeberuf durchaus etwas was für mich gewesen wäre. Ich hätte auch Physiotherapeut werden können. Der Spruch eines Kollegen aus dem Schlachthof fällt mir wieder ein: »Später will ich Physiotherapeut werden. Dann kann ich statt in diese Schweineärsche jungen Mädchen in den Hintern kneifen.« Die menschliche Anatomie hat mich immer schon interessiert, ich fände es schön, zu entdecken, wie ein Körper unter der Haut funktioniert und Probleme beheben zu können, ohne ihn aufschneiden zu müssen. Das alles geht mir durch den Kopf, als ich meiner Mutter spontan einen Kuss auf die Stirn gebe.

»Sei doch nicht albern«, schnauzt sie mich an und wendet den Kopf ab.

Nicht lange danach – ich hatte noch ein paar Ausflüge mit ihr unternommen, von denen ich mir mehr versprochen hatte – sollte sie sterben.

Ich fehle auf keinem der Geburtstage meiner Geschwister. Ich bin so oft allein, dass ich erstaunt feststelle, dass ich auch noch ein Bruder bin. Auch wenn das eine sehr einseitige Angelegenheit ist.

Zu einer dieser Geburtstagsfeiern komme ich wie üblich zu früh. Mein Bruder ist schwer beschäftigt, und seine neue Freundin fängt ein Gespräch mit mir an.

»Wie geht es dir jetzt?«, fragt sie nach ein paar nichtssagenden Bemerkungen. »Du trinkst wahrscheinlich nichts, weil du Medikamente nimmst, oder?«

»Gegen Alkohol bin ich allergisch«, antworte ich. »Schon von dem Geruch wird mir übel … Aber ich nehme keine Pillen.« Sie blickt mich verständnislos an.

Als ein Verwandter stolz erzählt, dass ein Neffe mit einem dicken Umschlag mit Geld zu seiner Hochzeit rechnet, denke ich an die Zeit zurück, in der ich Bekannten, die heirateten, *Die Zärtlichkeit* von Ton Lemaire geschenkt habe.

Gleich darauf setzt sich einer der ersten Gäste neben mich, er kommt genau wie ich aus der Baubranche und ist megaintelligent, wie er selbst sagt, er hat es weit gebracht, mehrere Ehen hinter sich, mit fünfundfünfzig noch einmal Vater geworden, alles unter Dach und Fach, in seiner Freizeit Magnetiseur. Ich verziehe mich in eine Zimmerecke und lehne mich gegen die Wand. Über meine Kaffeetasse hinweg mustere ich die Gesellschaft, alle reden gleichzeitig. Eine Frau gesellt sich zu mir, und ich ertappe mich dabei, ihren Kopf mit dem eines Reptils zu vergleichen, nur, weil ich etwas in ihren Augen und an ihrem Mund vergrößere. Ich lasse sie schwatzen und liste auf, wer sonst noch da ist. Jeder bedient sich bei den Getränken.

»Hast du keine Frau oder Freundin?«, fragt sie.

»Ich bin mir selbst genug«, erwidere ich. »Ich hole mir was zu trinken. Soll ich dir etwas mitbringen?«

»Einen Weißwein, bitte. Einen trockenen.«

»Trockenen? Trockenen?«, wiederhole ich mechanisch.

»Ja, keinen lieblichen.« Sie sieht mich erstaunt an.

»Wie kann etwas Flüssiges trocken sein?«,▲ frage ich und nehme es mir selbst übel, dass ich meine Irritation so schlecht ver-

▶ In den Büchern über Schizophrenie, die ich mit Karin austausche, lese ich, dass Schizophrene mit Sprache anders umgehen als Nicht-Schizophrene. Für sie haben konkrete Bedeutungen gegenüber abstrakten Begriffen Priorität, folglich nehmen sie Metaphern und Redewendungen wörtlich, auch wenn diese nicht so gemeint sind. Andere sehen das offenbar so. Ich teile auch Wörter in Silben auf, so bedeutet »Weltall« für mich: »All die Welt« und das Wort »Kristall«: »Krist regiert das All.« Was ist daran merkwürdig?

berge. Ich habe meinen Satz kaum beendet, als ich höre, wie sie auf ihren Stöckelschuhen davontrippelt. Sehr gut.

Nach und nach kommen immer mehr Gäste, alle finden sich an dem Tisch mit den Getränken ein. Ich verschwinde. Vage wird mir bewusst, dass meine sozialen Kompetenzen sich seit meiner Pubertät keinen Schritt weiterentwickelt haben. Dieses ungezwungene Verhalten, das aus Erfahrung und Selbstvertrauen entsteht, fehlt mir, wenn ich unter Leuten bin. All die Jahrzehnte habe ich meine Gedanken nicht an Menschen testen können, die es meiner Meinung nach wert sind. Heute habe ich es zumindest versucht.

Als ich nach Hause fahre, bin ich davon überzeugt, auf der sicheren Seite zu sein, wenn ich mein soziales Leben auch weiterhin einschränke und eine gewisse Distanz wahre.

Ich lebe äußerst diszipliniert, trinke keinen Alkohol, gehe nicht zu spät zu Bett, stehe beizeiten auf. Plötzliche und unangekündigte Dinge kann ich auf den Tod nicht leiden. Aber es gibt ein subtiles Gleichgewicht, denn ich habe auch das Bedürfnis, den Alltagstrott zu durchbrechen, mir ist nach Abwechslung. Mein Trick, mich »normal« zu verhalten, beinhaltet auch einen Verlust.

Mein Haus ist der einzige Ort, an dem ich mich wohlfühle, und gleichzeitig bin ich ein Gefangener in meinen eigenen vier Wänden. Durch mein künstlich strukturiertes Leben habe ich gelernt, das Chaos zu vertreiben. Heute, gestern und morgen in einem Jahr – das ist ein und dasselbe. Die Angst vor der Langeweile ist ebenso groß wie die Angst vor dem Chaos. Schon Voltaire hat gesagt: »Der Mensch ist geboren, um in ewig zappelnder Ruhelosigkeit oder in der tatenlosen Lethargie der Langeweile sein Leben zu verbringen.«

Ein Auto könnte mich wieder in Bewegung setzen. Ich werde Mitglied im Automobilclub, um mich schon vorab an die Idee eines Autos und das ganze Drumherum zu gewöhnen, danach kümmere ich mich um die Fahrstunden.

Als mich der Fahrlehrer zum ersten Mal abholt, sagt er: »Solltest du nicht mal deine Fenster putzen?«

Leute, die mich bevormunden wollen, kann ich nicht ausstehen.

Worüber soll ich mich mit dem Mann unterhalten? Es gelingt mir nicht, darüber nachzudenken, die Umgebung erfordert meine volle Konzentration. All die Sinneseindrücke aus einem fahrenden Auto heraus überrumpeln mich.

»Du könntest schon etwas pfleglicher mit meinem Auto umgehen«, sagt der Fahrlehrer, als das Schalten einmal mit einem knirschenden Geräusch verbunden ist.

»Nicht so grob«, verdeutlicht er.

In diesem Punkt hat er recht. Es fällt mir selbst auf, dass alles, was ich nicht mit Vorsicht behandle, kaputtgeht. Geräte, Computer, Schnürsenkel und Reißverschlüsse, ich unterschätze die Kraft in meinen Händen. Oft erfahre ich mich selbst als plump und ungeschickt, während ich nichts lieber täte, als zärtlich zu sein und sanft zu streicheln. Ich kann mich erinnern, dass ich das gut konnte, es ähnelte der Empfindung, die ich hatte, wenn ich mit einem Pinsel malte.

Meine ganze Aufmerksamkeit konzentriert sich auf einen Lkw mit der Aufschrift: »Mich können Sie überholen, unseren Service nicht.«

Auf der Stelle kommen Assoziationen auf.

»Nochmal, jetzt überholen. JETZT!«

Es fällt mir schwer, Befehle auszuführen. Zudem sehe ich aus dem Augenwinkel auch noch den gestreiften Pullover des Fahrlehrers. Streifenpulli – Strichkode.

»Bieg hier nach links ab.«

»Wie nach links?«, knurre ich. Ich kann links und rechts kaum auseinanderhalten. Da kommt schon seine nächste Anweisung.

Wir sind jetzt auf der Autobahn. Einen Moment schaue ich auf das angrenzende Weideland. Nichts ist so schnell wie das Auge. Ich sehe eine Scheune mit einem Dach in der Form eines Pfeils, der zum Himmel zeigt. Früher hätte ich darin eine verborgene Bedeutung gesehen. Jetzt nicht mehr. Auch wenn Pfeile noch immer etwas Magisches, etwas Symbolisches haben, nachdrücklich auf etwas verweisen. Mein Blick gleitet hinüber zu einem kleinen Bauernhof, den ich immer schön fand und der jetzt abgerissen wird. Die Türen krumm und schief … horizontale Wände … innen wird zu außen …

Gesehenes und Gedanken wirbeln ständig durch meinen Kopf. Gleichzeitig beruhigt es mich, den Blick schweifen zu lassen, denn der vorbeirasende Verkehr irritiert mich.

»Achte auf die Straße«, wiederholt der Fahrlehrer mit Nachdruck und lächelt mich verkrampft an.

»Ich sehe sehr viel, nur nicht die Straße«, antworte ich. Der öffentliche Raum ist ein großer Schauzirkus, Gebäude, Menschen, Kunst, ich will nichts herausfiltern, dann würde ich alles Mögliche verpassen. Es ist meine zweite Natur, alles in mich aufzunehmen. Das kostet mich jahrelang Fahrstunden, und ich falle viermal durch die Prüfung, bis ich meinen Führerschein habe.

In kleinen Schritten erweitere ich meinen Horizont, indem ich ab und zu Urlaub mache. Ich fange mit Gruppenreisen an, bei denen alles schon vorgekaut ist, ich springe nun mal nicht gern ins kalte Wasser. Die kleine Hoffnung, dass eine Gruppenreise eine Form des sozialen Kontakts ist, verfliegt jedes Mal. Ich versuche, automatisch zu kommunizieren, wie man auch Rechenaufgaben richtig löst. Aber ständig nehme ich bei meinen Mitreisenden eine Doppelbödigkeit wahr, die ich einkalkulieren muss. Derart falsche Signale trüben das Bild und machen viel kaputt. Ich fühle mich wie ein Maskottchen. Auch wenn ich in einer der größten Gesteinsformationen der Welt, dem Grand Canyon, herumfliege, kostet es mich zu viel Energie, die Eindrücke zu verarbeiten. Einmal sehe ich die Menschen auf der Straße wie mechanische Puppen laufen, auch der Verkehr scheint mir aus Aufziehautos zu bestehen. Ein anderes Mal bin ich unfähig, Gedanken miteinander zu verknüpfen, gerade so, als hätten sich überall zahllose Löcher gebildet. Eine Art Gedächtnisinfarkt.

Selbst auf diesen organisierten Reisen schaffe ich es, mich zu verlaufen oder ich fühle mich deplatziert. An einzelne Szenen kann ich mich noch erinnern. An die chinesischen Schriftzeichen, die ein Ladenbesitzer mit einem nassen Besen auf den Gehweg zeichnet. Oder an die großen Papierrollen mit kalligrafischen Buchstaben auf einem Markt. Und an einen alten Mann in einem Bummelzug, der die Kette seines Fahrrads mit einem Bindfaden festgebunden hatte, damit es nicht wegrollen konnte. Nur gut, dass ich Fotos mache, die brauche ich, um zu begreifen, dass ich wirklich weg gewesen bin. Mit Fotos reduzieren sich alle Eindrücke auf einen Abdruck der Wirklichkeit – und den kann ich mehr genießen.

Das nächste Mal werde ich allein verreisen. Ich will in Frankreich und Spanien archäologische und architektonische Sehenswürdigkeiten besuchen, die schon sehr lange auf meinem Wunschzettel stehen, aber es kann noch Jahre dauern, bis ich mit meinen Vorbereitungen fertig bin.

Wenn ich auf meine Urlaubsreisen zurückblicke, sind es nicht mehr als untergeordnete Ziele, kleine Lückenfüller in meinem Leben. Es ist nicht meine Art, mir solch kurzfristige Ziele zu setzen, ich bin ein Mann langfristiger Ziele, aber die habe ich schon lange nicht mehr.

Ich lebe, warte und kontrolliere meine Struktur. Wie ein Halbtoter, der nur aufgrund seiner hartnäckigen Willenskraft lebt. Ich warte, weil ich mich auf nichts fokussieren kann, weil ich ohne Ziel lebe. Vielleicht warte ich auf den Tag, an dem ich alles, was mich zu diesem Lebensstil geführt hat, noch einmal erzählen kann, vielleicht ist es ein einziges langes Einsamkeitstraining – wie ein Spitzensportler für seine Goldmedaille trainiert.

Schon seit dreizehn Jahren wohne ich jetzt in meinem eigenen Haus.

▲

Das Wochenende hat begonnen. Samstags schlafe ich bis neun Uhr aus. Ich leere meine Kaffeetasse in kleinen Schlucken und schaue lächelnd nach draußen, wo zwei kleine Mädchen mit wippenden Pferdeschwänzen mit ihren Fahrrädern auf dem Gehsteig ihre Runden drehen. Wie sehr vermisse ich diese Unbefangenheit, diese Fröhlichkeit, wie schön ist es, ihnen zuzusehen, wie sie ganz in ihrem Spiel aufgehen. Widerstrebend wende ich mich vom Fenster weg und nehme den Besen, um den Boden zu fegen. Fegen mag ich lieber als Staubsaugen – kein Krach, keine Kabel.

Als das getan ist, gehe ich aus dem Haus und steige in meinen Transporter, bei dem die Plastikbezüge der Sitze Risse haben und die Gummidichtung an den Türen mit Klebeband befestigt ist. Im Auto, auf dem Weg nach Den Bosch, drehe ich die Scheibe herunter und höre in der Ferne eine Blaskapelle. Die ganze Stadt ist schon in Feierlaune. Männer und Frauen tragen Bauernkittel, Prunkwagen sind geschmückt, die Straßen füllen sich allmählich mit Menschen. Als ich früher mit meinen Künstlerfreunden zusammen war, hielten wir von Karneval rein gar nichts, das war uns zu stereotyp, zu primitiv, auch wenn man dem Treiben in der Innenstadt beim besten Willen nicht entkam. Aber jetzt muss ich zugeben, dass mir das Herz aufgeht, wenn ich die falschen Töne der Blechbläser, der Posaunen und Saxophone höre und die aufgesprungenen Lippen der Bläser sehe.

Ich lenke mein Auto durch den Trubel eines Samstagmorgens und parke. Ich steige aus und gehe auf den Markt, um Obst und Käse zu kaufen. Zwangsläufig studiere ich aufmerksam die Gesichter der Vorübergehenden, auf der Suche nach einem bekannten Gesicht. Und wie jeden Samstagmorgen trinke ich dann in meinem Stammcafé einen Kaffee, in der Hoffnung auf einen zufälligen Kontakt, aber wie all die Male zuvor bleibe ich allein. Paare sitzen zusammen. Am Tresen haben – die Gesichter einander zugewandt – Ehepaare mittleren Alters Platz genommen.

Auf dem Weg nach Hause komme ich an einem Kino vorbei und sehe die Ankündigung von *A Beautiful Mind*.[13] Oft interessieren sich Leute für Filme über Themen wie Schizophrenie, in denen sich »das nicht Normale« in einer Distanz zu ihnen abspielt, die nicht bedrohlich ist. Vielleicht liegt dieser Neugier zum Teil auch ein unbewusstes Wiedererkennen zugrunde, vielleicht ist ihnen klar, dass die Möglichkeit, psychotisch zu werden, in jedem schlummert.

Inzwischen ist es in der Stadt so voll geworden, dass ich kaum noch einen Fuß vor den anderen setzen kann, der Lärm schwillt an, und plötzlich laufe ich in dieser Menschenmenge meinem alten Freund in die Arme, dem Sänger. Wir erkennen einander im selben Moment.

»Mann, ist das lange her!«

»Sollen wir irgendwo etwas trinken gehen?«, fragt er. Er scheint sich aufrichtig zu freuen, mich wiederzusehen.

»Ja, ich habe Zeit.«

»Wo?«

»Lass uns auf die andere Seite des Platzes gehen. Ich bin gespannt, ob es da schon Kaffee gibt. Wo doch Karneval ist …«

Wir bahnen uns einen Weg durch die Menschenmassen und betreten das Café. Das Klirren des Bestecks und das Stimmengewirr sind wie ein Schlag ins Gesicht.

»Zwei Kaffee«, sage ich dem mageren Ober, der von Tisch zu Tisch hetzt.

»Wie geht's dir?«, frage ich als Erster. Ich schaue meinen alten Freund prüfend an. Er ist nicht mehr der gut gekleidete Junge von damals, um den sich bei seinen Auftritten schöne Frauen in Netzstrümpfen und Hotpants scharten, sondern ein Mann mit Lesebrille und leichtem Bauchansatz, einem etwas runderen, aber noch faltenlosen Gesicht und den gleich gebliebenen freundlichen Pferdeaugen. Seine Zigaretten dreht er immer noch genauso konzentriert wie früher.

Es folgt eine lange Geschichte über seine Scheidung, seine Tochter im Teenageralter und seine Herzattacke. Als ich ab und zu Reaktionen zeige, sagt mir sein Blick, dass er begreift, dass ich wieder normal ticke.

»Ich nehme ziemlich viele Pillen für mein Herz. Na ja, du sicherlich auch noch«, sagt er abschließend.

»Was?«, frage ich. Es klingt zu schroff, zu barsch, das höre ich selber. »Was?«, wiederhole ich etwas leiser.

»Dass du wohl noch Pillen schlucken wirst.«

Er geht offenbar davon aus, dass ich Neuroleptika nehme.

»Nein, nichts. Schon sehr lange nicht mehr.«

Es kommen keine weiteren Fragen.

Mein Freund bringt das Gespräch auf alte Bekannte. Seltsam, denke ich, wenn man nicht von sich aus ein Problem anspricht, schreckt ein anderer offenbar davor zurück, es anzuschneiden. Also sage ich: »Mir geht es jetzt gut.«

Gelöst und zufrieden fahre ich nach Hause. Es fühlte sich vertraut an. Da mein Freund in der Zeit, als wir uns die Wohnung teilten, eine Menge von meinem Elend mitbekommen hatte, habe ich nichts zu verbergen. Das ist ein angenehmes Gefühl, eine kleine Freude.

Sonntags lese ich aufmerksam die Zeitung, die Schere immer in Reichweite, um einen Comic oder die Ankündigung einer Ausstellung auszuschneiden. Es fällt mir leichter, mich mit jemandem zu identifizieren, über den ich etwas in einer Zeitung, einem Buch oder einem Film erfahre, als mit Leuten in meiner unmittelbaren Umgebung. Über ein Medium ist es Kommunikation auf Distanz, und die Informationen sind bereits gefiltert. Da Bücher und Filme einen Schritt von der Wirklichkeit entfernt sind, kann ich mich ungehindert hineinversetzen. Das bedeutet auch, dass ich mir manchmal meiner Situation schmerzlich bewusst werde. In mir wird ein Gefühl der Einsamkeit entfacht, das mit zwanzig ganz extrem war.

Das Telefon ist stumm, niemand ruft mich an, und dann klingelt es plötzlich so laut, dass ich zusammenfahre.

»Hallo! Hallo!«, rufe ich. Ich höre selbst, wie erschrocken meine Stimme klingt, sämtliche Haare auf meinen Armen richten sich auf.

»Ich komme etwas früher«, teilt mir mein Clubkamerad mit, der mich zum Schlittschuhlaufen abholen will.

»Was?«, frage ich hastig.

»Ich bin gleich da!«

Kurze Zeit später fährt er vor, und ich gehe mit meiner Sporttasche nach draußen. Ich will die Tür schon hinter mir zuziehen, als mein Clubkamerad aussteigt und zu meinem Schreck schnurstracks ins Haus stürmt. Er will noch kurz den Wettkampfplan auf dem PC checken, das hat er zu Hause vergessen, wo steht dein PC? Oben? Rücksichtslos poltert er die Treppe rauf und hockt sich an meinen Computer. Langsam folge ich ihm nach oben, es fällt mir schwer, mich zu beherrschen, ein Sturm von Gedanken tobt durch meinen Kopf, wie kann er es wagen, so zu tun, als wäre er hier zu Hause, riecht er denn nicht, dass hier ein anderer Wind weht als in der Wohnung einer Familie, der

Mann ist ein Gruppenmensch, er glaubt, dass alles geht. Schweigend stehe ich neben ihm. Nun heißt es abwarten, ob er auch noch die Traute hat, ein paar unpassende Bemerkungen über meine Wohnung zu machen. Mein Haus, mein Schutzschild, wo ich so viele Dinge aufbewahrt habe, die mir am Herzen liegen. Mir fällt wieder die Geschichte ein, als der Heizungsmonteur seinen Gehilfen vorgeschickt hatte und kurz darauf selbst klingelte, um seinem Kumpel zu helfen. Er schoss sofort auf den Dachboden, und ich wusste nicht, wie mir geschah. Wobei ich mir wohlgemerkt einen Tag freigenommen hatte, um eine solche Grenzüberschreitung nicht zuzulassen – aber natürlich werde ich niemals ganz und gar verhindern können, dass jemand meine Sachen begafft.

»So, das ist heute schon wieder der vorletzte Wettkampf der Saison«, sagt er, als er aufsteht.

Und schon poltert er wieder die Treppe hinunter, läuft zur Haustür. Seine zu laute, zu gehetzte Stimme hallt in meinem Kopf nach. Schnell greife ich mir zwei Schmerztabletten, die auf der Spüle liegen. Während der Fahrt labert mein Clubkamerad davon, dass er ein Burnout hatte. Ich überlege mir, dass ich zu diesem Thema auch etwas zu sagen hätte, aber ich halte den Mund. Ich weiß, dass der andere ein ausgeprägtes Konkurrenzdenken hat und ein schlechter Zuhörer sein wird, weil er seine Geschichte von vorneherein schlimmer finden wird. Seinen mangelnden Respekt vor der Privatsphäre eines anderen hat er schon unter Beweis gestellt.

»Ich habe heute Abend ein Treffen von der Ingenieurschule. Da gehe ich schon seit 25 Jahren hin. Mein alter Studentenverein organisiert auch Exkursionen. Dieses Jahr steht ein Besuch bei dem Hersteller von Pullmanbetten auf dem Programm. Das ist auch gleich eine gute Gelegenheit zum Netzwerken, oder?«

»Ich war auch auf der HTS. Aber zu den Treffen bin ich nie gegangen.«

»Hast du dein Studium eigentlich abgeschlossen?«

Und wieder höre ich diesen schulmeisterlichen Ton heraus, als wisse er mehr als ich, und erwidere schroff: »Ja. Danach habe ich bei der Gemeinde Den Bosch gearbeitet.« Ich schaue ihn von der Seite an, ich sehe, wie er nachdenkt, und hoffe, er kommt zu dem Schluss, dass ich durchaus mitreden kann.

»Bei der Gemeinde? Dann haben wir ein gemeinsames Gesprächsthema. Kommst du heute Abend zum Essen zu mir? Meine Frau hat eine leckere Suppe gemacht.«

Ich scharre mit den Füßen. Der Mann ist gut vernetzt. Er kokettiert mit seinen Bekannten aus Architektenkreisen, von denen mir einige Namen von früher bekannt sind. Wenn ich seine Einladung annehme, kann ich natürlich nicht sicher sein, ob ich dann wirklich nur mit ihm und seiner Frau da sitzen werde oder ob nicht auch noch Verwandte oder Freunde vorbeikommen werden. Ich dämpfe meine Unruhe, indem ich mir sage, dass nach all den Jahrzehnten vermutlich niemand auf die Idee kommen wird, mich mit dem Schlamassel, in dem ich damals gesteckt habe, in Verbindung zu bringen.

Dennoch will ich lieber nicht mit dem Feuer spielen. Ich weiß, dass seine Frau ihren Laden an eine Frau verkauft hat, die mit einem Kneipenwirt in Den Bosch verheiratet ist, der damals viel von mir mitbekommen hat. Dieser Gedanke jagt mir Angst ein, dieser Wirt kann mich ganz leicht verraten. Ich habe genügend Gründe anzunehmen, dass es noch weit mehr Berührungspunkte geben wird. Wenn der Wirt auch einen meiner Kollegen aus der Fabrik kennt, muss er wissen, dass ich in meiner Zigarrenkiste eine Wand herausgeschlagen habe. Und dann weiß auch mein Arbeitgeber sofort Bescheid. Rasend schnell fallen mir noch andere mögliche Begegnungen ein.

»Danke«, sage ich. »Ein anderes Mal. Schönen Gruß an deine Frau.«

Nach dem Wettkampf unterhalte ich mich mit meinen Clubkameraden über den 500-Meter-Sprint, den wir gerade hinter uns gebracht haben. Die meisten von uns kennen sich untereinander ganz gut, schließlich treffen wir uns zwei bis drei Mal in der Woche in demselben Umkleideraum, teilen dieselbe Dusche und drehen gemeinsam unsere Runden.

Im Allgemeinen ist es von Vorteil, dass Rundenzeiten, Wettkampfergebnisse und Schlittschuhausrüstung harmlose Gesprächsthemen sind. Ich gebe mir zwar alle Mühe, bei meinen Clubkameraden Anschluss zu finden, aber man muss auch wissen, wie man das anstellt – denke ich bei mir. Wenn ich mit Leuten kommuniziere, ist das für mich nichts anderes als Komödie zu spielen, und das ist das Letzte, was ich will. Statt zu reden, finde ich es weitaus spannender, Menschen zu beobachten. Ich kann Gesichter und deren einzelne Partien sozusagen wie mit einem Messer ausschneiden, losgelöst vom jeweiligen Kontext. Noch fünfzig Jahre später erkenne ich Leute, mit denen ich in die Vorschule gegangen bin.

Es ist doch ganz nett, hier mit meinen Clubkameraden zu sitzen, denke ich, obwohl ich spüre, dass ich nicht wirklich Teil der Gruppe bin. Mein Blumenstrauß liegt neben mir. Ich lande bei Wettkämpfen regelmäßig auf dem letzten Platz – Dabeisein ist für mich wichtiger als Gewinnen – aber weil ich die Läufe immer zu Ende bringe, habe ich die Rote Laterne gewonnen.

Meine Kameraden unterhalten sich begeistert über einen Wettkampf. Das Gefühl, gesiegt zu haben, Erfolg gehabt zu haben, kenne ich nicht. Ich empfinde ein wenig Neid, nicht auf den Erfolg, sondern darauf, dass man glücklich sein kann. Ich sehe meinen Clubkameraden vorbeikommen, den Architekten, er grüßt nach links und rechts, knüpft mit jedem ein Gespräch an, offenbar hat er das Bedürfnis, allen zu gefallen, ohne ihn wäre der Verein nicht komplett. Der Mann neben mir stößt mich an und sagt: »He, findest du nicht auch?«

Ich spitze nachdenklich die Lippen. Ich will ihn nicht vor den Kopf stoßen, aber ich misstraue jedem Spaß, ich kann all dem nichts abgewinnen, Begeisterung ist mir fremd, ein bisschen gute Laune ist schon viel. Ich fühle mich unwohl, wenn andere versuchen, mich einzubeziehen, die Distanz wird dann nur größer und mein Misstrauen wächst.

Er dreht sich jetzt ganz zu mir um und sagt: »Du bist doch wirklich vollkommen weltfremd.«

Als würde man mir ein Messer in die Brust stoßen. Wir laufen doch jetzt schon über zehn Jahre zusammen.

Unbemerkt löse ich mich aus der Gruppe. Ich studiere die Gesichter um mich herum. Mein Blick fällt auf einen Bekannten, den ich schon seit dreißig Jahren nicht mehr gesehen habe. Er steht an der Seitenlinie und notiert die Laufzeiten seines Sohnes. Als ich ihn begrüße, sieht er mich an, ohne mich zu erkennen. Langsam wird ihm klar, wer ich bin. Ich sehe ihm an, dass er sich unwohl fühlt, ich verstehe das, denn er hat mich als sturzbetrunken und verwirrt in Erinnerung. Jan kommt nicht auf seinen letzten Besuch bei mir zu sprechen, auf den Moment, wo er mir die Freundschaft gekündigt hat. Ich rede über ein Buch des Architekten Habraken,[14] das ich bestellt habe, weil ich weiß, dass er Jans großes Vorbild ist. Er stellt mir keine Fragen.

»Ich sitze schon viele Jahre im Beton«, sage ich, um ihm klarzumachen, dass jemand, der mit einer solchen Arbeit sein Geld verdient, nicht verwirrt sein kann. »Na ja, nicht wörtlich, ich hab ihn natürlich nicht hart werden lassen.« Jan kann nicht darüber lachen.

Unterwegs an einer Tankstelle trinke ich eine Tasse Kaffee und starre vor mich hin. Ich frage mich, wie meine Clubkameraden den Abend mit ihren Frauen zu Hause verbringen: Machen sie es sich auf dem Sofa gemütlich? Und ihre Kinder? In all den Häusern muss doch eine ganz andere, eine liebevoll sanfte Atmosphäre herrschen.

Zu Hause lasse ich meinen Blick durch das Zimmer schweifen, wo alles seinen festen Platz hat. Oben vom Schrank nehme ich einen Bausatz des Ingenieurs und Künstlers Theo Jansen, den ich sehr bewundere. Sorgfältig baue ich eines seiner Strandtiere aus Holz zusammen. Während ich die einzelnen Teile befestige, denke ich über diesen Künstler nach, der mit nicht mehr als ein paar PVC-Rohren und Klebeband jahrelang an diesen kinetischen Kunstwerken gearbeitet und eine hybride Form von Technik und Kunst geschaffen hat. Einzelne Wörter schießen mir durch den Kopf. Philosophisch. Technisch. Ästhetisch. Bildhaft. Nachdem ich die letzten Verbindungsteile festgeschraubt habe, führe ich den Rest meines Plans aus.

Zuerst lege ich »Bird on a Wire« von Leonard Cohen auf. Danach breite ich ein Poster mit drei Strandtieren am Meer auf dem Tisch aus. Ich setze das Strandtier auf das Poster, blase gegen den Propeller, und das Tier spaziert weg. Das geht mir zu langsam, ich hole einen Ventilator aus dem Schrank und stelle ihn auf den Tisch. Mein Kopf ist dicht über der Tischplatte. Der Ventilator treibt das Strandtier jetzt mit 2700 Umdrehungen pro Minute an. Das ›Tier‹ tritt im wahrsten Sinne des Wortes aus dem Bild heraus und beginnt, sich in kleinen Trippelschritten fortzubewegen. Mit meiner Videokamera halte ich das alles fest.

»He, Twan, was hast du an diesem Wochenende gemacht?«, sage ich laut zu mir selbst.

▲

Angespannt gehe ich durch mein Haus. Mir liegt ein Stein im Magen, die Zeit kriecht dahin. Ich fege den Boden, wasche und bügle, putze hier und da ein bisschen. Ich habe das Bedürfnis, mit einem meiner Geschwister zu telefonieren. Eigentlich halte ich nichts davon, jemanden anzurufen, in dieser Form der Kontaktsuche steckt nichts Altruistisches, sondern reiner Eigennutz. Zugleich geht es mir gegen den Strich, dass ich so viele Versuche unternehmen muss, bevor jemand ans Telefon geht. Der eine wird jetzt wohl Dienst im Pflegeheim haben, der andere ist wahrscheinlich aus dem Haus gegangen und die dritte wird vermutlich nur über ihre eigenen kleinen Zipperlein klagen. Ich unterbreche meine Gedanken und schiebe das Telefonieren auf. Zum jetzigen Zeitpunkt kommt ein Anruf mit Sicherheit ungelegen, ich will mir keine Abfuhr holen und gehe einkaufen.

Als ich zurückkomme, wird mir klar, dass der ganze Vormittag nur aus wiederholten Anläufen bestanden hat, jemanden anzurufen. Erneut liegt ein unausgefüllter Nachmittag vor mir. Ich habe jetzt so lange gezögert, dass ich unvermittelt laut zu mir selbst sage: »Jetzt aber!«

Während das Rufzeichen ertönt, wird mir mein eigenes Zaudern immer unerträglicher.

Niemand meldet sich. Das macht mich leicht aggressiv. Der Empfänger wartet eindeutig weniger auf mich als ich auf ihn. Bei Nummer drei blitze ich ab. Nummer vier geht ran.

»Ah! Jetzt nicht, ich habe Kopf- und Rückenschmerzen.« Sie legt auf.

Am nächsten Tag starte ich denselben Versuch, mit noch mehr Mühe, wenn das überhaupt möglich ist. Bei denen, die auch beim zweiten Mal nicht erreichbar sind, gebe ich endgültig auf.

»Hier ist die Mailbox von …« Eine Stimme wie eine Black & Dekker, ich lege abrupt auf. Ein allerletzter Versuch.

»Hallo.« Es ist mein Bruder. Schon dass überhaupt jemand ans Telefon geht, ist erfreulich. Mein Bruder scheint durchaus geneigt, sich mit mir zu unterhalten.

Lange rede ich mit ihm über alles Mögliche. Plötzlich fällt er mir ins Wort.

»Ich werde nicht schlau aus dem, was du sagst. Du springst von Hölzchen auf Stöckchen.«

Wie kann dieser Besserwisser so sicher sein, dass ich nur unzusammenhängendes Zeug erzähle? Fühlt sich mein Bruder mir immer noch überlegen?

Während ich die Geschichten, die mir in der Fabrik zu Ohren kommen, zum Besten gebe und mich über alle Eigenarten

meiner Kollegen auslasse, weil ich sonst niemanden kenne, spüre ich, wie der Unmut auf der anderen Seite wächst. Schon nach einer Stunde hat mein Bruder offenbar genug.
»Weißt du, was du brauchst, ist Sex. Ich zahl dir das. Geh doch einfach mal in ein Bordell.«
»Die Damen dort wirst du mir dann wohl auf den Bauch binden müssen«, pariere ich.

Aber der Vorschlag meines Bruders reizt mich, auch wenn ich nicht in einen Puff gehen würde, weil ich mich nicht über den Tisch ziehen lasse. Ich schließe keine Kompromisse mit der Welt. Plötzlich kommt mir die Idee, dass ich Fritzi möglicherweise über das Internet wiederfinden könnte. Ich lasse nichts unversucht. Vielleicht wohnt sie nicht mehr in Österreich. Hatte sie nicht auch Verwandte in den USA? Wenn ich dort im Urlaub bin, suche ich nach ihrem Namen in Telefonbüchern, auch wenn ich mir dabei lächerlich vorkomme. Fritzi muss jetzt schon über sechzig sein. Es ist höchst unwahrscheinlich, auf eine Spur von ihr zu stoßen. Außerdem ist sie bestimmt inzwischen Mutter und Oma.

Auf der Arbeit verdränge ich meine weibliche Seite, weil ich den ganzen Tag nur unter Männern bin – ich äußere mich kurz angebunden und im Befehlston. Die Kollegen haben sowieso ganz andere Interessen, sie unterhalten sich ewig lange über Fußball und Umbaupläne, bei aufgesetzt guter Laune, und wenn ich versuche, etwas über eine Ausstellung zu erzählen, bekomme ich zur Antwort, dass ihr Kind auch gut zeichnen kann. Über die Bücher, die ich lese, verliere ich erst recht kein Wort.

»Wie lange musst du noch?«, fragt der Kollege neben mir.

»In meinem Schlafzimmer hängt ein Laufschrift-Ticker mit roten Ziffern. Da ist die Zeit bis auf die Sekunden genau angegeben. Wie in einer Kneipe an Silvester kurz vor Mitternacht.«

Ein leises Kichern ist die Antwort.

Obwohl ich trotz allem meinen Platz gefunden habe, ist das hier noch weniger ein Ort für mich als irgendwo sonst.

In der alltäglichen Tretmühle, in der ich vermutlich bis zu meinem Tod strampeln werde, passiert eines Tages etwas Neues. In dem Raum gegenüber dem Zeichenbüro hat eine junge Frau angefangen, mit der ich mich regelmäßig zusammensetzen muss. In der Männerwelt der Fabrik fällt jede Frau auf. Den Männern macht es Spaß, die Junggesellen unter uns auf die Palme zu bringen, sie unterstellen uns, in das junge Ding heimlich verliebt zu sein.

Der Junggeselle, der noch auf dem Bauernhof seiner Eltern wohnt, lässt das Gespött an sich abperlen, die urbane Marja ist absolut nicht sein Geschmack, sie kommt nicht vom Land, spricht noch nicht einmal Brabanter Dialekt. Der andere Single, einer mit Übergewicht, versteht es, sich gegen die Hänseleien, die anfangs auch ihn treffen sollen, zu wehren. »He, ich habe Marja am Telefon, ich glaube, sie will mit mir ins Bett.«

Diese Bemerkung geht mir durch Mark und Bein, das Mädchen wird damit zu einem Teil der alltäglichen Fabrikwelt, und das zerstört mein Idealbild. Menschen neigen sowieso dazu, aus dem Besonderen etwas Normales zu machen. Zum Glück kann ich mich hinter meinem Bildschirm verstecken.

Mich triezen sie allerdings weiterhin einmütig.

»Alter, mit was für jungem Gemüse gibst du dich denn jetzt ab?«

Als sie erst wenige Tage in dem Betrieb arbeitet, begegne ich ihr zufällig auf der Straße. Die Viertelstunde, die wir miteinander quatschen, beflügelt meine Fantasie noch mehr. Ich checke, wohin sie geht, und weiß in kürzester Zeit viel über sie. Obsessiv denke ich bei der Arbeit und zu Hause an sie. Allein schon der Altersunterschied ist eine unüberwindbare Barriere, überlege ich mir, als ich von der jährlichen Kontrolluntersuchung beim Hausarzt zurückkomme und seine Worte: »Achten Sie auf Ihren Cholesterinspiegel, mit der Prostata ist alles in Ordnung«, noch nachklingen. Ganze sechs Mal befrage ich das I Ging-Orakel. Ich versuche, die Symbolik zu übersetzen: Was erwartet mich? Um sie mir aus dem Kopf zu schlagen, ist es besser, ihre Nähe zu meiden. Aber ich muss weiterhin zur Arbeit, ich kann ihr nicht aus dem Weg gehen, ich habe immer wieder Fragen zu der Konstruktionszeichnung, an der ich arbeite.

»He, rufst du sie etwa schon wieder an?«

»Noch länger telefonieren geht wohl nicht, oder?«

»He«, ruft ein anderer, »Twan kann kommen, Marja ist soweit.«

»Dann kommt er leider zu spät«, sagt der nächste.

Wie gern würde ich die verhasste Umgebung aussperren.

Die Stunden gehen vorüber. Es ist still.

Aber als ich nervös aufstehe, um zu ihr auf die andere Seite zu gehen, steht da ein Kollege.

»Du gehst doch nicht etwa schon wieder zu ihr, du armes Schwein?!«, sagt er.

Ich, der ich nicht daran gewöhnt bin, dass man mich beachtet, will nur hin und wieder in ihrer Nähe sein, für einen Moment vergessen können, dass niemand auf mich wartet, wenn ich gleich nach Hause komme, kein Mädchen, mit dem ich vielleicht zusammen Sport machen könnte.

Die emotionale Belastung ist fast unerträglich, das Mädchen hat sich in meinem Kopf festgesetzt, aber ich beherrsche mich und sage eine Weile nichts, als ich sehe, dass sie eine abwehrende Haltung einnimmt.

»Musst du nicht zu ihr?«, fragt ein Kollege, gleich darauf sagt ein zweiter: »Ich soll dich von ihr grüßen.«

Monate gehen ins Land und meine Unruhe wächst. Eines Morgens legt mir das Mädchen eine Bauzeichnung vor die Nase, die ich bearbeiten soll. Auf die Kopie hat sie in Rot »zur Wiedervorlage« geschrieben. Ich sehe sofort, dass sie für die Anmerkung nicht etwa einen blauen oder grünen, sondern einen roten Stift genommen hat. Damit will sie bestimmt etwas sagen. Rot. Liebe. Na also, ich bin nicht verrückt, es ist so. Ich bin bis zum Äußersten angespannt. Nervös. Mein Gemützustand ist mir extrem bewusst, ich schaue ständig in mich hinein, spüre jede Faser meines Körpers, drohe, die Kontrolle über meine Gedanken zu verlieren, gerate fast in Panik, mein Geist scheint zu zersplittern, mein Selbst löst sich in Luft auf.

Das Leben im Konstruktionsbüro geht jedoch seinen normalen Gang, die Mitarbeiter sitzen vor ihren Bildschirmen, während die schwer beladenen Lkws die Wände erzittern lassen und das Mädchen verkündet, dass sie einen neuen Freund und einen neuen Job gefunden habe. Sie geht. Ich atme erleichtert auf. Viel länger hätte das Ganze nicht dauern dürfen.

Nachdem ich lange mit mir zu Rate gegangen bin, melde ich mich bei Parship an. Widerstrebend fülle ich den psychologischen Test aus. Nicht sehr gespannt lese ich einige Wochen später die Auswertung: »Sie sind emotional unterkühlt. Sie müssen eine Menge Geduld aufbringen, um einen passenden Partner zu finden ... Ihre Starrköpfigkeit steht einer guten Beziehung im Wege ... Romantische Gefühle halten Sie für Zeitverschwendung ...«

In den folgenden Monaten erhalte ich genau zehn Anfragen. Keine davon ist mir eine Antwort wert.

Ist es etwa nicht logisch, dass ich ein äußerst nüchternes Bild von mir gezeichnet habe, ohne Emotionen? Man wäre doch verrückt, wenn man einem x-beliebigen Menschen sein wahres Ich zeigen würde – wer liest überhaupt diesen digitalen Fragebogen? Und wer wertet ihn aus? Was wissen die denn eigentlich vom Leben? Kann ich mich selbst beschreiben? Kultivierte Sinnlichkeit, schätzt Ruhe und Stille? Den Test habe ich so ausgefüllt, dass das Bild mit meiner Maske übereinstimmt.

Ich lege die Auswertung zu meinen vielen anderen Dokumenten. Ich habe es wenigstens versucht, vielleicht wollte ich auch, dass es schief ging. Für ein Theaterstück bin ich nicht zu haben, nur für Liebe in ihrer unverhülltesten Art.

Heute kauf ich alle Farben
(2012–2013)

▶▷ Um Neujahr sitze ich tagelang in meinem Arbeitszimmer, mit zugezogenen Gardinen und ohne Licht, ich will nicht von der Straße aus gesehen werden. Vorsorglich tauche ich ab, denn gleich wird die Zeitungsbotin klingeln, die zu allem Überfluss auch noch eine viel zu laute Stimme hat. Klingel nicht bei mir, lass mich ganz für mich allein die Stille genießen. Vor langer Zeit, in meiner Wohnung in Den Bosch, hat mich die Türklingel in Angst und Schrecken versetzt. Wenn ich die Tür aufmachte, stand da der Gerichtsvollzieher, ein Eindringling. Jetzt sitze ich an meinem PC, ich will noch sehr viel ordnen. Auch wenn ich mir etwas Spannenderes vorstellen kann, es muss gemacht werden. Meine CDs werden aufgelistet, ausgeschnittene Comics werden aufgelistet, Zeitungsartikel werden aufgelistet, Bücher werden aufgelistet, Einkaufszettel, die ich aus Einkaufswagen fische, werden eingescannt, ebenso die Startlisten der Eislaufturniere. Listen und Kataloge: Für mich besitzen sie eine sehr suggestive Kraft, es sind Abkürzungen, Chiffren, hinter denen sich eine ganze Welt verbirgt.

Um mich vor Leuten, die vor meiner Haustür stehen, zu verstecken, setze ich mich aufs Fahrrad. Ich bin dabei, eine alte Liebe aufzuwärmen, und folge den Spuren der alten Verteidigungslinie, die 1629 um Den Bosch angelegt wurde. Präzise habe ich alte und neuere Karten, die in unterschiedlichen Maßstäben gezeichnet waren, zu einer Karte in einem einheitlichen Maßstab zusammengefügt. Ein therapeutisches Spiel mit Suchtpotenzial, das mich zur Ruhe kommen lässt. Vor Kurzem habe ich Karin auf einer unserer Mountainbiketouren zu einem Abschnitt der alten Festungslinie mitgenommen. Sie war überrascht, dass man hier auf einem kleinen Deich fahren kann, aber ich merke schon, dass sie sich nicht wie ein Terrier in diesen Gegenstand verbeißt und sich darüber wundert, dass ich wochenlang die Abende damit verbringe, maßstabsgerechte Karten zu zeichnen. Die Zeiterfahrung mehrerer Schichten, in denen Vergangenheit und Gegenwart aneinander haften, hat für mich nach wie vor etwas Magisches. Als wäre die Erde ein gigantisches Zeitkarussell. In jeder Falte und Linie einer Landschaft nehme ich Geschichte wahr. Meine Neugier kennt noch immer keine Grenzen. Zum Glück begegne ich kaum einem Menschen. Wie manche Leute Gesellschaft schätzen, habe ich das Bedürfnis, anderen aus dem Weg zu gehen, niemandem zu begegnen. Es ist ein Privileg, die Zeit zu haben, meinen eigenen Gedankengängen zu folgen.

Wenn ich auf dem letzten Stück der eintönigen Hauptstraße bin, entwerfe ich in Gedanken eine Stufenleiter der schönsten historischen Orte, gefolgt von den schönsten Gebäuden. Allen Möglichkeiten, die mir einfallen, gebe ich eine bestimmte Punktzahl.

In der Nähe meines Hauses entdecke ich eine heruntergekommene Gestalt am Straßenrand. Es ist der Dichter, mit dem ich in Padua war. Mir geht die Zeile eines seiner Gedichte durch den Kopf: »Mit einem Dutzend Götter in seinem Kopf regierte er …« Was würde das Dorf wohl denken, wenn ich mich mit diesem seltsamen Vogel unterhalten würde? Zu riskant. Ich wohne in einer Umgebung, in der man aufeinander achtet. Mit gesenktem Kopf radle ich weiter.

In der Mitte des Dorfes kommt mir ein Fanfarenzug entgegen. Die Tränen schießen mir in die Augen, Gott weiß, warum. Es ist ein eigenartiges Gefühl von Heimweh nach verflogener Zusammengehörigkeit, nach dem Gruppengefühl, das ich als Junge spürte, wenn ich mit den anderen Kindern den Umzügen und der Fanfarenmusik auf dem Fahrrad folgte.

Umgeben von der Stille meines Hauses versetzt mich die klösterliche Atmosphäre, die ich rieche, schmecke und fühle, fast in Trance. Es hat heftig zu regnen begonnen, ich höre nur die Hagelkörner, die Regentropfen, die Anschläge auf der Tastatur. In dem Moment, da mein Blick auf den Hinweis auf meinem Bildschirm »Wörter: 1629« fällt, fahre ich hoch, laufe zu meinem Bücherschrank und ziehe den Band *Tagebuch 1629* heraus, in dem die Erlebnisse eines Einwohners von Den Bosch während der Belagerung der Stadt beschrieben sind. Auf der Suche nach Parallelen greife ich zu einem anderen Buch, mein Blick fixiert ein Wort, eine Zeile, ich beginne zu assoziieren und zu malen und füge so verschiedene Fragmente und Wörter zu einem Bild zusammen. Um mich herum liegen drei, vier, fünf Bücher. Während ich lese, spiele ich mit den Wörtern, die ich in einzelne Silben aufspalte: Ein-sam-keit, Sinn-Wahn-Sinn, Sprach-ver-wirr-ung, Un-Sinn, in-zwischen, voll-ständig-keits-halber. Was für seltsame Wörter, denke ich, und wie unlogisch: vollständig-keits-halber.

Jetzt muss ich aufpassen, mein assoziatives Lesen kann gefährlich werden, ich muss auf die Bremse treten. Das tue ich, indem ich Karin maile: »Diese freien Assoziationen können auch hinderlich sein, weil sie dich zu den merkwürdigsten Orten führen können, man irrt umher und verirrt sich. Gleichzeitig macht es auch großen Spaß.« Umgehend bekomme ich eine Mail zurück: »Antonio Lobo Antunes tut das in seinen Büchern auch. Deshalb finde ich die so schön.« Ich greife zu dem Buch *Die Vögel kehren zurück*, das sie mir vor Kurzem gegeben hat, und schweife bei dem Wort »Nebel« in die entlegensten Winkel meiner Erlebniswelt ab. Ich schreibe Karin: »Zwischen dem Hafen und der Orthenstraat in Den Bosch stand bis in die 80er-Jahre die Fabrik von de Gruyter. Ein großes gelbes Gebäude aus verwittertem Blendstein. Es war eine Kaffeerösterei. In der ganzen Innenstadt roch es nach Kaffee, an sich nichts Besonderes, aber wenn die Stadt im Frühherbst noch nicht wach war und ich, alkoholisiert oder nüchtern, durch die Gegend lief, lag in diesem Geruch gerösteter Kaffeebohnen in Verbindung mit dem Morgennebel und einer blassen Herbstsonne etwas Geheimnisvolles. Die Fabrik ist weg – der Geruch ist weg – ich bin dort weg – und darin liegt die Verbindung zu dem und durch das Buch von Antunes – und ruhig mal auf Abwege geraten, das macht nichts.«

Ich will die Mail gerade abschicken, als mir noch etwas einfällt, das ich gerade mit ihr, die eine so scharfe Wahrnehmung hat, teilen kann. »Wenn man Antunes' Irrwege, Assoziationen und zerbröckelte Fragmente noch etwas schärfer und überzeichneter sieht, ist man in einer Psychose. Schon toll, dass er seine Assoziationen in seinem Roman in eine normale Form gießen kann.«

Entspannt setze ich mich danach in meinen Sessel und schaue still vor mich hin. Meine Hirngespinste spielen sich nicht mehr ausschließlich in meinem eigenen Kopf ab. Ich genieße einem regelmäßigen Tempo Stimuli zu versenden, die er werden, ich spüre eine Verbindlichkeit auf Abstand. Ich speichere das Gefühl ab und blicke zufrieden darauf zurück.

In den nachfolgenden Monaten kommt langsam ein unwiderstehliches Verlangen in mir hoch, in Antiquariaten die Bücher ausfindig zu machen, die ich irgendwann einmal vernichtet habe. Beharrliches Suchen im Internet bringt mir meine alten Schätze zurück. Ich stoße auf *Zeit und Kreativität* mit einer anthropologischen Beschreibung des schizophrenen Menschen und auf *Der transzendentale Fremde – Eine Studie über Edmund Husserl*, ein Werk des Philosophen Beerling,[15] in dem das Thema Entfremdung mein Interesse geweckt hatte.

Ich kaufe alles, was ich bekommen kann, in der Hoffnung, mehr über meine eigene Wahrnehmung zu erfahren. Es gelingt mir sogar, einen alten Haiku von Oyori[16] wiederzufinden, den ich auch irgendwann zusammen mit dem Müll aus dem Fenster gekippt hatte:

Wie ein Fluss
Von oben zugefroren
So bin auch ich
In der Tiefe darunter
Ist meine Liebe ständig im Fluss

Dieser zwölfhundert Jahre alte Haiku wiegt für mich schwerer als die ewig gleichen Berichte über das Tagesgeschehen in der Zeitung.

Nach den Weihnachtsferien gehe ich mit frischem Unmut wieder in die Fabrik. Selbst nach 22 Jahren werde ich noch nervös, wenn ich auf das riesige Industriegelände komme. Mich beschleicht das Gefühl, dass ich mich auf etwas gefasst machen muss, die verbale Gefahr lauert in jeder Ecke. Der Vorteil ist, dass ich bei meiner Arbeit wenigstens aus meiner Apathie wachgerüttelt werde.

Mit hängenden Mundwinkeln, um andere auf Abstand zu halten, gehe ich durch die Stahltür, klettere die Wendeltreppe aus Metall hoch und bleibe an der Stechuhr stehen.

Die Arbeitsbedingungen mögen dem Anschein nach gut sein, aber die Situation kann sich jeden Moment verändern, die Zeichner haben nichts zu melden. Noch vor Kurzem hat der Chef gesagt: »Du bist doch nur ein Zeichner.« Worauf mir die Bemerkung herausrutschte: »Dann pass nur auf, dass ich demnächst nicht zum Cartoonisten werde.« Ich begebe mich an meinen Arbeitsplatz, eingezwängt zwischen die zwanzig anderen Computerplätze in dem Zeichenbüro mit abgenutzten Resopalmöbeln, und lege mein Handy auf den Tisch.

»Hallo?«, sagt mein Nachbar. »Was machst du denn mit einem Handy? Dich ruft doch sowieso niemand an.«

Noch 1600 Stunden durchhalten, geht es mir durch den Kopf. Ich habe die Arbeit satt, die neuen Regeln und Vorschriften gefallen mir nicht, die alten ärgern mich. Seit letzter Woche habe ich angefangen, die Stunden zu zählen. Das erinnert mich an die Striche, die Gefangene in die Zellenwände ritzen.

Um den Verlauf von Leitungen in einer komplexen Zeichnung anzugeben, hebe ich sie farblich hervor. Ein Kollege beugt sich über mich und spottet: »Und? Schön am Ausmalen?«

»Ja.« Und ich denke: Sie reden, als wäre Malen nur etwas für die Kita. Sie sollten mal sehen, was ich alles mit Farben gemacht habe. Malen ist ein ungeliebtes Kind. Weiß eigentlich jemand, dass Farbmodelle auch in der Wissenschaft Verwendung finden? Zum Beispiel bei der Klassifizierung von Pflanzen und Bodenproben?

Irgendjemand macht einen Witz. Ich muss lachen. Aber der Spaß hört auf, als ich die laute Stimme des Kollegen neben mir höre, seine lärmende Fröhlichkeit, es kommt mir vor, als schlüge er mir mit Worten auf den Kopf. Möglicherweise bin ich inzwischen so abgestumpft, dass ich meine Kollegen als überdreht empfinde, obwohl sie sich vielleicht ganz normal verhalten.

Am Kaffeeautomaten verwickelt mich der Gruppenleiter in ein Gespräch.

»Du hast dich verändert. Bist einfacher im Umgang geworden.«

Das erstaunt mich.

»Piet kann ab und zu seine taktlose Bemerkungen machen. Jedem gegenüber. Früher hat dich das auf die Palme gebracht. Das wird besser.«

Mit unseren Kaffeebechern gehen wir gemeinsam zurück ins Zeichenbüro.

Bei den Kollegen geht es jetzt um Probleme mit den Kindern. Ich höre Verständnis und Besorgtheit in ihren Geschichten mitschwingen. Ihre Probleme sind für mich Lappalien. Wie anders reden die Leute doch im Vergleich zu mir, viel schneller, hektischer, sie schnattern über alles Mögliche. Mit meinem ewigen Schweigen erwecke ich vermutlich den Anschein, sie zu belauschen.

»Frage...?« Ein Kollege beugt sich zu mir herüber. Ich sehe jetzt nur sein Reptiliengesicht, ein Pedant, ich merke, dass ich viel zu sehr auf die Intonation seiner nöligen Stimme achte. Mit Mühe beherrsche ich mich und gebe eine passende Antwort. Ich bausche dabei etwas derart auf, dass es plötzlich in mir explodiert, ich könnte den Mann aus dem Fenster feuern. Er hört nicht auf, mich wie eine lästige Mücke zu umkreisen. Ich versuche, meine Sinnesorgane zu beruhigen, indem ich denke: In mir schlummert ein wildes Tier. Es gibt Tage, da fühle ich mich aggressiv, sogar mordlustig, gefangen in einem System. Hinter der Fassade eines anständigen Bürgers verbirgt sich der Drang zur Zerstörung. Ich könnte den Bildschirm mit einem Backstein zertrümmern, aber das kann man nur einmal tun, danach ist es aus und vorbei, dann fährt ein Auto mit Blaulicht und Sirene vor – und mit Männern in weißen Kitteln.

In der Pause schwatzen die Kollegen aufgeregt durcheinander, ihre Stimmen schneiden wie Messer in mein Trommelfell. Ein Kollege hat sich seinen Plastiklöffel zwischen die Zähne geklemmt und tippt mit den Fingern dagegen, tick, tick, tick.

Man sollte ihn abknallen, denke ich. Ich kann mich gerade noch beherrschen, das nicht laut zu sagen, aber diese Art von Geräuschen habe ich wirklich gefressen.

Von Anfang an habe ich gemerkt, dass meinen Kollegen schon bald die Lust vergeht, wenn sie etwas mit mir besprechen müssen. Sie halten diese Gespräche möglichst kurz, während sie untereinander nie ein Ende finden können. Trotzdem bin ich darauf bedacht, nicht uferlos zu assoziieren, es wird meinen Kollegen wohl an dem entsprechenden Wortschatz fehlen, denn meine Wortspiele verstehen sie nicht.

Menschen geben einander nun einmal Rätsel auf. Wenn sie wüssten, dass ich Haikus verfasse, *Gummbah*[17] und die Comicversion der Bibel von Robert Crumb[18] lese und über die spitzfindigen Cartoons von Kamagurka[19] lache, den ich bewundere, weil er mit seinen Assoziationen auf aktuelle Ereignisse anspielt und trotz seiner Gedankensprünge von vielen Menschen verstanden wird.

Ich spitze die Ohren. Der Freund eines Kollegen scheint unter dem Hodgkin-Syndrom zu leiden. Der kranke Mann wird fünfzig und organisiert ein Fest, um Spenden für die Krebshilfe zu sammeln. Eine schöne Geste. Mit Verwunderung und auch Bewunderung betrachte ich eine so extrovertierte Art zu leben. So geht es also auch. Echten Kummer und echtes Glück erfahre ich nicht, meine Empfindungsfähigkeit ist auf null heruntergefahren, ich mache einfach weiter – reflexartig.

Meine Kollegen sind mein einziger Bezugspunkt. Vielleicht habe ich deshalb meinen Job: um meinem Leben Struktur zu geben.

Das Radio läuft nonstop. Leise, immerhin, das habe ich durchgesetzt, aber für mich klingt es, als wäre der Lautstärkeregler bis zum Anschlag aufgedreht. Es läuft ein Hit aus dem Jahr 1976: Roxy Music, »Love is the Drug«.

Genau fünf Uhr. Mit einem missmutigen Gesicht packe ich meine Tasche.

»Schönes Wochenende!«, rufen einige im Chor.

Ja, ja, kurz vor dem Wochenende wollen sie mir gelegentlich mit Nachdruck ein schönes Wochenende wünschen. Die ganzen Ärgernisse des Tages türmen sich auf, diese letzte Bemerkung wird zu einer Lawine in meinem Kopf, alle haben sich gegen mich verschworen, um mir meine Unzufriedenheit mit auf den Nachhauseweg zu geben. Ich empfinde das als eine verhohlene Aggression, gut verpackt, aber ich durchschaue das. Manchmal denke ich, es ist eine Art Spiel, das von einigen fanatisch betrieben wird. Ich will und muss lernen, die Dinge zu relativieren, werde lernen müssen, mit den Tieren im Wald zu leben.

Ich versuche meine – für andere unberechenbare – Erregung zu analysieren und weiß jetzt schon, dass ich meine explosiven Gedanken ein paar Tage später bereuen werde. Ich werde weniger das Gefühl selbst bedauern als meine Ohnmacht und meine Unfähigkeit, es zu beherrschen.

Wie immer nehme ich den direkten Weg nach Hause, nie habe ich die Neigung, an meinem Elternhaus vorbeizugehen oder die Gräber meiner Eltern auf dem Friedhof an der großen Kirche in der Mitte des Dorfes zu besuchen. Sehr wenig erinnert mich noch an ihre Persönlichkeiten. Im Grunde habe ich keine Vorstellung mehr davon, wer sie gewesen sind. Was bleibt, sind einige Fotos.

Am Wochenende habe ich mich für eine Inlineskater-Tour in Bantega angemeldet. Auf dem Weg dorthin komme ich an einer Pferdekoppel vorbei. Vor mir fährt ein Auto mit dem Kennzeichen 56-HB-LF. ›Herbalife‹ denke ich automatisch. Es wird eine Abzweigung nach rechts angegeben. *Oldeholtpade*, ein Name, den ich mit dem Mittelalter assoziiere. Ich will überhaupt nicht nach Oldeholtpade, ich bin dort noch nie gewesen, aber biege automatisch ab. Ich frage mich, wo der dreifache niederländische Meister im Inlineskaten auf der 100-km-Strecke, ein Polizist aus Oldeholtpade, wohnt und stelle mir vor, wie er in dieser Gegend trainiert.

Nach nicht einmal zwei Kilometern nehme ich erneut eine Abzweigung. Auf einem Pfahl steht »Nr. 29«; die Nummer einer beherrschbaren Gefahr. Ich habe es nie geschafft, eine Runde im Eisstadion in dieser Zeit zu laufen. Obwohl, ich war nah dran, damals, als ich noch im Asyl gewohnt habe. Der Weg führt weiter durch Dörfer, ich bin jetzt auf einer besonders schönen Allee, die Baumkronen über mir berühren sich, ich komme mir vor wie in einem Gewölbe, zu beiden Seiten liegen stattliche Bauernhöfe. Ich überhole einen Lastwagen mit Schweinen, die die durch die Lattenverschläge nach draußen gucken. Wenn die wüssten, denke ich. An einer Tankstelle halte ich an, um zu tanken.

»Wohin fahren Sie?«, fragt der Tankwart.

»Bantega«, sage ich.

»Entschuldigung? Bantega … und dann fahren Sie in diese Richtung? Sie sind falsch!«

»Ach ja?«, antworte ich und setze mich wieder ins Auto. »Schönen Tag noch.«

»Hallo! Soll ich Ihnen den Weg zeigen?«, ruft er mir nach.

Ich brauche niemanden, mit mir ist alles bestens, auch wenn ich mich verfahren habe. Ich werde nicht so rasch jemanden um Hilfe bitten oder Hilfe annehmen, das würde mich zu etwas verpflichten, und das will ich nicht.

An meinen Nackenhaaren spüre ich, dass mich der Mann mit seinen Blicken verfolgt. Offensichtlich bin ich wieder falsch gefahren, was soll's, die Dörfer sind eine Augenweide, die Landschaft wunderschön.

In Bantega mache ich die Inlineskater-Tour, die an den Kanälen und Seen von Lemsterland entlangführt, und freue mich an den Starenschwärmen am Himmel. In Gedanken verfasse ich einen Haiku.

Stare und Wolken
Verdichten und erweitern
Insel spiegelt sich

»Twan?«
»Ja?«
Sie sieht ihn an, als wolle sie um Verständnis bitten. Ihm ist schon früher aufgefallen, dass sie schnell abgelenkt ist, offensichtlich will sie das Gespräch, das schon Stunden dauert, unterbrechen. Er bleibt sitzen. Er hofft, dass sie noch nicht fertig sind mit den Papieren aus dem bekannten Pappkarton, den er für den Transport in einen großen giftgrünen Einkaufsbeutel gepackt hat. Er hat mehr Papier bei sich als ein Zeitungsbote, aber sie ist schon halb aufgestanden.
»Es wird spät. Ich muss noch zu meiner Mutter ins Pflegeheim. Wir können demnächst weiterreden. Du kannst die Stunden, die ich weg bin, hier bleiben oder vor die Tür gehen, wie du willst. Hier ist der Schlüssel.«
»Kann ich nicht mitkommen?«
Sie sieht müde aus. Ihre Konzentration lässt zunehmend nach. Er hat sie immer im Blick. Sie läuft geschäftig hin und her – ab und zu auch unnötig –, ihr Kalender steckt voller loser Zettel, das Telefon geht zu oft. Sie sind bei ihr zu Hause, er ist zu ihr gekommen, um ihr die Fahrt zu ihm zu ersparen.

»Bist du sicher, dass du das willst?«

Sie geht bestimmt davon aus, dass er es nicht angenehm finden wird, ein Pflegeheim ist nun einmal kein schöner Ort, aber es gehört dazu.

»Lass dich nicht runterziehen, ich bin schließlich auch noch da.«

»Ich freue mich, Sie zu sehen«, sagt er, als er den Raum mit den vielen Patienten betritt. Er setzt sich genau vor ihre Mutter und schaut sie direkt an. Seine Augen umarmen sie. Sie scheint es zu mögen, dass er ihre Hände nimmt, die voller blauer Flecke sind und sich ganz abgemagert anfühlen. Alles, was sie tut, strengt sie an, auch ihn anzusehen. Er beugt sich zu ihr herüber. Sie ist sehr schwach, ausgezehrt, aber zäh, die Nackenwirbel sind gebrochen und ihre Mimik ist starr. Sie ist in einem verwirrten Zustand, was er sehr interessant an ihr findet. Gerade noch verständlich, redet sie in ganzen Sätzen und mit einem reichen Vokabular, wenn auch zusammenhanglos. Dennoch kann er eine ganze Geschichte daraus machen. Es geht darum, all die kleinen Bruchstücke, all die Dinge unterschiedlicher Art zu ordnen. Genau darauf versteht er sich hervorragend. Es macht ihm Spaß, eine Komposition daraus zu machen. Diese Aufgabe lässt sich mit seiner eigenen Art des Denkens vereinen.

»Sie sind ein ganz besonderes Exemplar. Das können Sie mir glauben«, sagt er mit einem verständnisvollen Nicken und einem einnehmenden Lächeln.

Jetzt glänzen ihre Augen.

Er nimmt ihre Füße und beginnt sie zu massieren. Sie röchelt und hustet Schleim aus. Er wischt ihn weg.

Karin hört zu, sieht zu und bleibt daneben sitzen. Aus den Augenwinkeln nimmt er wahr, wie sie ihnen beiden mit einem matten Lächeln zuschaut.

Er hält Augenkontakt. Indem er genau hinschaut, entdeckt er, wie sie einmal war. Er sieht Traurigkeit. Fröhlichkeit. Humor. Ihre alten Probleme sind noch da, ihre alten Wünsche. Sie denkt, dass sie noch nach dem vertrauten Muster weitermachen kann. Sie will an einen Ort, an dem alles so ist, wie sie es hinterlassen hat. Das gefällt ihm, er erinnert sich noch gut daran, wie er sich Sorgen gemacht hatte um sein Haus, das er bei seiner Zwangseinweisung einfach so zurücklassen musste. Sie lachen zusammen. Alle Anspannung ist aus ihrem Gesicht gewichen. Dass sie »verwirrt« spricht – ein Begriff, den er nicht verwenden würde – stört ihn überhaupt nicht, das ist dichterische Freiheit. Es gefällt ihm einfach, es beflügelt seine Fantasie.

Es kommt eine weitere Besucherin. Die wendet sich gleich an Karin und flüstert ihr zu, wie schlimm sie es findet, dass ihre Mutter nicht mehr weiß, wo es lang geht. Er erstarrt, er spürt, wie seine Mundwinkel verächtlich nach unten gehen, als er die Besucherin anschaut. Er hat Probleme damit, wenn jemand dabei ist, der kein Verständnis für die alte Frau hat. Ist so ein Besserwisser nicht viel lästiger als der Patient selbst? Als handle es sich um einen Wettbewerb darum, wer seine fünf Sinne noch am besten beisammen hat. Er denkt lieber mit ihr, um eine gemeinsame Geschichte zu konstruieren. Beim Aufbau ihrer Gedankengänge webt sie hier und da ein paar kleine Fehler ein, aber was macht das schon. Geht es so einer Besucherin, so einer dritten Partei nicht vor allem darum, die Sache zu ›normalisieren‹? Das ist ihm zuwider. So etwas wie »Wirklichkeit« und

»Verwirrtheit« existiert nicht. Ist die Symbolik, die voller Absichten und Bedeutungen steckt, nicht wesentlich wichtiger? In diesen Absichten und Bedeutungen spielt sich das wahre Leben ab. Sie bieten ungeahnte Möglichkeiten.

»Was macht das Leben für dich lebenswert?«, fragt Karin ihn später. »Soziale Kontakte gelten im Allgemeinen als notwendig, wenn man sich einigermaßen wohl fühlen will.«

Er wirft ihr einen durchdringenden Blick zu. Sie sind völlig gegensätzlich, wenn es um soziale Bindungen geht. Aber sie weiß verflixt gut, was Verlust bedeutet, er erkennt etwas in ihr, das über die Ebene konkreter Erfahrungen hinausgeht. Er errät, dass sie ihn trotz aller großen Unterschiede in vielem begreifen wird. In einigen Dingen sind sie sich sogar ähnlich.

»Cowboy«, sagt er in einem plötzlichen Impuls, »hast du dir die DVD angesehen, die ich dir geschickt habe?«

»Ein Volltreffer. Ein Begräbnis frühmorgens, bei Nebel und Sonnenlicht gefilmt.«

Eine Weile teilen sie ihre Assoziationen zu den Bildern. Aber ihre Stimme wird wieder matt, als sie sagt: »Zurück zu meiner Frage. Ich meine, alles in allem hält deine Situation dich nicht davon ab, eine klägliche Figur abzugeben. Oder, etwas radikaler formuliert, Selbstmord zu begehen … Schöne Blumen stehen da übrigens.«

»Meine Starrsinnigkeit oder wie du es auch nennen willst, war schlicht und einfach überlebenswichtig. Danach ist daraus mein Lebensstil geworden. Ich habe meine Rolle als Zuschauer ständig perfektioniert, und das hat mir auch Vorteile gebracht. Wahrnehmen und Beobachten sind auch wichtig.« Er macht eine kurze Pause und fährt dann fort: »Außerdem verliere ich die Zukunft, wie ich sie mir vorstelle, nicht aus den Augen. Mein Leben ist bis jetzt den Ansprüchen nicht gerecht geworden, könnte man sagen, ich bin nicht traurig, und ich bin nicht fröhlich. Es ist, als müsse oder könne mein Leben erst noch beginnen.«

»Träumst du von einem Neustart?«

»Ich träume nie«, sagt er ernst. »Das habe ich nie getan.«

»Ich rede von Tagträumen.«

»Ach so. Ja, tagsüber träume ich viel, und sehr reflektiert. Manchmal bleibe ich lieber in meinem Wolkenkuckucksheim, aber das geht nicht, vor allem dann nicht, wenn ich wie gestern erst nach ein paar Kilometern merke, dass mein Reifen platt ist. Dann wird man schnell wieder an die so genannte Realität erinnert. Letztlich habe ich es geschafft, den Reifen zu wechseln. Wenn du in der Nähe bist, fällt es nicht so sehr auf, dass ich technisch ziemlich unbegabt bin – und das beruhigt mich sehr.«

Sie lacht.

»Du kannst mich mit einem wilden Tier vergleichen, das immer Abstand hält, aber trotzdem gestreichelt werden möchte. Ich bin ein verirrter Romantiker. Ja, ich fühle mich wohl. Ich habe meine eigenen Gedanken«, sagt er. »Du weißt schon, dass ich selten wirklich glücklich sein kann. Aber manchmal glimmt in mir ein angenehmes Gefühl, wenn ich mich akribisch mit Dingen beschäftige. Ich schaffe es nicht so recht, mich im Voraus oder in dem Augenblick selbst über etwas zu freuen, aber im Nachhinein kann ich das durchaus.

»Ich möchte gern herausfinden, was dich wirklich freut.«

Am Wochenende darauf radeln sie am Nachmittag auf einem graswachsenen Weg durch reifende Kornfelder auf einen großen Buchenwald zu.

»He! Du hast ein Reparaturset unter meinem Sattel festgemacht«, sagt Karin überrascht.

»Du hast mir doch schon so viel mehr gegeben«, erwidert er strahlend.

Nach einer Stunde steigen sie vom Rad, sie schauen über einen sanft abfallenden Hügel, der von einer dichten Laubschicht bedeckt ist. Direkt vor ihren Füßen wirbelt der Wind die braunen Blätter auf. Keine Häuser, keine Menschen. Er schaut sich um, lauscht den Vögeln, atmet die Gerüche des Waldes ein und denkt an nichts. Dann wirft er einen Blick zur Seite, er will sich vergewissern, dass sie ihm zuhören wird.

»Im Wald ist alles grün, dadurch werde ich nicht von Eindrücken überflutet wie in der Stadt. Ich kann mich auf die Bäume konzentrieren. Ich schaue, wie das Licht durch das Laubdach fällt. Betrachte die Textur der Blätter. Spezifische ästhetische Eigenschaften von Dingen erstaunen mich nach wie vor. Daraus schöpfe ich Lebenskraft.« Er zeigt auf die Wolken. »Ich mag es auch, die Veränderungen der Wolken zu registrieren.«

Sie fahren weiter, jetzt durch Gestrüpp, wo ihnen ein Heckrind den Weg versperrt. Er stellt sein Fahrrad ab und sagt: »Ich gehe gern um das Tier herum, wie ich auch um ein Bild herumlaufe. Erst dann sieht man, wie sich die Linien, Formen und der Einfall des Lichts ständig verändern.«

Der Weg führt jetzt bergab, folgt einem Bach und steigt wieder an zu einer Hochebene, die ab und zu einen Ausblick auf Ackerland bietet. Nach ein paar Kilometern gehen die Maisfelder in Weideland über, sie kommen an ein paar Kühen vorbei, die regungslos an einem Wassergraben stehen.

Es hat leise zu regnen begonnen. Zusammen suchen sie Schutz unter einem Vordach und blicken auf den in der Ferne dahinströmenden Fluss. Er mag Nieselregen, der schränkt das Gesichtsfeld ein und schafft Intimität.

»Cowboy, kannst du mit jemand anderem so zusammen sein wie mit mir?«

Er reicht ihr die Trinkflasche, und nachdem sie getrunken hat, sagt sie: »Nein. Normalerweise teilt man ein wenig mit dem einen und ein wenig mit dem anderen. Das sind fragmentierte Freundschaften, daran ist nichts falsch. Aber weil du dich nicht in Fragmenten zeigst, lässt du mich auf eine beispiellose Art an deinem Leben teilhaben. Diese völlige Hingabe ist ein hohes Gut, mit dem ich sehr pfleglich umgehe.«

»Du weißt, dass ich Menschen gern als Studienobjekte betrachte, und ich kann mir nicht vorstellen, dass diese Intensität, mit der wir mein Leben bis auf das letzte Pixel meines Gehirns sezieren, auch zwischen anderen entstehen könnte.«

»So wie ich dich mittlerweile kenne, kenne ich vermutlich niemanden sonst. Du wirst mich auch noch irgendwann einmal sezieren müssen.«

»Die Zeit wird sicherlich noch kommen, aber es muss auch nicht sein. Wenn ich etwas bei dir nicht begreife, frage ich einfach nach. Als Hintergrund habe ich schon einen Ozean an Karins in meinem Kopf.« Schnell sieht er zur Seite und sieht, dass sie diesen Gedanken zwar ganz nett, aber nicht richtig findet. »Auch wenn ich sozial eingeschränkt lebe, ticke ich inzwischen wieder fast normal«, sagt er. »Sehr lange habe ich nicht wirklich geglaubt, dass ich schizophren bin, ich hatte so meine Zweifel. Die Diagnose ist mein Feind. Ich dachte, bestimmte Kommunikationsstörungen▲ lägen an anderen. Ich hätte nie gedacht, dass sich mein Blick auf meine »Überreiztheit«, wie ich es immer genannt habe, durch den Kontakt mit dir und das Graben in meiner Vergangenheit verändern würde. Lange Zeit habe ich nur meine beiden großen Psychosen erkannt. An die Übergangszone habe ich vor allem die dunkle Erinnerung einer sehr spannenden und negativen Zeit. Erst jetzt wird mir bewusst, dass da wirklich etwas nicht stimmt. Es wird klarer, aber auf diese Einsicht – auch wenn sie richtig ist – würde ich gern verzichten. Ich gehe irgendwo *heraus* und ich gehe irgendwo *hinein*. Als würde ich eine Grenze überschreiten.«

»Warum hast du die Diagnose »Schizophrenie« in Zweifel gezogen?«

▶ Man kann es durchaus Kommunikationsstörungen nennen, aber ich sehe das nicht so. Wenn ich allein bin, merke ich nichts von diesen so genannten Kommunikationsstörungen. Auf meiner Arbeit, wenn ich nach langem Warten endlich die Chance bekomme, mich in ein Gespräch einzumischen, scheint mich niemand zu hören. Ich höre dann nicht: »Twan, red' doch weiter«, nein, nur: »Komm, lasst uns wieder an die Arbeit gehen, wir können unsere Zeit nicht verquatschen.« Ich empfinde es als eine Frage der Höflichkeit, mich ausreden zu lassen. Aber das passiert nie. Das schmerzt. Liegt es an meinem Timing? An meiner Wortwahl? Assoziiere ich zu viel? Gebe ich zu viele Informationen? Wiederhole ich mich? Ist es meine Mimik? Meine Art, jemanden anzusehen? Stehe ich in der falschen Entfernung zu dem Zuhörer? Oder findet man mich zu dominant?

»Weil es mir an Informationen fehlte. Ich habe nie zuvor Einblick in eine Akte genommen, und nach der Zwangseinweisung bin ich bei keinen Arzt mehr aufgesucht. Als ich nicht mehr psychotisch war, habe ich so getan, als wäre alles mit mir in Ordnung. Die ›Verurteilung‹ habe ich weit von mir gewiesen. Die entgegengesetzte Reaktion, als wäre ich ein schwer verwundeter Kriegsveteran aus Vietnam, habe ich auch nie gehabt. Durch unsere Gespräche sind mir Zweifel gekommen, ob meine Einstellung wirklich richtig war. Wir haben mein Archiv systematisch aufgedröselt, haben medizinische Unterlagen angefordert, Bücher über Schizophrenie gelesen, und du hast mit Psychiatern geredet. In letzter Zeit spiele ich das, was passiert ist, weniger herunter. Ich lecke meine Wunden. Ich sehe meine Schizophrenie jetzt eher als störend und hinderlich, aber offenkundig ist sie ein Teil von mir. Ohne diese stürmischen Jahre, in denen ich wie ein Wildtier frei herumlief oder mich versteckt hielt, wäre ich nicht der geworden, der ich bin.

»Obwohl du dich selbst als ›überreizt‹ bezeichnet hast, hast du dein Leben lang Bücher über Schizophrenie gelesen. Das fing schon Jahre vor deiner Einweisung in die Psychiatrie an. Und auch in den Jahren danach bist du diesem Thema nicht aus dem Weg gegangen. Diese ganzen Zeitungsausschnitte in deinem Pappkarton … Im letzten Jahr merke ich, wie du herumlavierst und dich auf unterschiedlichen Wegen mit deiner Vergangenheit konfrontierst. Während dir in dem einen Moment allein schon das Wort zum Hals heraus hängt, sagst du im nächsten: ›Einen Schuldigen findet man immer.‹«

»Es ist eine Art persönliches Komplott. Es ist sehr widersprüchlich. Auf der einen Seite vergesse ich diese Diagnose wissentlich und willentlich, setze mich aber gleichzeitig damit auseinander. Ich sehne mich danach, die Vergangenheit zu greifen und zu begreifen. In mir steckt eine Art Neugier auf Schizophrenie, die unablässig vor sich hin köchelt. Die Psychosen sind unbestreitbar, aber dieses Schizo-Etikett ... Ich würde nur zu gern wissen, wie mein Gehirn aussieht und ob es bei mir tatsächlich weniger Synapsen gibt. Und auch wenn alles darauf hinweisen würde, sage ich immer noch: bei mir nicht. Obwohl mir bewusst ist, dass die Psychosen vermutlich mehr kaputtgemacht haben, als ich all die Jahre vermutet habe. Das Graben in meiner Vergangenheit fördert Erkenntnisse zutage, und vielleicht kann ich mit den Haken und Ösen, die an mir sitzen, in Zukunft besser umgehen. Für mich ist deine Unterstützung dabei sehr wichtig.«

Er sagt, dass er schon so viele Jahre in Büchern nach einer Lösung für das sucht, was ihn beschäftigt, er stöbert ständig in Buchhandlungen herum, aber anscheinend stellen viele Experten Behauptungen auf, die sie letztendlich nicht beweisen können.

Sie schweigen lange. Die Stille wird nur durch die dumpfen Gewehrschüsse von Jägern in der Ferne unterbrochen.

Dann fragt sie ihn, ob sie nicht zusammen einen alten Bekannten besuchen sollten, um über die Vergangenheit zu reden. Er weist diese Idee sofort mit dem Argument zurück, dass die fast alle schon gestorben seien. Sie beharrt darauf, dass sein Umfeld etwas mehr Aufmerksamkeit in seiner Lebensgeschichte bekommen könnte, dass andere vielleicht etwas hinzuzufügen hätten.

»An wen denkst du dabei? Ich will meine Ruhe nicht aufs Spiel setzen, ich will nicht, dass Leute bei mir vor der Tür stehen.« Er zieht die Schultern hoch – eine instinktive Gebärde des Selbstschutzes.

»Wir können uns in einem Café verabreden. Ich kann auch alleine gehen. So wäre ich zum Beispiel gespannt auf …«

»Mein Archiv ist buchhalterisch und steril, das andere ist die soziale Wirklichkeit … Lass gut sein«, fällt er ihr ungeduldig ins Wort. Er wiederholt, sie gefährde mit ihrem Vorschlag seine Ruhe. Eine Weile geht es zwischen ihnen hin und her.

Schmollend sagt er, dass er ihr ein paar Gedichtbände von seinem Freund, dem Dichter geben wird, er glaubt, sie damit abspeisen zu können.

»Nun zufrieden?«

»Wir werden sehen.«

Erst nach geraumer Zeit rafft er sich wieder auf.

»Du wirst schon gemerkt haben, dass ich das Glück in kleinen Dingen suche. Meine Poren sind weit geöffnet und machen mich sehr sensibel für Stimmungen. Das Besondere steckt im Alltäglichen, in einem Zeitungsartikel, in der Musik, in der Natur, in unterschiedlichen Sphären. All diese Dinge können mir nichts anhaben, aber Menschen schon, die können ein Spiel mit mir spielen. Ich lebe im Rahmen meiner Möglichkeiten, vielleicht ist nicht mehr drin. Ich finde nur Halt bei mir selbst. Deshalb habe ich große Hemmungen, diese alten Kontakte wieder aufzunehmen.«

Der Nieselregen hat aufgehört. Als sie aufsteht, um zu den Rädern zu gehen, hält er sie zurück. Er spricht noch einmal über seine Empfindsamkeit für Stimmungen und fügt übergangslos hinzu, wie sehr ihm das Wochenende gefallen habe, an dem er ihr geholfen hat, die Wohnung ihrer Mutter zu entrümpeln.

Ein ganzes Speicherhaus an Kartons und allen möglichen Archiven. Nach Tagen, in denen sie alles gewissenhaft durchgekämmt hatte, begann ihr der ganze Kram in den verstaubten Zimmern auf die Nerven zu gehen, ein Trödelladen voller nutzloser alter Sachen, so schien es ihr, während er darauf brannte, ohne Pause weiterzumachen.

»›Was findest du daran?‹, hast du mich gefragt. Ich muss nicht an allem etwas finden. Ich mache das, weil ich ganz einfach Spaß daran habe. Tage danach habe ich mich noch über das, was wir gefunden haben, gefreut, über die Ordnung, die wir in die rätselhaften Akten und in das Chaos gebracht haben.« Er hört auf zu reden und sieht entspannt in den grauen Himmel über dem dichten Wald. Er hatte sich als Zuschauer so vieler Leben sehr gut gefühlt – die über hundert Jahre alten Schriftstücke, die zum Vorschein kamen, fühlten sich angenehm an, die Papierschnipsel mit persönlichen Anmerkungen, die Handschriftensammlung, das alles hatte er ernst genommen, er war auf alles Mögliche gestoßen, das ihn schrecklich neugierig machte. Er spürte eine Art Verwandtschaft mit ihrer Mutter, die all ihre »Schätze« aufbewahrt hatte, so wie er seine psychotischen Kritzeleien und seine Farbanalyse aufhebt.

Urplötzlich wechselt er das Thema.

»Habe ich dir jemals erzählt, dass ich deine Verlässlichkeit getestet habe?«

»Nein.«

»Bei einem deiner ersten Besuche, als ich kurz aus dem Haus musste, hat mich das so interessiert, dass ich ein paar Geldscheine auf meinen Küchenschrank gelegt habe.«

Sie sieht ihn verständnislos an.

»Als ich zurückkam, lagen sie noch da.«
Langsam zieht ein spöttisches Grinsen über ihr Gesicht.
»Ich lade mich selbst ein, um dich auszurauben?«
Er hatte nicht erwartet, dass sie etwas stehlen würde, er wollte nur die letzte Spur an Misstrauen aus der Welt schaffen.

Beiden liegt inzwischen ungemein viel daran, über seine Lebensgeschichte zu sprechen.

»Es ist eine Art ständiges Hintergrundrauschen, wie die Sterne im Weltall. Ein gutes und vertrautes Gefühl«, sagt er und lacht sein offenes Lachen. Auch jetzt wendet sich das Gespräch wieder in diese Richtung. Sie erzählt von ihrem Treffen mit dem Psychiater Lieuwe de Haan, der eine Professur für Jugendpsychiatrie am Universitätsklinikum Amsterdam hat.

»Er hat das sehr heterogene Bild bei Schizophrenie betont.▲ Ich habe mit ihm unter anderem über das starke Gefühl der Entfremdung und über die Hyperreflexion der Patienten gesprochen. Weil die Betroffenen über alles nachdenken, geht die Selbstverständlichkeit des Lebens verloren. Losgerissen von an-

---

▶ Ich verfolge die Diskussionen über das Thema »Schizophrenie« im DSM-V, *(»Diagnostic and Statistical Manual of Mental Disorders« – Diagnostischer und statistischer Leitfaden psychischer Störungen)* so etwas wie die Bibel der Psychiatrie. Noch immer ist es schwierig, Schizophrenie zu diagnostizieren und zu beschreiben. Dieses Wissen gibt mir wenig Trost. Nach Meinung des Psychiaters Lieuwe de Haan ist es durchaus ein Fortschritt, dass ein Arzt bei acht unterschiedlichen Aspekten der Krankheit, darunter Wahnvorstellungen, Halluzinationen und kognitive Funktionen, einen Schweregrad angeben kann. Das wird der Unterschiedlichkeit von schizophrenen Patienten besser gerecht.

deren, können sie ihre Erfahrungen mit niemandem teilen und sind allein in ihrer eigenen Welt, in der alles gleichermaßen wichtig ist. Deshalb benutzt er den Begriff der ›Trennung *zwischen* den Geistern.‹ Er hat mir das Standardwerk von Robert van Bosch *Schizophrenie. Subjektive Erfahrungen und kognitive Untersuchungen* empfohlen. Darin wird, ebenso wie in einem früheren Band von *Raster* gesagt, dass Aufzeichnungen, die *während* des Entstehens und Abflauens einer psychotischen Episode gemacht werden, etwas Besonderes sind und in autobiografischen Berichten nur sehr selten vorkommen. Wie Lieuwe de Haan sagte, sind Patienten oft nicht in der Lage, während einer Psychose etwas aufzuschreiben. ›Und wenn das doch einmal geschieht, bekommen wir es oft nicht zu sehen‹, sagte de Haan. Zum Schluss haben wir über den dynamischen Prozess der Einsicht in die Krankheit gesprochen. Es gibt ihn in diversen Erscheinungsformen. Unter anderem hängt es von der Phase ab, wie man die Krankheit erlebt. *Per definitionem* haben Patienten während akuter Psychosen kein Bewusstsein von ihrer Krankheit – sonst wäre es schließlich keine Psychose. Danach ist es oft wechselhaft oder zwiespältig. Außerdem hat die Einsicht in die Krankheit mehrere Dimensionen. Hat jemand überhaupt eine Ahnung davon, dass er krank ist? Wie verletzlich er ist? Begreift er, dass er sein Verhalten ändern muss? Oder seine Medikamente nehmen muss? Manchmal weiß jemand, dass seine Halluzinationen nicht normal sind, hält seine Wahnvorstellungen jedoch für durchaus richtig. Ein anderer sieht ein, dass er depressiv ist, aber er erkennt nicht, dass er Symptome einer Psychose aufweist. Auch wenn diese zwiespältige Krankheitseinsicht gerade bei schizophrenen Patienten auffällt, zeigt sie sich ebenso bei Menschen mit einer somatischen Erkrankung oder dann, wenn Menschen ihren Charakter einschätzen sollen, sagte er.

Auf meine Bemerkung, dass diese Materie nach wie vor spannend sei, meinte de Haan: ›Die Geschichte ist nie zu Ende. Denn es geht letztlich auch um unsere Einstellung zum Leben und um unsere eigenen Erfahrungen. Patienten sind dafür ein extremes Beispiel. Wir haben Angst vor dem, was uns in ihrer Geschichte begegnet oder erkennen etwas darin wieder.‹ Kurz gesagt, Twan, über Schizophrenie zu schreiben, hat viel damit zu tun, über das Leben zu schreiben«, sagt sie.

Er bohrt seinen Blick in ihr Gesicht. Jeder Zweifel muss ausgeschlossen werden. »Dennoch fühle ich, dass mein Leben einen Sinn gehabt hat: in der Erfahrung an sich.«

Es ist, als bräche der Abend herein, um den entscheidendsten Bereich eines Menschenlebens zu verdunkeln.

▲ △

Ich fahre durch die Straße, in der ich aufgewachsen bin; seit Jahren bin ich hier nicht mehr gewesen. Ich habe alles im Blick, schaue mich aber nicht zu auffällig um – die Angst, erkannt zu werden, begleitet mich. Fast mein ganzes Leben ist inzwischen vorübergeglitten. Noch immer ist es die letzte Straße des Dorfes, dahinter beginnen die Felder. Der Schlachthof ist geblieben. Ich denke bei mir, dass ich das Wort Schlachthof nicht mehr hören kann. Ich wende und fahre in die Straße zurück. Die ist wie früher. Dieselben gut gepflegten Rasen. Derselbe Name auf der Seite eines Stromkastens bei unserem linken Nachbarhaus. Bei einem anderen Nachbarn erkenne ich das Gartentor mit dem

Namensschild wieder. Offenbar wohnen die meisten immer noch hier, verbringen ihre alten Tage an demselben Ort, wo sie geboren und aufgewachsen sind. Ich verstehe nicht, dass Leute hier bleiben.

Als ich sehe, dass die Straße wie ausgestorben ist, steige ich vor meinem ehemaligen Elternhaus aus dem Auto. Was für grottenhässliche Ausbauten und Dachgauben sind dazugekommen. Der Garten sieht vollkommen anders aus. In diesem Haus habe ich als Kind meinen kleinen Geschwistern die Flasche gegeben. Durch die Fensterscheibe habe ich den Ölhändler, den Milchmann und den Postboten in seiner Uniform ihre Runden drehen sehen. Im Garten habe ich einmal eine selbst gezimmerte Schatzkiste versteckt, ich hatte sie mit schönen Steinen gefüllt und die kleine Kiste unter einer Steinplatte deponiert. Sorgfältig hatte ich mit einem Stein ein Kreuz in die Platte geritzt. Als ich die Kiste später wieder ausgraben wollte, war mein Schatz nicht mehr da. Ich war ins Haus gerannt, wo mein Vater am Tisch Zeitung las.

»Meine Kiste ist weg«, muss ich gestammelt haben.

»Sie ist nicht unter der Platte, die du dir gemerkt hast«, hatte er geantwortet. Bei seinem Tonfall hatte ich den Eindruck, dass er sich über mich lustig machte. »Schau mal unter der Platte daneben nach.« Hatte er die Platten verlegt?

So habe ich in diesem Haus gelebt, siebzehn Jahre lang. Wo mein Vater Puppenhausmöbel für meine behinderte Schwester zimmerte und rosafarben anstrich. Wo ich immer dort zur Stelle war, wo ich gebraucht wurde. Sollten die anderen damals gespürt haben, dass etwas in mir gärte? Darüber wurde nicht gesprochen.

Obwohl ich vor Kurzem auf einem Familientreffen von einer Cousine hörte, dass ich schon als Siebenjähriger▲ in eine Ecke gedrückt auf etwas wartete, statt mit den anderen zu spielen. Sie erzählte auch, dass Vater die Schreckensvorstellung hatte, ich könne so werden wie Mutter, und dass er meinte, gut daran zu tun, einen Mann aus mir zu machen und mich hart anzupacken.

Tja, Mutter, ich habe sie treu und brav im Pflegeheim besucht, mich um den Verkauf des Hauses, die finanzielle Abwicklung und das Grab meiner Eltern gekümmert. Ich habe den vergoldeten Fleischstempel, den Vater bei seiner Pensionierung bekommen hatte, und die letzten orthopädischen Schuhe von Mutter aufbewahrt und einen Teil ihrer Bluse eingescannt, bevor ich sie weggeworfen habe. Sogar die Gallensteine meiner Mutter habe ich nach der Operation in einer kleinen Dose aufgehoben. Ich hatte die Idee, irgendwann einmal die DNA auf genetische Besonderheiten untersuchen zu lassen.

Dann fällt mein Blick auf das rechte Nachbarhaus, das zum Kauf angeboten wird, aber wohl noch bewohnt ist. Anscheinend ist niemand zu Hause. Es ist nicht meine Art, zu klingeln, obwohl ich unsere frühere Nachbarin gern wiedersehen würde. Vielleicht kann sie mir sagen, was für Leute jetzt in unserem Haus wohnen. Von meiner Schwester habe ich gehört, dass der

▶ Diese Aussage fand ich hochinteressant. Ich habe nie gewusst, dass ich schon so früh die Angewohnheit hatte, zu warten. Wenn das von klein auf in mir steckte, halte ich das Warten jetzt schon über sechzig Jahre durch. Warten, abwarten, erwarten, im Allgemeinen läuft mir dann durchaus etwas über den Weg. Ein Angler muss auch warten.

Nachbar gestorben ist, aber ich bin nicht zu seiner Beerdigung gegangen, was ich im Nachhinein nicht in Ordnung finde.

Ein guter Grund, jetzt noch vorbeizuschauen. Etwas weiter weg sehe ich auf der anderen Seite des Zauns den Schatten einer Gestalt. Es geht ein heftiger Wind, ich habe vergessen, mir eine Kappe auf den kahlen Kopf zu setzen, und will zu meinem Auto zurück. In dem Moment, in dem ich einsteigen will, ruft jemand. Eine Frau schiebt ihr Fahrrad die Ausfahrt zu ihrem Haus entlang und sieht mich neugierig an.

»Bist du Twannie?«

Ich zögere, ich will niemanden belästigen, in seine Privatsphäre eindringen, ich will am liebsten sofort weg. Aber ich nehme meinen ganzen Mut zusammen und sage: »Ja.«

»Was hast du dich verändert!«

»Nein, nein. Vielleicht ein paar weniger Haare. Dich habe ich sofort wiedererkannt.«

»Willst du jemanden besuchen?«

»Nein, ich schaue mich nur mal wieder im Dorf um. Das Haus der alten Nachbarin steht zum Kauf. Ich habe kurz einen Blick durchs Fenster geworfen und ein Schlagzeug da drinnen gesehen, also wohnt sie da wohl nicht mehr. Weißt du Näheres?«

»Die ist in eine Seniorenwohnung gezogen. Dort drüben, an der alten Schule, es ist leicht zu finden. Ich muss jetzt weg, ich habe einen Termin. Tschüss.«

Ich zögere. Ich bin neugierig und unschlüssig, was soll ich tun? Mutlos mache ich mich auf den Weg, während ich an die Gespräche denke, die Karin mit alten Bekannten von mir aus der Zeit zwischen 1970 und 1980 geführt hat. Mit dem Sänger, dem Dichter, den Nachbarn, den anderen Nachbarn und einer Cousine. Mit einer leichten Unlust war ich bei den meisten Gesprächen dabei. So schwierig waren diese Begegnungen letztendlich nicht, das Schlimmste war meine Schwellenangst. Ich fürchtete Konsequenzen, beispielsweise einen Gegenbesuch, und dann steht meine Freiheit auf dem Spiel. Im Nachhinein betrachtet, waren es kurze Augenblicke der Geselligkeit. Auch wenn ich die Kontakte nicht pflegen werde, völlig aus den Augen verlieren werde ich die Leute ebenso wenig.

Auf dem Parkplatz zaudere ich, ich fühle mich nicht wohl. Auch wenn ich ihr aufrichtig kondolieren will, ist mein Besuch nicht vollkommen uneigennützig, fühlt sich nicht wirklich fair an. Zugegeben, bei den meisten Besuchen ist wohl ein bisschen Eigennutz dabei. Ich klingle an ihrer Tür. Keine Reaktion. Ich bin schon wieder auf dem Weg zurück, als mich jemand im Flur fragt, wen ich suche.

»Frau L.? Die spielt gerade Bingo.«

Die alte Nachbarin, ziemlich schlecht zu Fuß, wird aus einem kleinen Saal zur mir herausgeholt. Nach einem gewissen Zögern ist da ein gegenseitiges Wiedererkennen.

»Dass du mich besuchst!«, sagt sie deutlich überrascht. »Komm, wir gehen in mein Zimmer.«

Sie macht einen Kaffee.

»Kann ich Ihnen helfen?«

»Ach nein.« Während sie beschäftigt ist, wirft sie mir über die Schulter einen Blick zu, sie scheint mich genau zu mustern und sagt: »Was warst du für ein Ekel! Bist du jetzt brav geworden?«

Wir lachen. Sie nimmt zwei kleine Teller, legt auf jeden einen Löffel und einen Keks und stellt die Tassen auf den Tisch.

»Was für nette Nachbarn deine Eltern doch waren. Dein Vater

hatte immer Blumen. Und frisches Gemüse, das hat er mir immer über den Zaun gereicht. Ein zuvorkommender Mann war dein Vater.«

»Wir waren nicht die besten Freunde«, rutscht mir heraus.

»Ach nein? Deine Mutter hat immer bei dem Gemüsehändler eingekauft, der vorbeikam, wenn es schon fast dunkel war. Und dann zeigte sie mir etwas verschämt, dass das Gemüse verdorben war. Daraufhin sagte ich: ›Aber Mädchen, dein Mann hat doch frisches Gemüse im Garten.‹ – ›Ach‹, sagte sie dann, ›sag es ihm bitte nicht.‹

Ich lasse sie reden.

»Deine arme Mutter hatte Platzangst, oder? Es wurde schlimmer, als sie deine Schwester Mieke zum Einkaufen schickte, da kam sie selbst gar nicht mehr aus dem Haus.« Sie nimmt einen Schluck Kaffee. »Jede Familie hat so ihre Probleme. Bei euch war Mieke das Sorgenkind. Und eine große Familie, das ist viel.«

Wir tauschen ein paar Gemeinplätze aus.

»Mann, was bist du hübsch geworden.« Es herrscht ein kurzes Schweigen.

»Eine nette Familie. Nie Streit gehört.«

»Wir haben uns schon gestritten«, sage ich betreten, während ich meine Kaffeetasse absetze.

»Die Kinder waren viel unterwegs. Früh aus dem Haus.«

Die Tür geht auf und ihre Tochter kommt mit einer Einkaufstasche herein.

»Das kann nicht wahr sein! Ist das Twan?«

Nachdem sie auf dem Sofa platzgenommen hat, schiebt sie einen Ärmel hoch und zeigt mir eine Narbe. Sie hatte sich beim Herumwerkeln mit einer Säge verletzt. Ihre Mutter wollte sie in eine Ambulanz schicken, aber ihr Vater fand eine andere Lösung. Der Nachbar war doch gewohnt, mit Schnittwunden umzugehen. Er nähte die Wunde. Im Schlachthof, nein, da war sie nie.

»Was für ein Pack da im Schlachthof«, sagt die Nachbarin.

»Nicht alle«, sage ich schnell.

»Ich kann mich noch gut an den Fleischwolf bei euch zu Hause erinnern. Wir hatten Angst vor Ratten und Mäusen«, sagt die Nachbarin.

»Ich habe ganze Nachmittage dafür geopfert.«

»Hat dein Bruder nicht in einem betreuten Wohnprojekt gelebt?«, fragt die Tochter.

»Ja. Da hat er seine Frau kennengelernt, die wohnte auch da. Ich habe auch lange in einem Heim gelebt, nach Padua.«

»Was? Du? Davon wussten wir nichts.«

Ich war davon ausgegangen, dass sie über meine Einweisung und die Zeit danach Bescheid wussten. Ich denke: Auch wenn wir regelmäßig nachbarschaftlichen Kontakt hatten – die wahren Probleme kamen nicht zur Sprache und wurden unter den Teppich gekehrt. Mit dem zurückgebliebenen Sorgenkind konnten meine Eltern in die Öffentlichkeit treten, von mir hatten sie offenkundig mehr erwartet, ihr Vertrauen in mich war weg. In den Wochen vor meiner Zwangseinweisung werden meine Eltern wohl beunruhigt gewesen sein. Aber es ist genauso gut möglich, dass Vater ganz normal weiter in seinem Garten gearbeitet, nachmittags sein Nickerchen gemacht und gut gelaunt im Fanfarenzug mitgeblasen hat.

Sie beugt sich vor und sagt ganz unvermittelt, als würden wir ein Geheimnis teilen: »Ihr habt bestimmt immer das beste Fleisch gekriegt, oder?«

Ungeschickt antworte ich: »Ich glaube, ich muss dann mal wieder nach Hause.«

Sie bringen mich zur Eingangstür, wo wir auf der Schwelle noch einige Worte wechseln.

»Vielleicht bis zum nächsten Mal.« Ich spüre, dass das Gespräch nicht abgeschlossen ist, ein offenes Ende hat, ich muss mich losreißen, eigentlich möchte ich länger darüber reden, wie es war, als ich noch klein war, und andere Erinnerungen hervorholen.

Langsam gehe ich aus dem Altersheim, vorbei an dem Billardtisch, an dem ich in einem der Spieler einen ehemaligen Arbeiter aus dem Schlachthof erkenne, und mache mich auf den Weg nach Hause.

Eines Tages, als ich mein Fahrrad durch das Gartentor schiebe, beschließe ich, einen Weg und eine Terrasse anzulegen. Den Baum, den ich bei meinem Einzug gepflanzt hatte – eine Rotbuche, wie Karin meint – ist für meinen kleinen Garten viel zu groß geworden und hängt über den Zaun. Überall wuchert das Unkraut. An einem Samstag grabe ich zunächst den ganzen Erdboden um. Dann beginne ich, auf den Knien Kieselsteine zu legen. Langsam lege ich die Steine, fühle ihr Gewicht in meiner Hand, die Struktur der Oberfläche, und entwerfe ein Muster.

Von nun an sehe ich, wenn ich von der Arbeit nach Hause komme und das Gartentor öffne, wie die Nachmittagssonne auf die Erdklumpen und die Kieselsteine scheint. Lächelnd bleibe ich stehen und beobachte, wie das Licht auf den Steinen spielt und sie in eine warme Glut taucht. Ich bin erstaunt, wie sehr mich das fasziniert. Für einen Moment denke ich an Karins überraschten Blick, als sie den Weg zum ersten Mal sah. Ich merke, dass sie gern in meinen Zufluchtsort kommt.

In der darauffolgenden Zeit sitze ich an den Wochenenden morgens auf meiner Terrasse. Ein Platz, an dem ich Ruhe finde und ungestört meinen Gedanken nachhängen kann. Was für ein Glück, nicht aus meiner Meditation herausgerissen zu werden, nicht in ein Möbelzentrum oder zu einem Fußballspiel gehen zu müssen, keine quengelnden Kinder erziehen zu müssen. Meine Kollegen sagen immer, dass ich ein Luxusleben führe, und Recht haben sie. Ich habe keine andere Verpflichtung, als zur Arbeit zu gehen, und kann so an allen Abenden und Wochenenden tun und lassen, was ich will. Ich grüble nie und schlafe ausgezeichnet. Das Allein-Sein habe ich mir zu eigen gemacht.

Ich blicke von meiner Zeitung auf und lausche dem Gurren der Tauben in der Parkanlage. Das weckt Erinnerungen an früher. Ich lege die Zeitung beiseite und laufe einfach so auf meinem Weg auf und ab, ein langweiliger Weg, an dem mir die Struktur am meisten gefällt. Das bringt mich auf die Idee, dem ersten ein anderes Muster gegenüberzustellen. An einem der nächsten Wochenenden pflanze ich Strandhafer. Durch die gleichmäßig gebogenen Linien wirkt das Gras wie ordentlich gekämmt.

Ich gehe noch einen Schritt weiter und pflanze Wein und einen Johannisbeerstrauch. Werde ich mich auch ausreichend darum kümmern? Gehen bei mir nicht alle Pflanzen ein? Letztlich scheint auch bei mir eine Pflanze zu gedeihen, denke ich, als ich im Herbst des Jahres einen Eimer Trauben ernte.

Mein Zustand der Glückseligkeit wird unterbrochen, als ich die Post auf der Fußmatte finde.

Ein Bußgeld von 56 Euro wegen Geschwindigkeitsüberschreitung, das war an dem Tag, als ich zu Karin in das Roland-Holst-Haus gefahren bin, um die erste Fassung des Buches zu lesen. Eine schöne Zahl, 56, im I Ging das Bild des Wanderers. Und im Kennzeichen von Karins Auto kommt sie auch vor.

▲△

Um so zu leben, wie ich es am liebsten täte, müsste ich einen Neustart wagen. Könnte ich doch nur wieder vierzehn sein, oder besser acht oder fünf, und wieder in Bäume klettern, wieder Lagerfeuer machen, über Wiesen und Felder streifen, Steine abklopfen, wofür ich von Vater einen Cent pro Stein bekam, könnte ich nur wieder in der Erde wühlen, in der Hoffnung, meine Schatzkiste zu finden, könnte ich nur wieder mit meinem Zeichenclub an einem Moortümpel in der freien Natur stehen und zeichnen, könnte ich nur wieder voller Bewunderung auf das Landschaftsgemälde starren, das bei meinem Zeichenlehrer zu Hause an der Wand hing.

Ich muss das Leben ertragen, ohne jemals ein Kompliment zu bekommen. Ertragen, dass die Dinge, die mich faszinieren, in meinem Umfeld kein Echo finden. Ertragen, dass ich mich zu begnügen habe, während andere Medaillen umgehängt bekommen, sogar noch nach ihrem Tod. Wie das bei meinem unheilbar kranken Kollegen der Fall war, den ich all die Jahre lang mit Argusaugen beobachtet habe. Er war derjenige, der möglicherweise etwas von meiner Vergangenheit hätte ahnen können. Es gab eine Verbindung zwischen den Leuten, mit denen ich zu tun hatte, als ich in meiner armseligen Wohnung in Den Bosch ein Loch in die Wand geschlagen habe, und der ambonesischen Gemeinschaft, zu der er gehört. Der Clancharakter dieser Gruppe verunsichert mich. All die Jahre habe ich meinen Kollegen, einen potenziellen ›Verräter‹, systematisch ignoriert und gleichzeitig alles, was er tat, wie eine Kamera aufgezeichnet. Als er unheilbar erkrankt war, begann ich Mitleid zu empfinden. Mein ›Feind‹ verdient nicht, Krebs zu haben. Jetzt, wo er aus meinem Blickfeld verschwunden ist und die Reize reduziert sind, ist mir nur eine Kopie des Mannes geblieben, jetzt kann ich besser mit meinem Misstrauen umgehen. Aber sobald ich aus der Distanz erlebe, wie sein Clan sein Begräbnis organisiert, geht mein verstörter Geist wieder auf Abstand. »Ein Tag der offenen Tür«, denke ich dann, »Katastrophentourismus.« Ich sehe dem Begräbnis mit Schrecken entgegen, großen Emotionen gehe ich lieber aus dem Weg. Vielleicht würde ich mich zu sehr von dem Kummer anstecken lassen – von einem Gefühl, dem ich nicht vertraue.

Ich schirme mich lieber ab. Diesen Kollegen scheint die Welt geliebt zu haben. Menschen, die von jedem gemocht werden, für die jeder ein Lächeln hat, haben etwas Selbstgefälliges, wirken eitel und zu selbstbewusst, ich mag sie nicht. Aber mir ist auch bewusst, dass ich ihnen ihre Leichtigkeit und Unbefangenheit neide, mit der sie andere Menschen offenbar entwaffnen, etwas, das mir nur schwer gelingt. All diese Gedanken um meinen verstorbenen Kollegen, dem man so viel Liebe und Aufmerksamkeit entgegenbringt, nehmen zu viel Raum ein, ich werde froh sein, wenn das Begräbnis vorüber ist, denke ich, als ich auf den Parkplatz des Friedhofs fahre.

Es ist so, wie ich gedacht hatte. Mein Kollege hat meine alte Nachbarin aus Den Bosch tatsächlich gekannt, da steht sie. Ich habe genügend Zeit gehabt, mich auf eine mögliche Begegnung einzustellen, und überwinde meine Schwellenangst.

»Wie geht es dir? Wohnst du immer noch da?«

Wir reden über die Reha, die sie gerade hinter sich hat. Danach lässt sie pausenlos Namen alter Bekannter fallen, und wir frischen gemeinsame Erinnerungen auf. Dabei geht mir durch den Kopf, dass ich mich, wenn mein Kollege noch gesund gewesen wäre, nicht so ungezwungen mit ihr unterhalten hätte – die Gefahr, dass getratscht würde, wäre zu groß gewesen.

Während der Trauerfeier, auf der verhaltene ambonesische Klagelieder erklingen und der Leichnam mit 4711 besprengt wird, ist meine Kehle wie zugeschnürt und ich dränge meine Tränen zurück.

Als kondoliert wird, beobachte ich meine Nachbarin, die sich mit den Töchtern des Fabrikdirektors unterhält. Ich weiß nicht, was sie ihnen erzählen wird, ich möchte glauben, dass dies hier nicht die Gelegenheit für Klatsch und Tratsch ist, sie werden doch wohl über den Verstorbenen reden. In diesem Fall droht mir keine Gefahr.

Als ich gehen will, spricht mich eine der Töchter des Direktors an und sagt: »Ich wusste gar nicht, dass Sie früher mal ein Kneipengänger waren.« Dabei sieht sie mich an, als wolle sie mich zum Reden animieren.

»Nicht, dass ich wüsste«, höre ich mich automatisch sagen und versuche, die Angst aus meinem Gesicht zu vertreiben, denn sie wird nie verstehen, dass das Kneipenleben nicht alles war, meine heruntergekommene Wohnung, die Fensterrahmen kaputt, reppe kaputt, die Fußbodendielen durchgetreten, die leere ..e, ganz zu schweigen von den Jahrzehnten, die ich im gesellschaftlichen Abseits gelebt habe.

Kurz darauf, als ich sicher in meinem Auto sitze, bin ich ziemlich aufgewühlt, tröste mich aber mit dem Gedanken, dass ich sowieso nicht mehr lange in der Fabrik arbeiten muss, ganz kurz noch, und ich gehe in Rente. Am meisten erstaunt mich, dass es mir nicht mehr so viel ausmacht, was andere von mir denken.

Wenn ich sterbe, soll man *1000 Airplanes On the Roof* von Philip Glass spielen. Dieses Sciencefiction-Musikdrama wurde im Hangar eines französischen Flughafens aufgenommen. Schon früher haben mir die F-16 eine enorme Kraft gegeben, und das gilt auch für die Flugzeuge in diesem Stück. Der zufällige Passant wird in eine mentale Desintegration hineingezogen und das Gefühl bekommen, immer schneller über eine Brücke zwischen Sinn und Wahnsinn zu fahren. Hin und her, hin und her, unvermeidlich. Und damit drehe ich der Welt eine lange Nase, schlage aus meinem Sarg ein letztes Mal zurück: Wohl niemand wird auf den Gedanken kommen, dass ich, der ich so zurückgezogen und scheu lebe, auch einen Orkan an Geräuschen hervorbringen kann. Tja, so bin ich eben auch noch.

In den nachfolgenden Wochen denke ich viel nach. Warum will ich meine Stimme so lautstark erheben? Das alles ist doch schon so schrecklich lange her. Es ist größtenteils eine alte Geschichte geworden. Ich denke zurück an die Male, als ich ein wenig aus meinem Schneckenhaus gekrochen war und mich hinterher fragte, warum ich das nicht früher getan hatte. Ich bin in einen tiefen Schacht gefallen, bekomme vieles nicht mit.

Solange ich flexibel reagiere und das Kommando über mein Denken behalte, ist diese rigide Abwehrhaltung vielleicht nicht immer so dringend erforderlich. Ich bin der Gefangene meiner eigenen Lebensgeschichte und ein Fallensteller. Am Rand kann ich mein Leben schon verändern. Wenn ich weiterhin in der Tretmühle vor mich hin strample, werde ich ein alter, dicklicher Sonderling. Vielleicht sollte ich aufhören, die Zeit mit kleinen, etwas traurigen Dingen zu stopfen, letztendlich habe ich doch eher einen langen Atem. Wie wäre es, wenn ich mir jetzt die Freiheit nähme, etwas mehr mit meinem Leben zu experimentieren und dabei ständig überprüfe, ob ich es schaffe?

Mir kommt eine Idee, die ich von allen Seiten beleuchte. Ich habe mich doch sehr weit von dem Jungen entfernt, der ich einmal war. Aber ich bin nicht verdorrt, ich bin eine Wüstenpflanze, die lange ohne Wasser auskommt. Ich will meine Zeit nicht länger mit Grübeleien und Tagträumen vertun. Ich versuche mir vorzustellen, wie mein Leben aussehen wird, wenn ich wieder ein Ziel habe. Könnte ich lernen, Animationsfilme zu drehen? Mir schießt durch den Kopf, dass ich jahrelang über die Frage nachgedacht habe, für wen ich das tun sollte. Ich erinnere mich, dass ich vor Jahrzehnten zufällig einem Schulkameraden begegnet bin, der mich fragte, ob ich noch malen würde. »Was denn und für wen?«, habe ich geantwortet. Ich habe mir so sehr jemanden gewünscht, mit dem ich meine Arbeit hätte teilen können. Schon den Gedanken, etwas nur für mich zu tun, empfand ich als beklemmend. Dennoch sehne ich mich nach dem kleinen Jungen von damals. In meinen Tagträumen bastele ich mir eine Staffelei und stelle mir vor, was ich malen würde. Aber dabei bleibt es dann, wie ich aus Erfahrung weiß.

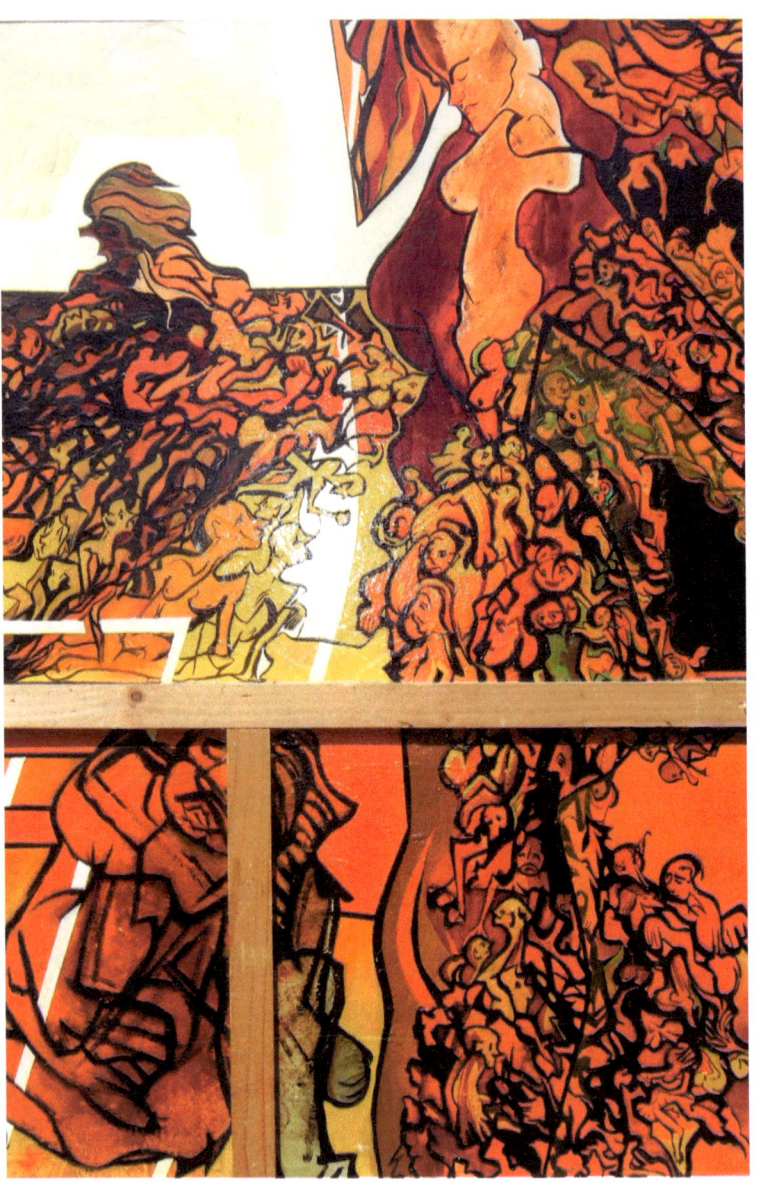

Der Fleischbaum, 1968

Habe ich noch den Mut dazu?

Ich scanne meine alten Bilder ein. Unter anderem die Zeichnung aus der Klinik von den Pillen, die durch eine Ader strömen. Die Farben bringen mich zum Lächeln. Auf vielen meiner Bilder ist Rot sehr präsent. Weil der Farbenkreis mit Rot beginnt, habe ich lange Zeit gedacht, aber jetzt bin ich mir nicht mehr sicher. Vor allem, wenn ich an das Bild mit einer großen Frauengestalt denke, an der kleinere Männerfiguren hochklettern. *Der Fleischbaum*, in einem alles beherrschenden Rot gemalt. Es muss unter der Oberfläche gekocht haben. Das Bild hängt schon die ganzen Jahre bei meinem Bruder, der es nicht hergeben will – es passt so gut zu seinen Möbeln.

Als ich es mit achtzehn Jahren gemalt habe, war ich nicht nur emotionaler, sondern auch weniger selbstentfremdet, mehr mein ursprüngliches Ich. Und dennoch habe ich es die ganzen vierzig Jahre – oder sind es schon mehr – zu keiner Zeit falsch gefunden, so zu leben, wie ich es tue, auch wenn es sehr schwer gewesen ist.

Ich lege Gitarrenmusik der Suku aus dem Kongo auf und höre sie über Kopfhörer. Nach all den Jahren gefällt mir diese ungeschliffene und ungekünstelte Einfachheit besser als die mathematisch technische Musik, die mich früher so fasziniert hat.

Es ist Mittwoch, ich werde bis Samstagmorgen warten, das ist mein freier Vormittag, an dem ich immer nach Den Bosch fahre.

In der darauffolgenden Woche treffe ich Karin.

»Ich wollte es dir nicht gleich erzählen …«

»Was denn?«

»… aber ich kann es nicht für mich behalten.«

»Du machst mich neugierig.«

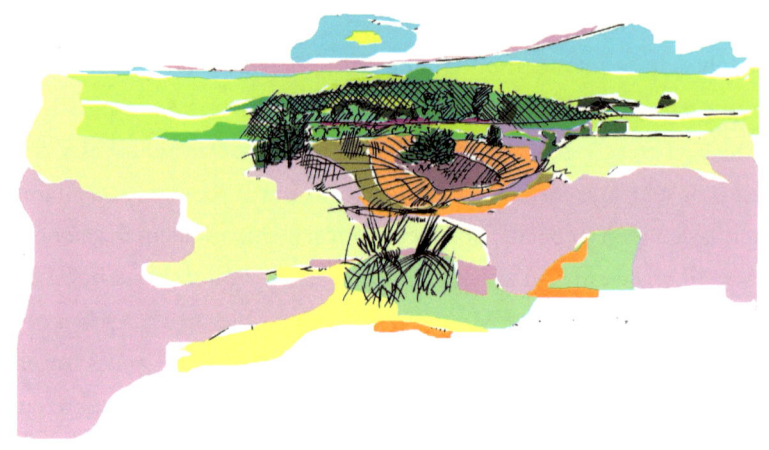

Dünental. Entstanden nach der Lektüre des Manuskripts, 2013

»Ich bin bei *De Kwast* gewesen.«

»Ist das ein Heimwerkerladen?«

»Ja. Ich konnte mich bei der Malerleinwand nicht zwischen zwei Formaten entscheiden. Die eine ist so groß wie eine Tür, die andere etwas kleiner.«

»Und?«

»Ich hab die kleinere gekauft. Der Verkäufer kam auf mich zu und fragte mich, ob ich Übung im Malen hätte. ›Nur Türen‹, habe ich geantwortet.«

»Du hast an die tropfende Farbe auf dem Gehsteig vor deiner Haustür in Den Bosch gedacht?«

»Genau.«

»Ungefragt hat er mich auch noch bei den Farben beraten. Ich hatte große Lust, über Farbmodelle zu reden …«

»… wie das häufiger der Fall ist, wenn du das Wort ›Farben‹ hörst«, vollendet sie lachend meinen Satz. »Und die Farbe?«

»Die kaufe ich am nächsten Samstag. Leinwand und Farbe und Pinsel gleichzeitig zu kaufen, war emotional zu viel für mich. Ich war so aufgeregt ... Der Verkäufer hatte keine Ahnung, wie spannend das für mich war und wie sehr mich die Frage quält, ob ich noch unbefangen und spielerisch genug bin, um malen zu können. Mit wie viel Nostalgie ich an meine Kindheit zurückdenke, an die Zeit vor meiner Blockade mit vierzehn, nach der alles anders geworden ist. Vielleicht bin ich auch durch das technische Zeichnen verdorben worden oder habe einfach zu wenig Fantasie.«

»Trotzdem hast du dich getraut. Und hast du noch das I Ging-Orakel befragt?«

»Nein. Das ist für mich keine wichtige Richtschnur mehr.«

Pünktlich am nächsten Samstagmorgen kaufe ich alle Farben – glücklich, ohne mir anmerken zu lassen, dass ich glücklich bin.

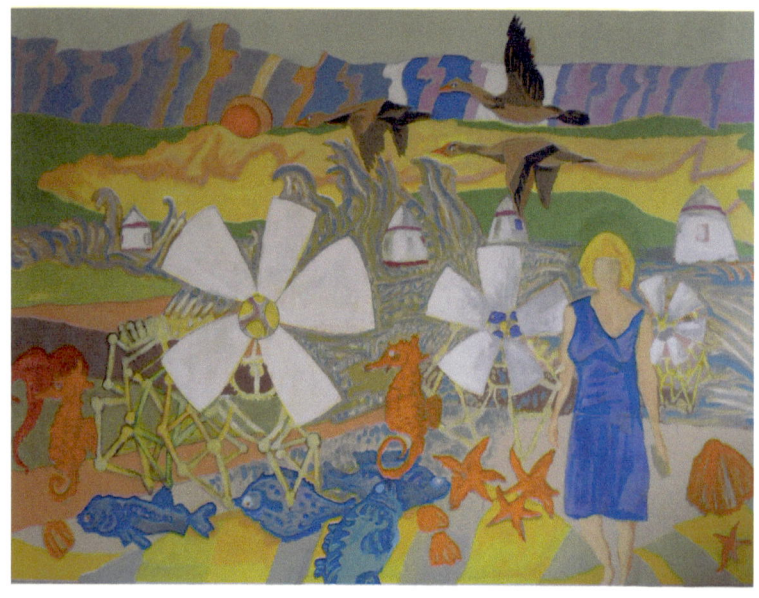

Heute kauf ich alle Farben. Entstanden nach der Lektüre des Manuskripts, 2013

Nachwort

Bis hierher die Geschichte von Twan. Er hatte vorgeschlagen, selbst ein Nachwort zu schreiben, in dem er seine Gedanken über zwei Arten des Sehens zum Ausdruck bringen wollte: einmal *diachronisch* – als lineare Entwicklung durch die Zeit – und dann *synchronisch*, wobei ein Detail zu einem bestimmten Zeitpunkt untersucht und dann in einen größeren Zusammenhang gestellt wird. Diese beiden Betrachtungsweisen wollte er zu einem System zusammenfügen.

Noch wichtiger war für ihn, selbst einen Bildband mit seinen Farbsystemen zu erstellen, zu denen ich kurze Texte schreiben sollte. Ansätze dazu standen schon in seinem Computer. Im letzten Monat unserer Arbeit an dem Buch ließ er sich einmal in jungenhaftem Ton die Worte entfallen: »Manchmal ertappe ich mich bei dem fast fröhlichen Gedanken: Wenn *Heute kauf ich alle Farben* fertig ist, kann ich sterben.«

»Dann ist das Buch wohl sehr wichtig für dich«, habe ich erwidert. Wir haben beide darüber gelacht. Denn er war bärenstark und gesund.

Zwei Wochen später, 24 Stunden nach unserem letzten Telefonat, habe ich ihn tot aufgefunden. Er ist eines natürlichen Todes gestorben.

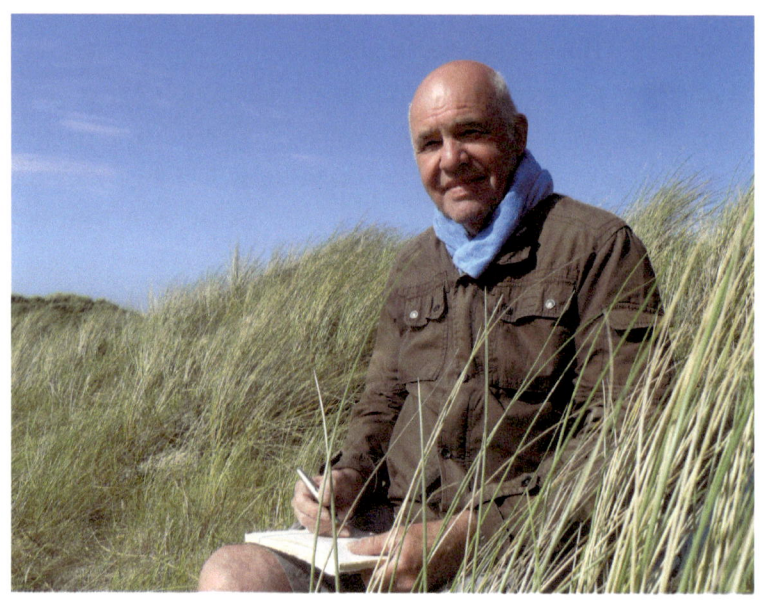

Ton Hafkamp, 2013

Dank

An erster Stelle bin ich Twan sehr dankbar. Ohne seine schonungslose Ehrlichkeit, seine permanente Selbstreflexion und seine Beharrlichkeit hätte ich dieses Buch nie schreiben können. Ich finde es außergewöhnlich, dass er seine Isolation mit mir durchbrechen konnte und wollte. Unsere Reise in seine innere Welt hat mich bereichert.

Mein Dank gilt auch meinen Mitleserinnen und -lesern, meiner Tochter Katinka van der Kooij und meinen Freunden Fien Speksnijder und Hans Sinnema. Durch ihre Kommentare ist mir die gesellschaftliche Relevanz dieser Thematik noch deutlicher bewusst geworden.

Ebenfalls danke ich Frans de la Cousine für die beiden Fotos des jungen Twan.

Nach Twans Tod hat mir die Unterstützung, die ich von meinen Kindern Katinka, Saskia, Charlotte und Ischa sowie von guten Freunden bekommen habe, sehr gut getan.

Nicht zuletzt danke ich meinem Herausgeber Chris den Kate und der Lektorin Nadia Ramer für ihr Vertrauen in dieses Buch sowie für ihre Kompetenz und konstruktive Kritik, mit der sie es bis zum Ende hin begleitet haben.

Anmerkungen

1 Mark Lane, *Conversations with Americans. Testimony from 32 Vietnam Veterans*. New York 1970.
2 Eine Methode der Verhaltenstherapie, bei der mithilfe von gezielt eingesetzten Reizen angstbesetzte Situationen behandelt und Muster aufgelöst werden können.
3 Eine Broschüre der Hochschule in s'Hertogenbosch, Nord-Brabant. Die »Bossche School« ist eine architektonische Strömung, die auf eine Vorlesungsreihe der Brüder Hans und Nico van der Laan in den Jahren 1946 – 1973 zurückgeht.
4 niederländischer Architekt (1934–1999).
5 Song der Band US-amerikanischen Soul- und Disco-Band Tavares, der 1976 in den Niederlanden Platz 1 der Charts erreichte.
6 niederländischer Zeichner (1924–2007).
7 Titelfigur des Debütromans des niederländischen Schriftstellers Harry Mulisch (1927–2010); *Archibald Strohalm*. München 2004.
8 Kwee Swan Liat (1922-2006), *De mens tussen Mythe en machine*. Amsterdam 1974, nichts ins Deutsche übersetzt.
9 (Dom) Hans van der Laan (1904-1991) Benediktinermönch und Architekt. Einfluss auf die Architektur 20. Jahrhundert durch Theorien zu Zahlenverhältnissen und Maßsystemen (siehe auch: ›Plastische Zahl‹).
10 Lewis Yablonsky, *Robopaten*. Haarlem 1974 (nicht ins Deutsche übersetzt).

11 Rudy Kousbroek, *Essays*. Amsterdam 1971 (nicht ins Deutsche übersetzt).
12 Barondes, Samuel H.: *Moleküle und Psychosen. Der biologische Ansatz in der Psychiatrie.* Heidelberg 1995.
13 *A Beautiful Mind – Genie und Wahnsinn*, US-amerikanischer Kinofilm über den Mathematiker John Forbes Nash (1928 –1915), dem 1959 paranoide Schizophrenie diagnostiziert wurde.
14 Nicolaas John Habraken, geboren 1928, ist ein niederländischer Architekt, der zahlreiche nationale und internationale Preise gewonnen hat. Er ist ein Vertreter der so genannten »Architektur der munteren Vielfalt«.
15 Franciscus Rainier Beerling (1905–1979), niederländischer Philosoph, nicht ins Deutsche übersetzt.
16 Murakuni Oyori (7. Jahrhundert) war ein japanischer General und Dichter.
17 Gummbah (Gertjan van Leeuwen, geboren 1967in Nieuwall), niederländischer Karikaturist. Auf Deutsch erschien *Verloren im Schlachthaus der Vernunft*. München 2012.
18 Robert Crump (geboren 1943 in Philadelphia), amerikanischer Karikaturist, einer der bedeutendsten Künstler der Underground-Comic-Bewegung.
19 Kamagurka (Luc Zeebroek, geboren 1956 in Nieuwpoort), belgischer Karikaturist, veröffentlicht unter anderem für die Satirezeitschrift *Titanic* und den *New Yorker*.

Literatur

Barondes, Samuel H.: *Moleküle und Psychosen. Der biologische Ansatz in der Psychiatrie.* Heidelberg 1995.

Foudraine, Jan: *Wer ist aus Holz. Neue Wege der Psychiatrie.* München 1961.

Foucault, Michel: *Wahnsinn und Gesellschaft.* Frankfurt 1969.

ders.: *Die Ordnung der Dinge.* Frankfurt 1971.

Laing, Ronald: *Phänomenologie der Erfahrung.* Frankfurt 1969.

ders.: *Die Tatsachen des Lebens.* Köln 1978.

Leader, Darian: *The New Black. Mourning, Melancholia and Depression.* London 2008.

ders.: *What is Madness.* London 2012.

Lemaire, Ton: *Die Zärtlichkeit.* Düsseldorf 1975.

Lévi-Strauss, Claude: *Das wilde Denken.* Frankfurt 1968.

Lobo Antunes, Antonio, *Die Vögel kommen zurück.* München 1989.